国家卫生和计划生育委员会 "十三五" 规划教材

全国高等学校教材

供精神医学及其他相关专业用

儿童少年精神病学

Child and Adolescent Psychiatry

第 2 版

主 编 郭兰婷 郑 毅

副主编 罗学荣 刘寰忠 陈 炜

编 者（按姓氏笔画排序）

刘 靖（北京大学精神卫生研究所）　　　　胡 华（重庆医科大学附属第一医院）

刘寰忠（安徽医科大学）　　　　　　　　柯晓燕（南京医科大学附属脑科医院）

杜亚松（上海交通大学医学院）　　　　　殷 莉（四川大学华西临床医学院）

杨 闯（温州医科大学附属第一医院）　　高雪屏（中南大学湘雅医学院）

吴 枫（中国医科大学附属第一医院）　　郭兰婷（四川大学华西临床医学院）

陈 炜（浙江大学医学院）　　　　　　　黄 颐（四川大学华西临床医学院）

陈 敏（济宁医学院）　　　　　　　　　崔永华（首都医科大学附属北京安定医院）

陈一心（南京医科大学附属脑科医院）　　梁雪梅（西南医科大学）

罗学荣（中南大学湘雅医学院）　　　　　韩惠民（齐齐哈尔医学院）

郑 毅（首都医科大学附属北京安定医院）　童永胜（北京回龙观医院）

秘 书 王大海（四川大学华西临床医学院）

人民卫生出版社

图书在版编目（CIP）数据

儿童少年精神病学/郭兰婷,郑毅主编. —2版.—北京:人民卫生出版社,2016

ISBN 978-7-117-23616-4

Ⅰ.①儿⋯　Ⅱ.①郭⋯②郑⋯　Ⅲ.①儿科学-精神病学-医学院校-教材　Ⅳ.①R749.94

中国版本图书馆 CIP 数据核字（2016）第 257394 号

| 人卫智网 | www. ipmph. com | 医学教育、学术、考试、健康，
购书智慧智能综合服务平台 |
| 人卫官网 | www. pmph. com | 人卫官方资讯发布平台 |

儿童少年精神病学
第 2 版

主　　编：郭兰婷　郑　毅

出版发行：人民卫生出版社（中继线 010-59780011）

地　　址：北京市朝阳区潘家园南里 19 号

邮　　编：100021

E - mail：pmph @ pmph. com

购书热线：010-59787592　010-59787584　010-65264830

印　　刷：北京铭成印刷有限公司

经　　销：新华书店

开　　本：850×1168　1/16　　印张：18　　插页：1

字　　数：533 千字

版　　次：2009 年 6 月第 1 版　　2016 年 12 月第 2 版
　　　　　 2025 年 2 月第 2 版第 9 次印刷（总第 11 次印刷）

标准书号：ISBN 978-7-117-23616-4/R·23617

定　　价：55.00 元

全国高等学校精神医学专业第二轮规划教材
修订说明

全国高等学校精神医学专业第一轮国家卫生和计划生育委员会规划教材于2009年出版,结束了我国精神医学专业开办30年没有规划教材的历史。经过7年在全国院校的广泛使用,在促进学科发展、规范专业教学及保证人才培养质量等方面,都起到了重要作用。

当前,随着精神卫生事业的不断发展,人民群众对精神健康的需求逐年增长,党和政府高度重视精神卫生工作。特别是"十二五"期间,精神卫生工作作为保障和改善民生及加强和创新社会管理的重要举措,被列入国民经济和社会发展总体规划。世界卫生组织《2013—2020年精神卫生综合行动计划》中提出:"心理行为问题在世界范围内还将持续增多,应当引起各国政府的高度重视。"

2015年6月,国家卫生和计划生育委员会、中央综治办、国家发展和改革委员会、教育部等十部委联合发布《全国精神卫生工作规划(2015—2020年)》,为我国"十三五"期间精神卫生工作指明了方向。文件明确提出精神卫生专业人员紧缺的现况,而高素质、高质量的专业人才更是严重匮乏,并要求到2020年,全国精神科执业(助理)医师拟从目前的2万多名增至4万名,要求加强精神医学等精神卫生相关专业的人才培养,鼓励有条件的地区和高等院校举办精神医学本科专业,并在医学教育中保证精神病学、医学心理学等相关课程的课时,为我国精神医学专业教育提出了明确要求。

为此,人民卫生出版社和全国高等学校精神医学专业第二届教材评审委员会共同启动全国高等学校精神医学专业第二轮国家卫生和计划生育委员会规划教材,并针对目前全国已经开展或正在申请精神医学专业办学的60余所医学院校的课程设置和教材使用情况进行了调研,组织召开了多次精神医学专业培养目标和教材建设研讨会,形成了第二轮精神医学五年制本科"十三五"规划教材的编写原则与特色:

1. 坚持本科教材的编写原则　教材编写遵循"三基""五性""三特定"的编写要求。
2. 坚持必须够用的原则　满足培养精神科住院医师的最基本需要。
3. 满足执业医师考试的原则　合理的知识结构将为学生毕业后顺利通过执业医师考试奠定基础。
4. 坚持整体优化的原则　不同教材之间的内容尽量避免不必要的重复。将原《老年精神病学》内容合并到《临床精神病学》中;将原《行为医学》内容合并到《临床心理学》中;增加《精神疾病临床案例解析》《会诊联络精神病学》。
5. 坚持教材数字化发展方向　在纸质教材的基础上,配有丰富数字化教学内容,帮助学生提高自主学习能力。

第二轮规划教材全套共11种,适用于本科精神医学专业及其他相关专业使用,将于2016年年底前全部出版发行。希望全国广大院校在使用过程中提供宝贵意见,为完善教材体系、提高教材质量及第三轮规划教材的修订工作建言献策。

全国高等学校精神医学专业第二轮规划教材
目　　录

主 编 简 介

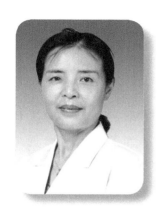

郭兰婷，四川大学华西医院心理卫生中心教授，博士生导师。兼任中华医学会精神科分会儿童精神病学组委员，中国心理卫生协会儿童心理卫生专业委员会副主任委员。近10年发表中英文论文60余篇。曾主编国家卫生和计划生育委员会规划教材《儿童少年精神病学》，也曾主编数本儿童心理卫生科普书籍。曾主译专著《成人精神病学》。参编专著《儿童精神医学》《儿童心理障碍治疗学》《精神疾病诊疗手册》，以及五年制和八年制国家卫生计生委规划教材《精神病学》及其配套参考书。

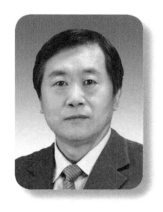

郑毅，教授，博士生导师，现任国际儿童青少年精神医学及相关学科协会副主席；中国残疾人联合会、精神残疾协会副主席；中华医学会精神科分会委员，儿童精神医学组副主任委员；中国心理卫生协会儿童专业委员会副主任；中国医师协会精神科分会委员；中国神经科学会精神病基础与临床分会委员；西部精神医学会双相障碍专业委员会主任委员；北京心理救援队总指挥；《中华精神科杂志》副主编；《中华医学杂志（英文版）》编委。

从事精神医学临床、教学和研究工作30余年。对各种精神疾病诊断和治疗、健全人格培养、脑潜能开发、精神障碍遗传及行为基因学有特殊研究。主持国家科技支撑计划、国家自然科学基金、国际合作基金、北京自然科学基金等研究项目。通过大量开创性的工作，使该领域的研究和诊疗技术达到了国内领先及国际先进水平。发表学术论文100余篇。主编或参编国内外著作30余部。曾担任多部国家精神卫生领域的行业技术规范和指南的主编及编者。多次获省部级科技奖。曾荣获"北京市优秀青年医师""健康卫士"、北京"十百千""十"层次优秀人才、"中国杰出精神科医师"、首都"金牌好医生"、"国际儿童精神医学突出贡献奖"等国内外奖项。

副主编简介

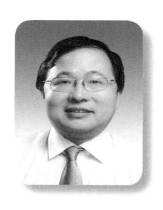

罗学荣，教授，博士生导师，中南大学精神卫生研究所副所长，儿童精神病专科主任。中国心理卫生协会儿童心理卫生专业委员会副主任委员，中华医学会精神医学分会儿童青少年学组副组长，湖南省医学会精神病学专业委员会候任主任。

从事精神病学临床、教学和科研工作31年。主讲精神病学、儿童精神病学等本科生、住院医师规范化培训医生、进修生和研究生课程，主要研究领域儿童青少年精神病学，特别是对儿童多动症、孤独症等进行系列研究，主持或参加国家自然科学基金面上项目和重点项目、湖南省自然科学基金、"十二五"科技支撑项目、卫生行业专项基金和美国中华医学基金子课题。发表科研论文100多篇，获教育部、中华医学会及湖南省科技厅科技成果进步奖6项。

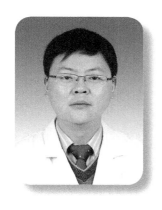

刘寰忠，副教授，硕士生导师，安徽医科大学精神卫生临床学院医务部主任。现任国际儿童青少年精神医学及相关学科协会理事，中华医学会精神医学分会儿童青少年学组委员，中华医学会精神医学分会青年委员，安徽省睡眠研究会青年委员会副主任委员，安徽省儿童医疗协会常务理事，安徽省医学会精神医学分会委员，安徽省重点学科儿童青少年精神医学亚专科学科带头人。

从事精神医学临床及教学工作近20年。负责和参与国家自然科学基金、国家重点研发计划项目、安徽省卫生厅、合肥市科技局等多项科研项目。曾获安徽省合肥市科技进步奖；2008年获"合肥市卫生系统第一批杰出专业技术人才"称号。工作以来国内外杂志发表论文40多篇，编译专著两部。

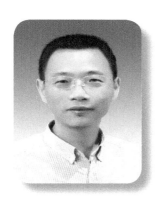

陈炜，主任医师，浙江大学医学院留学生精神病学教学负责人，附属邵逸夫医院精神卫生科主任，临床医学三系精神病学教研室主任。中华医学会精神医学分会老年精神病学组副组长，中国老年保健协会老年痴呆及相关疾病专业委员会常委，浙江省预防医学会精神卫生专业委员会主任委员，浙江省心身医学分会候任主任委员。

从事教学工作20年，承担五年制、七年制、八年制精神病学主讲，担任八年制医学整合课程模块副主任。主要研究领域为痴呆、情感障碍与睡眠障碍；以第一/通讯作者在 *Human Brain Mapping*、*Journal of Alzheimer's Disease* 等发表SCI论文20余篇。主持包括国家自然科学基金面上项目等30余项，获国家发明专利1项，浙江省科技进步三等奖2项。

前　言

随着国家的发展,国民对自身的精神健康的需求,特别是对儿童少年的精神健康的需求日益增长,我国儿童少年精神科专业医生和儿童少年心理卫生人才匮乏。因此,国内高等医学院校和精神卫生机构正在加强教育和培养工作。为弥补在培养和教育工作中缺乏专业教材的不足,2009 年首次出版《儿童少年精神病学》教材。从该书出版发行至今已经 7 年,在各个高等学校的医学、精神病学、医学心理学、教育学等专业授课中广泛使用,也被精神科临床医生和心理卫生工作者作为工作中的重要参考书。在这 7 年之中,包括儿童少年精神病学在内的精神病学各个领域,如病因及发病机制、诊断和治疗等都有长足发展,为了及时将这些新内容展示给广大读者,我们编写了《儿童少年精神病学》第2 版。

《儿童少年精神病学》第 2 版共 24 章,全书各章节的结构参考世界卫生组织出版的《精神障碍分类和诊断标准》第 10 版(ICD-10)以及美国精神医学学会编写的《精神障碍诊断与统计手册》第 5 版(DSM-5),并作为儿童精神障碍的分类、命名及诊断的参考依据。为了使老师使用方便、学生阅读理解容易,在内容方面通过简洁明了的结构和语言来突出儿童少年精神病学的基本理论、基本知识、基本技能。在每个精神障碍的临床表现之后,都提供有典型病例,帮助读者理解和掌握该疾病的主要临床特点。就读者感兴趣而非"三基"的内容使用"知识框"形式呈现,提高读者对儿童少年精神病学的学习兴趣。每一个章节最后列有思考题,以启发阅读者思考和回味重点。

参加《儿童少年精神病学》第 2 版的编者为国内儿童少年精神病学领域的临床专家、教授以及学校的资深教师。他们在精神病学及儿童少年精神病学的临床、教学和科研工作中积累了丰富的临床实践和教学经验、渊博的学识,借助此书,将这些经验和学识奉献给广大读者。

本书为精神医学专业本科教材,也可以供高等院校临床医学、法医学、妇幼医学、预防医学、医学心理学专业的本科和专科学生学习,也可作为培养精神医学和儿童少年精神医学专科医生、心理治疗师、心理咨询师的专业性书籍。对于从事精神病学及儿童少年精神病学工作的广大临床医生、心理治疗师、心理咨询师和护士,阅读此书也能够扩展知识范围,从中受益。

虽然编者们认真努力工作,唯恐疏漏,但也难免有不妥之处,恳望读者不吝指正。

郭兰婷

2016 年 7 月

目　录

第一章

绪　论

第一节　概　述

儿童少年精神病学(child and adolescent psychiatry)是研究儿童和少年期由各种原因所引起的精神障碍的一门临床学科。包括导致儿童精神障碍的原因、发病机制、临床征象、病程转归和防治措施。广义的儿童少年精神病学,亦称为儿童少年精神医学,包括了传统的精神病学和近些年比较受关注的精神(心理)卫生学(mental health)。儿童少年精神卫生学则着重于研究生活事件、家庭、环境、亲子关系、伙伴关系及自身行为如何影响儿童少年的心理发展,如何影响心理健康。其重点是群体防治。

儿童精神病学是从普通精神病学发展而来,中世纪人们以"小大人"的模式来诊疗和研究儿童精神问题。19 世纪后叶在关注儿童教育、智力测验和帮助智力障碍儿童的基础上逐渐深化。1867 年 Maudsley 在 *Physiology and Pathology of Mind* 中首次描述生命早期的精神异常;Freud S. 强调童年心理创伤对人一生的影响;比奈-西蒙 1905 年出版了第一个智力量表,提出了智龄的概念;20 世纪 20—30 年代的精神卫生运动开始注重对儿童精神障碍病因学的研究,提出早期发现、早期治疗和早期预防,儿童指导诊所应运而生。Kanner L. 建立了第一个儿童精神病诊所,之后出版了第一部儿童精神病学教科书,可以看作是儿童精神病学作为精神病学独立分支的正式确立。20 世纪 50 年代,美国将儿童精神病学正式纳入医学生培训课程,儿童精神病学的研究进入大学的医学院,流行学调查、生化研究,特别是遗传学研究开始在病因学研究中占主导地位,精神药理学的发展使药物治疗成为常用的治疗手段。儿童精神疾病的终生影响及早期干预的重要性充分体现在美国 2013 年最新的《精神疾病诊断与分类手册》(第 5 版)之中。近年来分子生物学和神经影像学的开展使儿童少年精神病进入快速发展阶段。

我国儿童精神病学的发展主要经历了 3 个阶段。一是探索开拓期,主要在 20 世纪 30—50 年代期间,以个别专家引入西方的模式,探索性地开展儿童精神医学服务为特点,程玉麐、陶国泰、凌永和等教授为代表,基本上是个人行为为主。二是起步发展期,在 20 世纪 50—70 年代后期,南京、上海、北京、广州、四川、湖南等地相继开设儿童精神科门诊或病房,初步形成了儿童精神科的学科团队。三是快速进步期,在 20 世纪 70 年代后期至今,主要是改革开放以后,随着医学模式由单纯生物医学模式向生物-心理-社会医学模式的转变,对儿童精神医学的发展起了很大的推动作用。儿科、精神科医生和心理学工作者开始重视儿童精神卫生与儿童心理保健问题,开展了一些跨学科的研究。1987 年和 1988 年相继成立了中国心理卫生协会儿童心理卫生专业委员会和中华医学会精神科分会儿童精神病学组,出版了《现代儿童精神医学》和《儿童少年精神医学》等专著。通过培养硕士、博士研究生,举办短训班、进修等形式,儿童少年精神病学队伍不断扩大,不仅有精神科的医生及心理卫生工作者,还包括发育行为儿科和儿童保健医生,幼儿园及学校的心理卫生工作者,公共卫生、康复医学、教育学和心理学的专业人员等。通过各学科的协作,我国儿童少年精神病学及心理卫生事业已经初具规模。2000 年中国人担起了亚洲儿童青少年精神医学及相关学科协会主席的重任,2014 年被推选为国际儿童青少年精神医学及相关学科协会的副主席;心理健康从儿童抓起落实到了"中国儿童心理保健技术规范"之中;"中国精神卫生法"强调了学校加强儿童青少年心理健康;"中国儿童发展纲要(2011—2020 年)"明确提出要降低儿童心理行为问题发生率和儿童精神疾病患病率。"儿童强则国家强,儿童强必需心理健康"的理念和文化氛围已经形成。

因此,学习儿童少年精神病学要具备以下各个学科和专业的知识。第一,要掌握普通精神病学知识,因为儿童早期心理发展及精神障碍与成人精神障碍之间有着一脉相承的关系。第二,要了解儿科和儿童保健的相关知识,因为儿童是一个发育的个体,生理发育和精神活动密不可分,躯体疾病与精神障碍有着千丝万缕的联系。第三,要具备心理学,尤其是儿童发展心理学知识,只有了解儿童心理发展的普遍模式,才能区分正常和异常精神活动。第四,要了解儿童神经科学,因为精神活动是脑的活动,人类的认知、情绪、行为都离不开神经系统的活动。第五,要了解教育学,儿童通过接受教育,从自然人成为社会人。最后,还要了解社会科学,人是社会的细胞,社会的变迁、动荡、发展无一不对处于发展中的儿童产生重大影响。

世界卫生组织公布的数据,全球约 20% 的儿童少年患有精神障碍,而其中只有 1/5 得到了合适的诊断和治疗。此阶段,随年龄增长,患病率增高。学龄期行为障碍的患者较多,男性患病率高于女性;少年期由于女性情绪障碍(特别是抑郁障碍)患病率增加,而出现女性患病率高于男性的现象。不同种族、经济条件,患病率也有差异。一般认为父母处于低社会经济阶层的儿童患病率高。我国在 20世纪 50—90 年代开展的 7 项大规模流行病学调查发现,儿童少年精神障碍患病率为 7.03% ~ 14.89%,以我国现有 3 亿 8 千万儿童和青少年推算,约有 5 千多万儿童需要精神卫生服务。

大量追踪研究提示儿童少年精神障碍的预后不容乐观,儿童期精神障碍患者中约 1/2 在成人期患类似精神障碍。与注意缺陷多动障碍(ADHD)相关的行为问题将持续到青少年和成年期,表现为品行障碍、青少年违法行为、成年犯罪、物质滥用、反社会人格、婚姻问题、人际关系问题、失业和躯体健康等问题。一些数据表明:青少年犯罪已成为国际性的严重社会问题,与环境污染、吸毒贩毒并称为当今世界三大公害。重性抑郁障碍常常起病于青少年期,与成人心境障碍密切相关,并且是自杀的高危因素,当今自杀在全世界被列为导致青少年死亡的第三大因素。据北京心理危机研究与干预中心的调查分析,自杀已成为 15 ~ 34 岁人群的首位死因。凡此种种,提示预防和早期干预儿童少年精神障碍的重要性。但是,目前儿童精神卫生服务的资源明显不足。WHO 统计,世界上大约 70% 以上人群没有达到每 10 万人口配备一名精神科医师的水平,儿童作为弱势群体,需要更多的关爱。WHO提出要制定相关政策以促进儿童的精神健康,保证儿童能够得到正确、质高、价廉的服务。中国正处于社会变革和社会转型期,存在竞争激烈、工作节奏加快、生活方式改变、生活压力增大、儿童留守等问题,都对儿童的心理健康产生着巨大影响。因此,为儿童少年营造和谐的成长平台,对于我们儿童少年精神卫生工作者任重道远。

第二节　儿童心理发展及影响因素

儿童心理发展,是一个不仅有量变而且有质变的过程,经历着由简单到复杂、由低级到高级、由不完善到完善的过程。生理的发展是心理发展的基础,环境是发展的条件。儿童正处于发育期,不同的年龄阶段有不同的发育水平,有不同的行为表现。因此对于儿童的发育正常与否的判断,必须考虑年龄因素,例如一个 2 岁的孩子随地小便是正常现象,而一个 6 岁的孩子出现这种行为就可能是异常。观察各年龄阶段的心理发展,要有不同的侧重点,早期是以感知觉、运动、言语发育为主,后期则以情感、意志行为为主。评价心理发育,还要注意社会文化、教养因素的影响。

一、各年龄阶段儿童的心理发展

儿童心理发展是呈阶段性的,一般根据儿童生理和心理发展分为几个年龄阶段:婴儿期、幼儿期、学龄前期、学龄期和青春期。

（一）婴儿期心理发展（0~1岁）

这一阶段,从胎儿生活转为社会生活,变化巨大,作为人类特点的直立行走、双手动作、言语交往能力在这一年开始出现。

1. 运动 按照从整体到分化,从不准确到准确;从上至下:2个月能抬头,4个月能俯撑,5个月翻身,7个月独坐,8个月会爬,12个月能站立;从中心到外周,从大肌肉到小肌肉:头部→躯干→双臂→腿→手部小肌肉→视觉动作的规律发展。

2. 感知觉

（1）听觉:2~3个月能倾听,3~4个月能转头寻找声源。

（2）视觉:2个月能注视,3个月能追随物体移动,5个月对颜色出现分化反应,红色可引起兴奋。6个月左右的婴儿已有深度知觉。

3. 记忆 5~6个月可以认识母亲,将生人与熟悉的人分开。

4. 言语

（1）语言的理解:出生10天的新生儿就能区别语音与其他声音;8~9个月的婴儿能懂成人的一些话,对唤他的名字有反应。

（2）语言的产生:出生~3个月:发基本韵母a、ai、ei、e、i;4~8个月:重复发出ba-ba、ma-ma等,但无实际意义;9~12个月:能用声音表达一定的意愿。

5. 情感 2~3个月会微笑;4个月可以逗笑,具有了初步的社会交流;6~7个月对母亲产生依恋及对陌生人怯生;12个月对父母温和的态度、关注和爱抚表现出安静、良好的情绪,当要求受到拒绝、行为受到限制时则表现愤怒情绪。

6. 行为 6~7个月会和大人玩藏猫猫游戏,9~10个月时会听从大人的指令做动作,10个月可以自己用手拿东西吃,1岁时独立行为的倾向开始萌芽。

（二）幼儿期心理发展（1~3岁）

这一阶段,儿童学会了随意地独立行走;语言迅速发育;有了最初的游戏活动;各种心理活动带有明显的直觉行动性。

1. 运动 1岁半已能走得很好;2岁会跑,能独自上下楼梯;3岁会跳,可骑三轮车,手的动作得到发展,会折纸。

2. 感知觉 可辨别基本颜色（红、黄、蓝、绿）;大小、远近、上下;懂得"从前、昨天"。

3. 注意 1岁左右出现了随意注意的萌芽,逐渐能按成人提出的要求指向有关的对象。

4. 记忆 带有无意性,可自然而然记住一些音调悦耳、内容有趣的歌谣、童话。

5. 语言

（1）语言的理解:2~3岁时能听故事并记住内容;能执行大人的指令。

（2）语言产生:1岁~1岁半开始用单词表达意思;1岁半~2岁能用不完整的几个词表达;2~3岁语言有了主谓结构;3岁可背诵短的歌谣,讲出图片上的物品,复合句明显增加,会用连动词、动宾结构和虚词。

6. 思维 2岁开始有了思维,遇到困难能利用原有的经验解决,这时的思维必须依据具体物体。

7. 情感 已具备各种基本情感,但不善于控制自己的情感,具有不稳定性;对陌生事物产生恐惧（怕孤独、黑暗、影子等）。

8. 意志行为 独立性进一步增加,3岁末能自己吃饭、穿简单的衣服,控制大小便。开始了极具简单目的性的行为,产生最简单的主题和主角游戏。2岁以后喜欢和小伙伴共同游戏,3岁左右开始参加集体游戏,内容也向创造性游戏发展。有了初步的道德判断,如"好"和"不好"。随着独立性的发展,逐渐有了自己的意愿和要求。

（三）学龄前期心理发展（4～6 岁）

这一阶段，儿童具有独立行动倾向，对父母的依赖下降，各种心理活动带明显具体形象性和不随意性，开始形成最初的个性。

1. 运动 4 岁可以独脚站立，5 岁可独脚跳跃。

2. 感知觉 4 岁开始能细微区别各种色调。空间知觉方面，4 岁能分辨前后，5 岁能分辨左右；能很好运用早、晚、昨、今、明等时间概念。能辨别圆、方、三角、五角等形状，辨别图形常与实物相联系。

3. 注意 不随意注意高度发展，鲜明、新颖、具体、变化的事物更能吸引幼儿的注意。随意注意在初步形成中，2～3 岁能集中注意 10～12 分钟，5～6 岁能聚精会神 15 分钟左右，可安静地参加集体学习。

4. 记忆 记忆带有明显的具体形象性、无意性，多采用机械识记。

5. 语言

（1）语言理解：4～5 岁能和成人交谈，6 岁能理解被动句。

（2）语言产生：这一时期是一生中词汇量增长最快的时期，能发出汉语中所有语音。3～4 岁会使用连词，4～5 岁会使用代词，5～6 岁初步运用各种语法，连贯地说出自己的意见，能反映逻辑关系。

6. 思维 仍以具体形象性思维为主，有了初步的概括能力，有了数字的概念，3～4 岁可以掌握到"5"，4～5 岁到"10"，5～6 岁到"20"。

7. 情感 情绪体验已相当丰富，但情感还不稳定，易受影响、易变化、易外露。具有了初步的道德感，如痛恨坏人坏事。

8. 意志行为 自制能力在发展，逐渐学会克制自己的欲望。自我意识有所发展，对自我形成某种看法，例如"我很聪明""我漂亮"等。个性初步形成。喜欢与小朋友一起玩，游戏内容更具社会性；对游戏有了设计、计划和安排。在游戏中想象力得到发展，5～6 岁后逐渐代之以规则性游戏，学会与小朋友谦让、友好、合作，在集体游戏里发挥自己的作用。具有初步的克服困难、想办法的能力。

（四）学龄期心理发展（6、7 岁～11、12 岁）

这一阶段，儿童开始入学从事正规学习，逐步掌握书面语言和向抽象思维过渡，能有意识地参加集体活动。

1. 注意 入学之初不随意注意仍占优势，具体、直观的事物在引起儿童注意上起重大作用，在教学的影响下，随意注意在逐步发展；7～10 岁可集中注意约 20 分钟，10～12 岁可达 25 分钟。

2. 记忆 从机械识记向理解记忆发展，从无意识记忆向有意识记忆发展，从具体形象识记向抽象识记发展。

3. 语言 对语言的理解能力进一步增强，内部语言有了明显的发展。

4. 思维 开始以抽象逻辑思维为主要形式，但在很大程度上仍是直接与感性经验相联系，具有很大成分的具体形象性。在概括能力方面，7～8 岁注意事物的外观和实际意义，9～10 岁抽象的、本质的特征或属性成分逐渐增加，11～12 岁能对事物的本质特征或属性以及事物的内部联系进行抽象概括。

5. 情感 情感的内容不断丰富，日益具有社会性；情感的深刻性不断增加，评价人物时能运用一定的道德标准；道德感、理智感、美感进一步发展，成为个性的情感特征，但控制自己情感的能力还不足。

6. 意志行为 逐步学会遵守学校纪律和社会规则；逐渐能自觉地为达到预定目的而坚持活动，自制力也在发展，但还远未发育成熟；自我意识及个性特点也更清晰。

（五）青春期心理发展（12、13～15、16 岁）

这一阶段的生理上迅速生长，性成熟开始；经历着半幼稚、半成熟，独立性和依赖性，自觉性和幼稚性错综矛盾的时期。学习自觉性增高，有了更大的独立性、主动性和积极性。

1. 思维 抽象逻辑思维日益占主要地位，阅读文艺作品时，学会评价作品中的人物的动机和内心活动。

2. 情感 易波动、激动、焦虑、敏感,正义感、道德观念成熟,有理想,但还带很大幻想性。

3. 意志行为 能有目的地为理想而行动,但还不够成熟,带冲动性,自我克制能力欠成熟。自我意识迅速发展,表现出成人感。进入青春期的第二反抗期,他们对父母、老师的言语、观念、行为持批判态度,喜欢评说政治、人生,世界观开始萌芽。

二、儿童心理发展的影响因素

影响儿童心理发展的因素包括个体因素和环境因素。

(一)个体因素

1. 气质 儿童从出生后就表现出不同的气质特征。气质(temperament)指人类个体稳定一致的行为倾向性,即人类个体在不同情境下特征性的情绪和行为反应方式。气质特征是由遗传决定的,以神经活动类型为基础,不同的气质特征在生命早期奠定了其个性基础。

Thomas 和 Chess(1977)对大量正常儿童自出生时开始进行长期追踪观察,把儿童气质归纳为活动水平、节律性、趋避性、适应性、反应强度、情绪性质、坚持度、注意分散度和感觉阈值 9 个维度。根据 9 个气质维度得分的不同组合而划分出 5 种气质类型:难于抚养型、发动缓慢型、中间偏难养型、中间偏易养型和容易抚养型。以后又有行为抑制-非抑制性类型等气质分类方法。一项对中国儿童的大样本调查发现,容易抚养型占总体儿童的 37.7%,中间偏易养型 31.4%,中间偏难养型 14.9%,发动缓慢型 6.8%,难于抚养型 9.2%。

气质受性别影响,男孩比女孩活动水平高,探究、适应性强,反应强度高,注意分散度高;随年龄增长,活动水平下降,反应强度减低,注意分散度降低,坚持度增高。气质会影响父母教养方式。在各气质特征中有一些与认知的相关性较强,如情绪性质、坚持度(目标定向)、反应强度和趋避性(社会性)均与认知测验成绩明显相关。不良气质儿童更易发展各种行为、情绪问题,例如负性情绪、高反应强度、低坚持度、高注意分散度和活动水平与 ADHD 有关;男孩早期难于抚养的气质与后期的攻击性行为、反社会性行为以及违抗行为相关;害羞及负性情绪与焦虑及恐惧有关,社会退缩与抑郁有关。

2. 心理弹性 人类应付环境中的危险因素有明显的个体差异,有的会发生各种心身问题,有的很快康复,有的经过挫折变得更坚强,其中起主要作用的是心理弹性。心理弹性(resilience),也译作康复力、韧性,指个体在面对危险因素时能成功应对并将由应激带来的负性影响减小到最低程度,从而恢复至个体原来正常状态的能力。心理弹性包含三方面的意思:一是高危环境下的儿童,战胜逆境后获得良好的发展;二是儿童即使仍处在不利的环境条件下,能力并不因此受到损害;三是从儿童期大灾难(如战争等)中成功恢复过来。

心理弹性既存在个体先天遗传上的差异,也受到后天环境和教育的影响。心理弹性包括个体的计划能力、自我效能和成就期望、自尊及有否明确的目标取向;对经历的认知-情感加工,既往积极和成功应对困境的个人经历也有助于心理弹性的形成。教养方式、支持性的社会关系也起很大作用。

(二)环境因素

环境因素对儿童的影响是随着年龄而改变的,在婴儿和童年早期,家庭环境是重要的影响因素,亲子关系是儿童社会化的主要源泉;学龄前期和学龄期,幼儿园、学校环境逐渐成为主要的影响因素,教师、伙伴对儿童的影响增大;青少年期,来自社会大环境的影响成为主导。

1. 家庭因素 家庭是儿童出生后首先接触到的环境,是对儿童影响最早、影响时间最长的环境。儿童发展最快、最具可塑性的时候,主要是在家庭中度过。因此,家庭环境对于儿童的发展具有特别重要的意义。家庭因素可以分为直接因素(亲子之间形成的依恋与父母的教养方式)和间接因素(家庭结构、家庭环境质量、父母的受教育程度等)。

(1)依恋:依恋(attachment)是一个个体与另一个个体形成强烈情感联系的一种倾向,儿童依恋于为之提供安全与照顾以满足其各种需要的特定养育者(母亲或其他抚养者)。幼儿的依恋主要表现为哭、笑、喊叫、抓握、吸吮、躯体依偎及跟随等行为。

依恋可以划分为三种类型：①安全依恋：母亲在场时，幼儿可以自由的探索，母亲离开时表现出明显的苦恼；与母亲团聚时立即寻求与母亲的接触，平静下来继续游戏。②不安全依恋，回避型：母亲离去时并无紧张或忧虑，母亲回来亦不予理会或短暂接近一下又走开，表现出忽视及躲避行为。③不安全依恋，矛盾型：对母亲的离去表示苦恼，但是在与母亲重逢时，表现出一种矛盾的反应：一方面是看到母亲时苦恼减少，另一方面是对母亲很生气，有时甚至会推开母亲或打母亲。还有人提出另一依恋类型：不安全依恋破坏型，此类儿童对母亲表现出冷漠。大多数儿童属安全依恋（约占65%），不安全依恋回避型占21%，矛盾型14%，破坏型约占4%。

依恋是幼儿出生后最早形成的人际关系，是成人后形成的人际关系的雏形，对儿童心理的发展具有重要的影响。大多数纵向研究发现，形成不安全型依恋的儿童出现内化性障碍（internalizing）或外化性障碍（externalizing）的比率远远超过安全型依恋的儿童。

（2）教养方式：在家庭系统中，父母的言行对孩子的行为和个性都产生直接或间接的影响，父母教育孩子的观念和方式对孩子社会化的进程发挥着极为重要的影响。

心理学家把教养方式分为四类：①权威型：这类家长对孩子有较好的响应与要求。父母表现出对孩子成长的关注和爱，会耐心地倾听孩子的观点，并鼓励孩子参与家庭决策。对孩子有合理及明确的要求，设立恰当的目标，对其行为做出适当限制并进行有效监督，以确保儿童服从要求和达到目标。在这种抚养方式下成长的孩子，社会能力和认知能力都比较出色，掌握新事物和与他人交往过程中表现出很强的自信，具有较好的自控能力，并且心境乐观、积极。②专制型：这类家长响应性较差，很少对孩子表现出感情。他们忽视和抑制儿童自己的想法和独立性。父母对孩子的要求很严厉，提出很高的行为标准，如果儿童出现稍许的抵触，就会采取严厉的惩罚措施。这种抚养方式中成长的学前儿童表现出较多的焦虑、退缩行为；在青少年期，常处于被领导的地位，人际关系方面可能会碰到较多困难，缺乏竞争意识。③溺爱型：这类家长响应较多而要求不足。父母对孩子充满了爱与期望，他们满足孩子的任何要求，对孩子过度保护。而很少对孩子提出要求或施加任何控制。这种抚养方式下成长起来的孩子表现得很不成熟，自我控制能力差。常以哭闹等方式寻求即刻的满足。对于父母表现出很强的依赖和无尽的索取，而在任务面前缺乏恒心和毅力。④忽视型：这类家长响应与要求都不足。父母对孩子的成长表现出漠不关心的态度，只提供食品和衣物，而不付出努力为孩子提供更好的生活和成长条件。在这种环境中成长的孩子，容易出现适应障碍。亲子关系问题最多，他们对学校生活没有什么兴趣，学习成绩和自控能力较差，并且在长大后易出现犯罪倾向。

（3）家庭类型：核心家庭指父母和孩子所组成的家庭，大多数家庭属于这种类型，这种家庭亲子互动比较多。大家庭即几代同堂的家庭，这类家庭的优点是孩子受成人教育和爱抚的时间较多，但也容易出现隔代溺爱，以及在教育孩子的观念和方法上出现父辈与祖辈之间不一致，从而使孩子无所适从，形成焦虑不安、恐惧等不良的特征。严重的婚姻不和使孩子长期生活在充满敌意的、没有安全感的环境中，容易出现情绪和行为障碍。父母离异对儿童是重大应激，许多学龄儿童和青少年对父母离异反应强烈，出现心理调适方面的障碍，会在一些不良的伙伴中寻求慰藉，出现旷课、离家出走、过早性行为以及违法行为等。单亲家庭的儿童（多半是母亲抚养）由于缺乏男性引导者，男孩子易变得依赖、任性及女性化倾向；女孩则有过早恋爱的可能。

（4）家庭环境：家庭环境状况是影响孩子心理发展的重要因素。例如，家庭社会经济地位高、受教育程度高的父母能更多地与孩子进行交流，更多地鼓励孩子，采用关爱、说理、赞扬和纪律等方式来教育孩子并赋予他们更多的自由去探索世界。相反，社会经济地位低的父母更可能对孩子采取严厉的态度，更多地采用训斥和体罚。

2. 伙伴与学校因素

（1）伙伴关系：伙伴关系指的是年龄相同或相近的儿童之间的一种共同活动并相互协作的关系。儿童在生命早期就表现出对小伙伴的兴趣，1岁时会出现微笑、手势、模仿等交流行为。两岁左右开始使用言语来影响和谈论伙伴的行为,学龄前期随着语言和认知能力的发展,交往的复杂性和协调性增加。进入小学后,接触的伙伴日渐增多,儿童能够采纳同伴的观点,较好的猜测别人的意图和感受。青少年期与伙伴相处的时间已经超越了家庭以及别的一切社会关系,团体作为伙伴互动的社会背景,其重要性日益增加,伙伴对青少年行为和价值观的影响甚至超过父母,成为他们价值观的重要来源。

伙伴关系是平等、互惠的,为儿童提供了学习技能和交流经验的机会,儿童可以去实践他们在家庭中获得的社会技能,也可以习得家庭中无法习得的技能,从伙伴、朋友处获得对事物的看法、支持,在某种程度上说甚至可以弥补早期亲子关系的缺失。

伙伴关系差、缺少社交技能的儿童会感到孤独,缺少社会支持,容易导致不良结局。有两种儿童容易被伙伴拒绝,具有攻击性的儿童经常将同伴的普通行为视为敌意,行为比较冲动,不能很好地控制自己的情绪,经常与同伴发生冲突;退缩的儿童性格软弱,朋友较少,很容易成为被同伴欺侮的对象。由于被伙伴拒绝,他们会更加采取敌对或退缩的行为方式,形成恶性循环,加剧社交障碍,甚至出现学习成绩差、厌学及各种精神障碍。青少年被正常群体拒绝,他们趋向于寻找品行不端的群体,共同的特质使这些儿童形成亚文化团伙,遵循团伙内特殊的价值标准和行为准则,这种伙伴关系助长原有的反社会行为,甚至和社会公认的主流文化对抗。

(2)学校因素:学校教育是影响少年儿童发展的环境因素中重要的组成部分。学校在促进儿童认知发展方面起着重要作用。儿童在学校里学会了对具体概念进行抽象的能力;掌握了归纳推理、分析与综合的能力;能够更准确地理解语言所表达的抽象关系,运用语言进行更为复杂准确的交流。

学校生活的另一个重要任务是促进儿童社会化。学校制度和纪律的规范、集体活动对每个个体的要求,使儿童逐渐懂得如何融入社会;入学、转学、升学的改变,使儿童学会适应不同的环境;人际关系的互动,使儿童学会与不同特征的人相处;考试、学习的压力,使儿童学会耐受挫折。这些都是家庭教育所不能给予的。

学校类型对学生也有影响,我国一些“重点学校”,投入了较多经费和师资,教学质量和校风较好,但由于应试教育的压力,学生中内化性问题的发生率高。而一些职业学校外化性问题的发生率高,可能与学校生源有关。学校是否重视学生的心理健康,对学生的全面发展有着重要意义。

教师的教育理念和态度对儿童成长也具有重要的意义。教师有高的效能感,认为自己有能力管理那些难以调教的学生,相信自己是决定学生成长的重要的社会影响因素,就会把积极的期望和信念传达给学生,因而增强学生的自尊自信,使学生投入更多的努力,在学校中获得全方位的发展。低效能感的教师可能会增强儿童的无能感、对学习失败的习得性无助反应等。

3. 儿童心理发展的社会文化因素

(1)媒体的影响:随着社会的飞速发展,电视、网络等成为个体成长过程中不可或缺的社会文化因素。一方面,电视、网络大大拓展了儿童的视野,影响着人们的价值观、思维方式,开发着人的潜能,这无疑有其重大的积极作用。另一方面,各种媒体中的“暴力、色情、拜金主义和性自由”等思潮,对于缺乏分辨能力的儿童有着特殊的诱惑。研究发现暴力情节对儿童的家庭和伙伴关系不但有短期影响,也有长期影响,高攻击性儿童对暴力节目有特别高的偏爱,他们看得越多,就越会使用暴力方式来解决问题。

(2)应激:是指当机体遇到刺激,其强度超过了本人应付能力范围,而出现的生理和心理反应。儿童的常见的生活事件包括:亲人死亡、父母离异、遭到虐待或伤害、患病、迁居等。一些对于成人而言并非强烈的事情也可引起儿童的应激反应。

儿童期遭受严重应激问题对个体的成长有长期持久的影响。印度洋海啸后,泰国一项对幸存儿童的调查显示,在灾后六周,创伤后应激障碍的患病率为53.7%,女孩患病率高于男孩,越是年幼的孩子出现创伤后应激障碍越多,高发年龄为9~11岁。到灾后6个月时患病率为46.1%,一年后患病率为31.6%,2年后仍有7.67%的儿童患有创伤后应激障碍。如不及时干预,有些创伤后应激障碍会持续多年,他们长期遭受内心痛苦,影响学习、工作或婚姻,容易患抑郁症、焦虑症、恐怖症、强迫症,酒精依赖和药物依赖也常见,自杀风险增高。

积极的社会支持能提高个体有效应对的能力,从而减轻应激的不良影响。帮助少年儿童学会发掘、利用应对资源,建立和完善健全、强有力的社会支持机制,是促进心理康复的重要措施。

第三节 儿童少年精神障碍的病因学

儿童少年精神障碍的病因与成人精神障碍一样,经历了"魔鬼附体""道德失范"等误区,随着现代精神病学的发展,人们认识到生物学因素的致病作用。遗传、神经、生化、免疫、分子生物学、神经影像学等技术的引入,使儿童少年精神障碍的病因学研究逐渐深入;社会医学和行为医学的兴起,使社会文化、心理因素对精神疾病的发生、发展的影响得到空前重视。

一、生物学因素

(一) 神经生化与神经内分泌研究

神经化学物质对维持人类正常精神活动起着极其重要的作用,其功能改变则与精神疾病的发生有重要关系。虽然目前精神疾病的病因尚不十分清楚,20世纪70年代神经生化与神经内分泌的研究对探讨精神疾病的病因起了推动作用。

对儿童精神障碍神经生化研究主要集中在多巴胺(DA)、去甲肾上腺素(NE)、5-羟色胺(5-HT)系统。中枢单胺类神经递质可以控制下丘脑释放因子或抑制因子的释放,进而调节垂体前叶促激素的分泌,影响内分泌功能。精神病学领域常使用神经内分泌激发试验通过分析患者的神经内分泌机制,了解神经递质调节和缺陷。神经内分泌研究间接证明了儿童精神障碍神经生化的异常。

1. ADHD 通过测定ADHD血、脑脊液、尿中神经递质及其前体、代谢产物浓度,以及动物实验,比较公认的结果认为ADHD与DA、NE功能不足有关。有学者提出是中枢神经系统内三种递质系统失衡或失调的结果。中枢5-HT的减少与攻击行为和其他破坏性行为相关,具有攻击性行为的行为障碍(CD)唾液皮质醇水平降低;这些儿童心率减慢,血清糖皮质激素水平降低,睾酮水平增高,提示CD儿童去甲肾上腺素和自主神经系统活动水平低下,性激素水平增高。

生长激素(GH)由下丘脑垂体前叶分泌,中枢α肾上腺受体激动剂可乐定可以促进其释放。有研究发现ADHD男孩口服可乐定后GH峰值显著增高,经哌甲酯(MPH)治疗3个月后,峰值下降了53%,激发后GH的急剧增高表明突触后NE受体敏感性增高,使用MPH后峰值的下降提示药物降低了受体对可乐定兴奋的反应,对神经递质和受体敏感性起了正常化作用。

以上研究结果提示儿童外化性障碍可能与中枢多巴胺、去甲肾上腺素、5-羟色胺功能不足或NE受体敏感性增高有关。

2. 抑郁障碍 通过对抑郁障碍不同种族的大量研究,5-HT缺乏假说是目前较为公认的假说;NE功能低下与疲劳、注意缺陷,记忆降低,信息处理减慢有关。NE系统过度活跃,则与焦虑、警觉性增高有关。行为抑制(behavioral inhibition)指儿童对新奇和(或)不熟悉的情境的异乎寻常的害羞、害怕和退缩倾向,研究发现当行为抑制儿童面临陌生环境或陌生人,会出现缠住妈妈、烦躁或哭闹、退缩,伴有心率加快,喉头发紧,瞳孔放大,不能自发说话等生理改变,唾液中可的松的分泌量增加,尿中儿茶酚胺含量增加。追踪研究发现这种气质特征可以预测儿童青少年焦虑、抑郁障碍。

抑郁症患者口服可乐定、左旋多巴、地昔帕明及生长激素释放激素,引起GH降低,这可能反映了中枢NE受体的改变。抑郁症患者血浆皮质醇(可的松)含量增高,地塞米松抑制试验(DST),患者服用地塞米松后不出现抑制皮质醇(垂体促肾上腺激素的分泌)现象,通过治疗随临床症状缓解,DST也恢复正常,表明抑郁症患者可能有下丘脑-垂体-肾上腺素轴(HPA轴)功能障碍。以上研究结果提示儿童内化性障碍可能与中枢5-羟色胺功能不足、去甲肾上腺素活动不足或过度有关,HPA轴功能障碍。

3. 发育性障碍　既往有关 5-羟色胺(5-HT)的研究较多,研究结果不一致。有研究发现约 1/3 孤独症患者血 5-HT 水平增高,而且这种现象也存在于患者亲属中;还有研究发现孤独症患者皮质和丘脑的 5-HT 合成减少。除 5-HT 外,还有个别研究发现孤独症患者脑脊液中多巴胺(DA)及代谢产物水平增高,且与该障碍的多动及刻板行为相关。虽有部分关于孤独症儿童脑脊液中内啡肽水平的研究报道,但研究结果不一致。

近几年,因动物实验表明催产素在亲社会行为中起着重要作用。因此,众多研究关注于催产素与儿童孤独症之间的关系。

(二)遗传学研究

1. 遗传流行病学研究　有关精神疾病的遗传病因学研究始于 19 世纪 50 年代精神疾病的家系调查,之后涌现出一大批有关精神疾病的遗传流行病学调查,为精神疾病的遗传病因假说及以后的分子遗传学研究提供了强有力的支持依据。

(1)ADHD:ADHD 的 I 级亲属患 ADHD 的超过 25%,家庭其他成员患 ADHD 的风险比一般人高 5 倍;同卵双生子同病率为 79%,异卵双生子仅为 32%,但后者仍比一般人群高 6～10 倍;有精神障碍的父母寄养出去的子女比正常父母亲寄养出去的子女患 ADHD 的风险增高;ADHD 儿童的父母比对照组的父母有更多的精神问题,包括 ADHD、酗酒、品行障碍、反社会人格、物质滥用、违法犯罪和抑郁症等。破坏性障碍(disruptive behavior disorder,DBD)和反社会行为均有一定的家族聚集性,共患 ADHD 和 DBD 的男性中,其父亲的外化性障碍与共患 CD 有较强的相关性,与共患对立违抗障碍(ODD)有较弱的相关性。在女性,母亲和女儿的反社会行为相关。

(2)儿童焦虑及抑郁障碍:研究发现焦虑儿童的父母患焦虑症、抑郁症、社交恐怖、广场恐怖症者多;焦虑父母的子女患焦虑障碍者是对照组的 2 倍,母亲的焦虑显著预测儿童焦虑;抑郁症家族中有较多抑郁患者,且发病年龄越小,家族中抑郁患者越多;抑郁父母的子女终生患病率 3 倍于常人,儿童青少年抑郁症一级亲属抑郁症终生患病率为 20%～46%。且在焦虑和抑郁的家系中存在焦虑和抑郁混杂的现象。

(3)发育障碍:大约有 3%～7% 孤独症患者的同胞和其他家庭成员也患有这种障碍,同卵双生子中同病率高达 60%～90%,异卵双生子同病率为 10%。家族中即使没有类似的患者,但往往发现家庭成员有社会交往、言语和沟通、行为方面的异常。

2. 分子遗传学研究

(1)ADHD:已经有几十种可能与 ADHD 相关的基因正在被研究,与 ADHD 关联较多的有多巴胺 D4 受体基因,这个基因与人类寻求新奇行为相关,D4 基因 48bp 重复序列多态性与 ADHD 和 CD 相关;多巴胺转运体基因与 ADHD 的关联报道也较多。5-羟色胺转运体(5-HTT)基因与 ADHD、酒依赖、反社会人格相关。

(2)焦虑及抑郁障碍:儿童青少年抑郁障碍与 5-HTTLPR 和 5-HT2A 关联;去甲肾上腺素转运体(NET)基因 T128C 多态性与抑郁之间存在阳性关系。去甲肾上腺素转运蛋白(SLC6A2)基因是影响社交焦虑障碍的一个危险因子。

(3)发育障碍:多年的研究表明,孤独症是高度可遗传的,其家族聚集性已经在遗传学研究中被证实,同卵双生子中同病率更高达 60%～90%,双卵双生子同病率为 10%,约 2%～14% 的同胞和其他家庭成员也患有这种障碍,比普通人群高出 10～20 倍。

分子遗传学的研究揭示了孤独症的易感基因涉及多个基因,其中位于第 7 对染色体 7q22/3132 的 Wnt2 和 HoxA1 基因在调控胎儿早期大脑发育或细胞分化过程中起关键作用。迄今为止,经过几次国际范围内的分子遗传学筛查,在多条染色体上都发现了至少一处孤独症相关的位点,并且热门研究区域集中位于 X、2、3、7、15、17 和 22 号染色体上。显然,表型对基因型研究影响巨大。

(三)神经影像学研究

近年来脑影像学技术的发展,特别是客观而无创伤性的磁共振(MRI)脑成像最新技术的应用,使研究者对精神障碍有了更加深入的认识。功能性磁共振(fMRI)使用认知功能测验来引起大脑局部相关的神经元活动,通过对神经元活动产生的局部氧耗量和脑血流影响程度不匹配所导致的局部磁场性质变化的原理来确定脑激活的过程。MRI 具有较高的时间与空间分辨率,被认为是研究活动中人脑高级精神活动的有效方法。

1. ADHD 已发现 ADHD 在执行持续注意、冲动控制(go/no go)任务时前额皮质、纹状体等部位激活不足。研究经常与父母发生争执和对抗的青少年的大脑活动,发现这些青少年杏仁核体积增大,活动增强,而前额叶皮质发育状况却不佳,两者之间发育不平衡可能是导致亲子冲突的原因。对 CD 的神经影像学研究发现 CD 儿童双侧岛叶前部的皮质和左侧杏仁核的灰质容积比对照组明显减小。岛叶灰质的异常与攻击行为和共情(empathy)得分低相关。在 Stroop 任务时 fMRI 成像研究发现在冲突任务时物质滥用和 CD 组青少年的脑部激活区域更广泛,提示额叶执行功能不足。

2. 儿童焦虑及抑郁障碍 对儿童情绪障碍的 fMRI 研究较少,有报道广泛性焦虑儿童的杏仁核总体积及右侧体积均增大;抑郁儿童杏仁核体积较对照组小。采用恐怖面孔刺激模式发现焦虑儿童杏仁核活动增强;抑郁儿童杏仁核活动减弱。

3. 发育障碍 通过核 fMRI 技术较一致地发现孤独症患者脑皮层和皮层下区域之间的功能联系减少;孤独症患者也存在额叶皮层、小脑、中颞叶以及边缘系统如杏仁核和海马(在记忆功能中起重要作用)等结构异常。近年来研究者极为重视杏仁核异常与孤独症早期症状的关系,因为杏仁核损坏与情绪、刺激的社会定向、运动模仿、共同注意(joint attention)等缺陷有关,而被称为社会认知脑区的颞叶和额叶眶回可能与孤独症儿童的社会交往障碍密切相关。

(四) 外源性的生物因素

如暴露于毒物、烟、酒、毒品、某些药物及营养不良、产前与围生期问题等可能与对立违抗障碍有一定的关系。孕期母亲抽烟可预测男性品行障碍的发生。

二、环 境 因 素

(一) 儿童行为问题

对儿童行为问题的大量研究均指向家庭矛盾冲突多、情感交流差、单亲家庭、破裂家庭以及父母教育程度低、社会经济阶层低是 ADHD、ODD、CD 的危险因素;使用体罚的母亲,其孩子依从水平最低;亲子关系不良、受虐待是攻击性行为的危险因素;父母的人格、精神状态也对儿童的行为有明显影响。

(二) 抑郁障碍

抑郁少年的家庭特征为矛盾冲突多,拒绝多,情感缺乏交流,情感表达少,相互支持少,虐待多。紊乱的家庭环境中子女抑郁症的患病风险更高。儿童青少年抑郁与生活事件之间有显著的关系,特殊生活事件如父母离婚、丧亲、目睹自杀、缺乏支持等与抑郁相关。

三、生物学因素与环境因素的交互作用

气质仅中度遗传,而儿童从出生起就受到环境影响,遗传和环境发生交互作用。遗传因素在焦虑、抑郁的发生中发挥非特异的作用,这种非特异的遗传因素与环境因素相互作用而影响儿童认知、行为和社会能力的发展。

过去认为不利环境对儿童发展的影响是单向的,最新研究认为儿童不是简单地被周围世界影响,刚出生的婴儿由于气质不同,与照顾者之间的互动,就会影响到教养方式;易于抚养型儿童的父母为孩子提供适当玩具多,提供的刺激多样化。父母参与性越高、刺激多样化机会越多、提供适合的玩具越多,对儿童的容忍性越高,婴儿的智力或运动能力发展就越好。难于抚养型气质的儿童会引起父母更多的负性反应(如打骂),打骂会使儿童感到受挫而引起反抗,打骂又会让儿童习得采用暴力手段对付同伴;违法青少年更容易被同类伙伴吸引,这些伙伴会进一步鼓励他们的反社会活动,环境和异常

行为之间呈现一种复杂的、相互促进的作用模式。

焦虑抑郁发作常与负性生活事件有关,但是研究发现这些应激因素在正常儿童也很常见,有行为抑制气质的儿童对应激存在易感性。当儿童暴露给应激性生活事件时,负性认知方式使儿童沮丧的时间延长。个体心理弹性、应付方式的差异也有影响,遭遇应激性事件后,以不良的应付方式对待该事件者容易发生抑郁;社会支持则有保护作用。

儿童早期行为特征受遗传因素影响大,随年龄增长,环境因素的影响逐渐加大,荷兰一项对双生子儿童期焦虑、抑郁的追踪研究发现遗传度在三岁最高(76%),并且随着儿童的成长而减少,12岁时为48%。同时随着年龄的增大,家庭环境的影响逐步增大。

儿童期是大脑可塑性最大的时期,尤其是在早期,尽管我们还不能改变遗传,但认识到后天因素的重要性,早期发现、开展多方位的综合干预,对于预防各种精神障碍具有重大意义。

第四节　儿童少年精神病学的特殊性

儿童不是成人的简单雏形,而是具有一定特点的特殊人群,儿童精神障碍的表现、诊断和治疗均有其特殊性,应有特殊的诊疗和研究体系。同时,儿童心理不断地发展,儿童精神科与成人精神科是联系非常紧密的学科。与许多儿童躯体疾病不同,大部分儿童精神障碍都会发展到成年;成人的精神障碍也可以看到儿时的影子。

(一) 客观与主观性

儿童精神障碍的诊断主要是临床诊断,亦称为临床现象学诊断。临床诊断的主要依据是可靠的病史及检查。因此,病史来源的客观准确和丰富正确的临床主观经验的结合是正确诊断与处理儿童精神障碍的重要条件。而正确地掌握收集病史及检查的方法,能正确地评估手头的资料,是一项技巧性很强的工作。因此,正确收集与分析病史及进行精神状况检查,是从事儿童精神卫生临床及研究工作的基础。

(二) 发展变化性

儿童正处于成长和发展的时期。儿童精神疾病也因发生的时期不同,也各自有其年龄特征。儿童精神疾病发生的年龄阶段及其年龄特征的研究,对探讨病因、评估临床年龄特点以及预后和结果,以至作出诊断及拟定治疗措施均有重要意义。

1. 病因学中的年龄特点　儿童的精神发育障碍在出生时或出生不久就显现出来,提示在病因学中生物学因素占主导地位。孤独症谱系障碍起病于出生后至30个月内,虽对病因进行了多方面的研究,但至今未能阐明;根据其起病年龄及伴有智力发育落后,多数学者相信生物学因素为主要的病因。随着儿童年龄的增长,接受的环境影响愈来愈大。儿童的情绪障碍和行为障碍的发病率也愈来愈高,心理社会因素在发病中占的成分就愈大。可见,生物学因素和心理社会因素由于精神疾病发生的年龄阶段不同所占的权重亦不同,但也要看到,不少儿童精神疾病则是两者共同作用的结果。

2. 临床表现的年龄特点　注意缺陷多动障碍在3～5岁以前常表现为全身活动过度,且以粗大活动过度为主;到了6～7岁以后,则常以细小活动过度为主,如上课时小动作不停和屁股在椅上扭转,而且在有限制的环境下,如教室、家中来客和就餐等时,则动得格外厉害;而到青少年时期,活动过度就自然减少,注意力缺陷仍可持续存在。又以儿童精神分裂症为例,年龄越小则妄想越少,多为病理性幻想,随着年龄增大则向妄想过渡。感知障碍在幼小儿童以幻视,幻触和幻嗅等较常见,内容简单而原始;年龄较大者则以幻听为主,内容由简单至复杂。这是不同年龄阶段其神经系统成熟程度不一的特征表现。

3. 神经系统发育过程的年龄特点　不少儿童神经发育障碍属于成熟延迟所致。随着儿童的年龄增长,这些神经发育障碍会逐渐减轻,以至消失。如功能性遗尿,5岁儿童的患病率在男孩为7%,女孩为3%;10岁男孩为3%,女孩为2%;到18岁,男性为1%,而女性更少。又如口吃,以3岁时最多见,到 9 岁后则无新发病者。由此说明,不少神经发育障碍常随年龄增长而变动,年龄到 18 岁以后,这种变动就少见了,也说明这时神经发育已经成熟。

4. 儿童神经系统脆弱性和代偿性特点 婴幼儿期是大脑发育较快的时期,不仅体积增大最快(新生儿的脑重约 390g,到 9 岁时增加至 660g),且神经突触不断增加和纤维髓鞘化日益完善。这时神经细胞十分脆弱,极易损伤。可另一方面,未成熟脑组织的代偿性也高。如婴幼儿脑对缺氧特别敏感,易遭损害;但若治疗及时和护理良好,常因代偿而使损害减轻。又如两岁左右幼儿养成控制小便的习惯后,尚不稳定,一旦受惊或精神紧张时,又发生遗尿;当精神紧张消失后,小便控制就很快恢复。至于小儿的行为问题和不良习惯,因性格尚未定型,有较大的可塑性,而容易矫正。儿童期各种精神疾病几乎有一共同特点,即发现越早,治疗效果越好。反之,则代偿功能已大大减低,治疗效果就很差。

(三) 因果关系不明确

由于儿童尚处于生长发育阶段,神经系统发育尚未完善。因此,同一病因可导致不同症状,如肝豆状核变性,可以首发精神症状;也可以肝炎等躯体症状为首发表现。另外,不同病因亦可出现相同的表现,如多动症状可为许多儿童精神障碍的共同表现形式之一。

(四) 儿童精神症状的特殊性

儿童精神障碍多以情绪和行为异常为突出表现。即使是以思维障碍为主的精神分裂症也与成人明显不同。常首先表现出情感和行为方面的异常,如孤僻退缩,对亲人不亲,冲动,怪异行为,往往给人一种不听话的感觉。至于思维方面也与成人有所不同,儿童常以形象思维为主,表象突出,如病理性幻想常见于儿童精神分裂症,在成人很少出现。

(五) 心理测验应用的价值

近些年来在儿童精神疾病的诊断或精神状态的评定中常应用心理测验的方法。心理测验为儿童精神障碍的诊断提供了方便,增加了客观性和科学性。但是,由于儿童心理现象的复杂性和目前儿童心理测验的局限性,儿童心理测验的结果只能作为医生的参考。切忌以心理测验的结果来代替医生的诊断。

(六) 儿童精神障碍的治疗特点

综合治疗是儿童精神障碍治疗的重要原则。儿童精神疾病的病因常是生物学因素和心理社会因素共同作用的结果,这些因素在病因中虽有主次之分,但治疗总体以生物、心理和社会诸方面的综合治疗为适宜。因此,不应单纯依靠药物或手术等治疗,亦应重视心理治疗、训练和教育、家庭和环境治疗等。应突出地体现儿童精神科医生、护士、心理学家、社会工作员、教师、儿童保健人员的相互配合,协同工作的重要性。家长在其中也将发挥积极作用。

第五节 儿童少年精神病学的发展趋势

随着社会的发展和医学科学的进步,威胁我国儿童健康的传染病和营养不良问题已基本得以控制。然而,由于生活节奏的加快和社会竞争的日趋激烈,家庭向独生子女化发展,父母的期望、学习的压力、升学的竞争及复杂多变的社会环境给儿童带来了不同程度的紧张、刺激和心理压力,儿童精神障碍的发生率仍在上升。因此,儿童少年精神病学的发展将会越来越受到关注。

1. 儿童与成人精神障碍的人为界限将被打破 成人多动症、成人孤独谱系障碍、成人抽动症等问题将被广泛重视。

2. 儿童心理健康至上的理念正在形成 越来越多的研究证实,儿童的健康成长及成才的主要因素中,儿童心理健康至关重要。随着躯体健康和营养问题的解决,心理健康对儿童的成功和未来的影响将是健康的核心,心理健康应从儿童抓起!

3. 儿童心理健康的多学科和多部门联动机制将进一步完善 医学、经济学、社会学等多学科将共同关注儿童的心理健康,特别是独生子女及二孩后的同胞竞争问题、留守儿童问题、艾滋病感染儿童、网络成瘾问题、青少年自杀和犯罪防范问题将成为社会关注的热点。

4. 儿童精神疾病的早期诊断和干预将有新的突破　我国专家参与完成的 ICD-11 即将问世;儿童心理问题预警指征和儿童心理保健量化评估技术将从国家层面推广到全国,就像儿童免疫接种一样,儿童心理状况的评估和干预将惠及每个儿童,这将开创世界之先河。

5. 影响脑和神经发育因素的研究备受关注　美国科学家已经绘出大脑关键区域发育基因"分布图","基因编辑"技术的研究有了明显的进步。随着这些有关脑和神经发育具有突破性的研究成果的问世,儿童智力发育和神经精神发育的基因研究可能备受重视。

6. 环境与基因相互影响的研究仍是重点　美国研究人员通过对恒河猴的实验发现,具有暴力倾向基因的猴子只要得到精心呵护也能保证行为正常。此项研究还有助于开发"修补"不良基因的药物,以及保证婴儿受到科学的照顾。这方面的研究将继续深入。

7. 儿童精神障碍治疗方法将有质的提升　由于儿童对药物的安全性要求较高,许多现有药物的安全性受到质疑。因此,利用基因药理学开发适用于儿童使用的安全有效的药物仍然是发展方向。除了抗精神病药结构和剂型进一步优化外,功能食品研究将有明显进步;同时,心理治疗与替代医学研究也将有突破:儿童精神疾病受家庭和环境影响较大,因此开展家庭心理治疗和适合儿童心理特点的行为治疗仍然是众多学者研究的重点。同时随着近年来补充与替代医学越来越受到大家的欢迎与重视。中医药经过几千年的实践与发展,无疑是补充与替代医学中最为绚丽的瑰宝,将备受关注。

总之,我国儿童少年精神病学的发展目前与发达国家相比仍然还有很大差距,但是快速发展的黄金期正在到来!

（郑　毅）

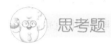 思考题

1. 开展儿童精神卫生保健的意义是什么?
2. 儿童心理发展的影响因素有哪些?
3. 儿童精神障碍的病因以生物学因素为主还是环境因素为主? 这两者之间有什么关系?
4. 儿童少年精神病学有什么特殊性?
5. 儿童少年精神病学的发展趋势如何?

第二章

儿童少年精神障碍的检查和诊断

第一节 病史采集

儿童少年精神障碍的诊断主要依据可靠的病史及检查。丰富的临床经验是诊断正确的重要条件,而正确掌握病史收集的方法,并客观地评估收集的资料,是从事儿童精神卫生临床及科研工作的基础。

一、收集病史的基本方法

收集病史应尽量全面系统,包括了解各种儿童精神障碍的核心症状和可能的共病进行全面地病史询问,同时强调对其社会功能(学习、人际交往和适应环境)资料的收集。具体收集的方法也很重要,尤其要掌握好与家长交谈的技巧,可以大大提高所收集病史的准确性与可靠性。收集儿童病史有以下基本方法:

(一)建立良好的医患关系

在询问病史时,医师从语言到态度应给家长及患者一种温暖、关切的感觉,如温和的语调、关爱的态度、赞许的微笑和点头、同情的表情等。

(二)倾听

在与家长交谈中,倾听对方表达意见的方式和对问题的看法,再逐步深入到需要了解的核心问题中去,使家长更容易理解并接受医师的询问。

(三)告知知情人尽可能客观、详细地描述患者表现

在收集发育史、过去疾病史等资料时,注意让知情者尽可能描述真实的情况,避免情感等因素的影响。

(四)多方面收集资料,去伪存真

一般情况下,父母提供的病史就足以说明患者的情况,但有时候由于父(或母)有心理障碍,或夫妻感情不和等原因,了解病史就应从另一方或双方进行,必要时还应从(外)祖父(母)、老师、邻居、小伙伴等处补充病史。采用定式或半定式问卷收集病史也很有效,这种方法了解问题全面,较少遗漏,可用于科研或临床,缺点是不能区别问题的主次,且目前国内尚无一种标准化的使用于儿童的定式问卷。

二、收集病史的注意事项

(一)发展的观点

儿童是不断发育的个体,不论病史收集还是面对面的检查,均必须持有发育的观点,评估其行为与情绪必须考虑年龄因素。因此,必须熟悉不同年龄阶段儿童的心理发育水平,才能正确评估儿童的

行为、情绪等表现是否正常。

（二）与正常儿童相比

我们应将患者与正常儿童相比，以便更好地评价其精神障碍的严重性。如正常婴幼儿6个月可在支撑物的帮助下坐立，1岁左右可单独站立，约13个月可以独自走，可视为运动发育的里程碑。患者比相应年龄的正常儿童落后越远，提示问题越严重。同时，要与患者所处环境联系起来考虑。离开发育的观点，则无法评价儿童精神活动是否存在偏离。

（三）注意不同报告者的差异

儿童的病史常常由父母或老师等人提供，除年龄较大的儿童可以自己补充一些病史外，年幼者常无法自己陈述。而所得的病史资料，对同一患者也可能有很大的差异。原因有以下几方面：

1. 信息来源不同　例如对焦虑、抑郁的患者，其父母、老师所看到的外在表现，与患者的自身体验有很大差异。

2. 儿童在不同环境中的表现不同　有的儿童仅仅在家中表现出攻击、破坏行为，而在学校却是一名遵守纪律的好学生。

3. 不同病史提供者的个人观点有差异　对同一儿童的同一行为，可能有的人认为是异常，有的人却认为是正常。

因此要通过多种渠道收集信息，注意不同情境下的行为表现，关注儿童的发育年龄，必要时配合心理测验或其他实验室检查，全面综合考虑，才能得到正确客观的病史资料。

三、儿童病历提纲

（一）一般资料

包括姓名、性别、出生年月、实足年（月）龄、学校年级；父亲及母亲姓名、年龄、文化程度、职业；兄弟姐妹的年龄、学习或工作情况（所有的兄弟姐妹均应填上）。病史提供者与患者的关系、对患者的了解程度，所提供病史可靠性及联系方式、就诊日期等。

（二）主诉及现病史

1. 主诉　由陪诊的知情者（最好是父母）或患者本人主动提出的、要求解决的最主要问题及病情。

2. 现病史　常常是诊断的关键资料，起病前后的日记、绘画、作业本、成绩单及老师评语等均有参考价值。重点了解以下问题：

（1）起病形式：起病急、亚急或缓慢。

（2）主要症状的开始、发展及现状：正确地了解主要症状是如何发生、发展的，其现状如何，首发症状是什么，主动了解有患方未报告的对诊断有重要意义的"阴性"症状，以免遗漏。

（3）起病日期及病程：了解起病时间，病程持续或间断，病情是否逐渐缓解或加重。

（4）可能的病因或诱因：了解发病可能的病因或诱因，病前有无不愉快精神因素，有无躯体疾病因素等。

（5）过去求医情况：过去是否求医或诊断治疗情况，是否使用过精神药物及其名称与剂量、疗效等。

（三）个人生长发育史

1. 胎儿期　母孕时的年龄、胎次；有无接受X线照射或化学毒品史及窒息昏迷史；有无外伤史；有无重大精神创伤；有无服用药物史；有无如妊娠高血压等严重疾病；胎儿是否足月、营养状况如何等。

2. 围生期　分娩是否难产、产程长短、有无胎盘异常或脐带绕颈等情况；是否双生子或多胎等。如有条件应了解出生时患者的Apgar评分；新生儿期有无惊厥、病理性黄疸、肢体瘫痪或畸形等。

3. 婴幼儿期至青春期

（1）运动发育：包括抬头、独坐、爬行、独立、独行、小跑、跳跃等的发育年龄。

（2）语言发育：咿呀学语、讲单词、短句、自动叙述一个简单事件的发育年龄。

（3）情绪控制的发育年龄：能认识亲人并表示喜爱、能分辨爱憎、能控制情绪等的年龄。

（4）大小便能自行控制的发育情况：指能自行控制大小便而不弄脏裤子的年龄。

（5）学习情况：入学年龄、学习成绩、在校表现、注意力、理解及记忆力如何，老师评价等。

（6）兴趣增长情况：个人兴趣爱好发育史，有无特殊的爱好或特长。

（7）第二性征发育时期：如女孩乳房发育、月经初潮年龄等。

（8）人格发育：包括人生目标、理想、动机、人际关系、对环境的适应能力和自我评价等。

（四）既往史

1. 喂养史　婴儿期是母乳喂养、人工喂养还是混合喂养；断奶是否困难、断奶时间及之后的进食情况，是否偏食、少食、贪食、异食；营养状态如何，是营养不良或营养过剩。

2. 教养史　婴幼儿期是否父母亲自带养，如不是，则由何人抚养，何时回到父母身边。几岁入幼儿园，到幼儿园是否不适应而经常哭闹；童年早期有无重大事件造成社会动荡、家庭解体，若有，是否可以从其他方面得到足够的支持。总之，要明确患者生活的环境是否温暖和睦，有无严重被忽略、歧视、虐待等。

3. 健康史　精力状况；预防接种史及有无不良反应；药物过敏史；何时停止遗尿；有无脑炎、脑膜炎等重大疾病史、有无脑部外伤史；有无昏迷、抽搐史，如有，其具体情况如何等。

（五）家族史

1. 家庭史

（1）父母的躯体、精神健康状况及人格特点；父母是否近亲婚配、关系如何。

（2）兄弟姐妹、外（祖）父母的健康状况及人格特点。

（3）患者在家中所处的地位、家庭成员之间的相互关系及其对患者的教育问题是否意见一致。

2. 精神疾病家族史　父母两系三代亲属中有无精神障碍患者。

（六）体格检查及神经系统检查

常规的体检及神经系统检查的方法见相关教科书。可在已发现某些问题需要进一步澄清时，再进行系统、详细地体检及神经系统检查。对于一般的患者，以下几点必须注意：

1. 生长发育　与年龄是否相符，营养状态如何，其身高与体重如何。

2. 头颅　大小形状是否正常，头面部有无畸形。

3. 第二性征发育　与年龄是否相符。

4. 心、肺、肝、脾的情况　各器官功能是否正常，是否存在达到疾病诊断的病变。

5. 神经系统检查

（1）眼球活动与伸舌是否自如，面部表情如何，哭笑时面部两侧是否对称。

（2）听力是否正常，如对语言无反应的患者，对铃声、拍击声是否有反应。

（3）上下肢肌力及肌张力如何，肌腱反射是否双侧对称，有无病理征。

（4）协调运动如何，包括解系衣服、鞋带，快速对指、对掌、翻掌活动，指鼻试验，跟-膝-胫试验等"神经系统软体征"的检查。

（5）有无头面部或四肢的细微震颤和抽动，有无舞蹈-指划样运动等不自主运动。

（七）精神状况检查

儿童少年精神状况检查包括如下几个方面（相应内容详见后述精神检查部分）：

1. 一般表现。

2. 认识活动。

3. 情感活动。

4. 意志与行为。

5. 自知力。

（八）不合作患者的检查

不合作患者的精神检查主要以观察为主，包括观察以下几个方面：

1. 一般情况。

2. 意识状态。

3. 言语与书写。

4. 表情、情感与行为。

第二节　精神障碍症状学

精神活动的异常表现，即认知、情感、意志和行为方面的异常称为精神症状（psychiatric symptom），它是大脑功能紊乱的表现。儿童精神症状具有明显的年龄特征，幼年儿童精神症状较为单调、贫乏，以退缩、恐惧、交往障碍、言语和社会功能倒退多见。随着年龄增长，精神症状的内容和形式逐步表现为复杂多样。儿童时期形象性感知认识多于抽象性理性认识，精神症状多为行为改变、情绪障碍、感知障碍和学校适应困难多见，幻觉特点多为生动、鲜明。由于儿童的发育尚未完善，成长速度快，发展有其连续性和阶段性。因此，评定其精神活动是否正常，必须以不同年龄的生理心理特征作为判断基准。一般来说，幼年儿童的精神症状相对单调、贫乏，随着年龄增长，其精神症状的内容也表现为复杂多样。临床常见症状有：

一、感觉和知觉障碍

感觉和知觉分别是人们对客观事物个别属性和整体属性的认识。常见的障碍有：

（一）错觉

错觉（illusion）是指对客观事物的错误知觉。生理学错觉和心理性错觉存在于正常人的生理反应或强烈的情感体验，常见于过分疲劳状态，营养缺乏、饥饿、低血糖状态，环境光线暗淡、视物不清或恐惧、情绪紧张或期待的情境，当环境条件缓解或解释后，能够及时纠正。病理性错觉因意识障碍或其他精神障碍产生，患者坚信不疑，不容易及时纠正。

如果患者通过想象，将感知的简单形象，增添许多细节变成许多复杂的知觉形象，称为幻想性错觉，多见于感染中毒性精神障碍、癔症或精神分裂症。

（二）幻觉

幻觉（hallucination）是指一种缺乏外界相应的客观刺激作用于感觉器官时所出现的知觉体验。幻觉是一种严重的知觉障碍和常见的精神症状，幻觉可以在意识完全清醒时发生，也可以在有不同程度的意识障碍时发生。儿童时期幻觉内容较丰富生动，形象逼真，一般以幻视、幻听多见；青少年幻觉内容逐渐与成人相近，多以幻听为主。

1. 幻听（auditory hallucination）　较常见。年幼儿童以非言语性幻听多见，年长者以言语性幻听多见。常见于精神分裂症。

2. 幻视（visual hallucination）　较幻听少见。意识障碍，如谵妄或中毒时可出现幻视，多形象恐怖。病毒性感染后幻视较多见。意识清晰时出现幻视则多见于精神分裂症。儿童在睡前或过分疲劳、梦样状态时也可产生幻视。

3. 幻味与幻嗅（gustatory hallucination, olfactory hallucination）　不多见。主要见于精神分裂症患者有迫害妄想时，怀疑食物有毒，可伴尝之或嗅闻有异味。也可见于癫痫先兆，尤其是颞叶癫痫。

4. 幻触（tactile hallucination）　皮表的异常感觉，如有感到皮肤有蚁爬、电麻或异物刺激感，见于儿童精神分裂症，或药物所致。

5. 本体幻觉（body- sensory hallucination）

（1）内脏幻觉（visceral hallucination）：感觉内脏某些器官有特殊异常，而查无实据。往往与疑病、迫害妄想并存。

（2）运动幻觉（motor hallucination）：处于静止状态时感到身体某一部分在运动。

（3）前庭幻觉（vestibular hallucination）：感到身体慢慢在倾斜，不能保持平衡。

6. 感知综合障碍（psychosensory disturbance） 对客观事物的本质能够正确认识，但对其部分属性，如形状、大小、颜色、位置、距离、时间等产生了歪曲的感知。常见于儿童精神分裂症、急性脑器质性精神障碍或神经系统疾病。

（1）体型知觉综合障碍：患者感到自己的体型发生了特异的变化，如五官变形、头变小、四肢变长或变短等。有的感到有两个身躯，即双重自体。

（2）空间知觉综合障碍：对客观事物的大小比例和空间距离的知觉障碍，如视物显大或显小、对空间距离远近无判别能力。

（3）运动知觉综合障碍：对客观事物动态和静止的体验异常。

（4）时间知觉综合障碍：感到时间飞逝或停滞不前。

二、情感障碍

（一）恐惧（phobia）

指儿童对某些事物的惧怕、紧张体验明显超过正常儿童的反应，而且程度严重，持续不退，甚至影响日常活动和社会适应。可见于恐惧障碍、强迫障碍、精神分裂症、器质性精神障碍、癫痫的精神运动性发作等。

（二）焦虑（anxiety）

指在缺乏充分根据和明显的客观因素时，对自身状态或周围环境表现出过分的担心、焦虑、紧张，甚至哭闹不休，往往伴有出汗、心悸等自主神经功能紊乱症状。常见于情绪障碍和精神分裂症早期。

（三）易激惹（irritability）

指对一些微不足道的刺激表现出强烈而短暂的情绪反应，甚至达暴怒程度。儿童在睡眠不足、营养不良、轻微颅脑损伤、癫痫以及躯体疾病时多见。

（四）情绪低落（depression）

指情绪持续低沉、不愉快，常伴哭泣、言语减少、对周围失去兴趣、行动迟钝等。多见于儿童少年抑郁症、精神分裂症和应激相关障碍等。

（五）情绪高涨（elation）

指情绪在较长时间内持续显著的增高，表现为过分兴奋、喜悦、话多、动作多、好表现，或异常调皮、恶作剧、对人不礼貌、攻击和破坏行为。常见于躁狂症和精神分裂症。

（六）情感倒错（parathymia）

情感反应与当时客观环境的性质不相符合，如谈到他家里发生了不幸事件而表现喜悦或无所谓的样子；对一些愉快的事，反而伤心哭泣。见于精神分裂症。

（七）情感淡漠（apathy）

对外界任何刺激和与自己有切身利害关系的事件，既缺乏内心体验，又无面部表情，长期处于无情感状态。表现为对家人或小伙伴冷淡疏远，缺乏情感反应和交流，失去天真活泼的表情。多见于广泛性发育障碍和精神分裂症。

（八）敌对情绪（emotion of hostility）

指无故对亲人产生敌对情绪，常伴非血统妄想，甚至采取暴力行为，攻击打骂父母。多见于精神分裂症。

三、言语和思维障碍

（一）言语障碍

儿童的言语能力可作为儿童神经系统功能发展的重要指征。言语异常是神经系统损害或思维障碍的表现形式。

1. 语音、语调特异的变化　起病后语音、语调或节律发生特异变化，令人难懂，持久出现，并非调皮或玩笑的表现。多见于儿童精神分裂症及广泛性发育障碍。

2. 模仿言语（echolalia）　指像回声一样重复别人对他所讲的话。常见于精神分裂症、儿童孤独症或发声与多种运动联合抽动障碍。

3. 持续言语（perseveration）　指持久地重复某句话或某词汇来回答各种问题。见于脑器质性精神障碍和精神分裂症。

4. 言语不连贯　说话词句之间互不关联，内容难以理解。常见于精神分裂症和急性脑器质性精神障碍。

5. 缄默不语（mutism）　指原先已具有正常言语能力，由于精神障碍而表现沉默不语，不与他人交流，问话不答。常见于儿童精神分裂症、选择性缄默及广泛性发育障碍。

（二）思维障碍

思维是人脑对事物本质及事物之间有规律的、联系的、概括的反映过程。年龄越小，这种抽象概括能力越弱，思维障碍的内容相对简单、形象。随着年龄增长，思维障碍的形式和内容逐渐复杂化。

1. 思维形式障碍

（1）思维贫乏（poverty of thought）：指思维内容空洞贫乏，往往伴有精神活动的减低、少语或缄默不语，似乎什么事都不想，交谈困难。常见于儿童精神分裂症和精神发育迟滞。

（2）思维迟缓（inhibition of thought）：指思维缓慢、联想困难、言语减少、内容简单、应答迟缓。常见于精神分裂症及抑郁症。

（3）思维中断（blocking of thought）：指在意识清晰状况下，交谈过程中突然表现为说话中断，思维阻滞，短时间后又改换另一话题，并非环境、注意涣散所致。多见于精神分裂症。

（4）思维散漫（loosening of association）：指说话缺乏中心思想、东扯西拉、语无伦次、杂乱无章、无法理解其所说内容。多见于精神分裂症。

（5）思维奔逸（flight of thought）：指联想迅速、语流增快、滔滔不绝、注意力不集中、易随境转移。多见于躁狂症。

（6）病理性象征性思维（symbolic thinking）：指离奇地应用某一具体概念来代替一种抽象的概念，只有患者自己知道其含义，别人无法理解。多见于精神分裂症。

（7）语词新作（neologism）：指患者创造一些文字、图形和符号，并赋予特殊的意义，其特殊含义只有他自己才理解。常见于儿童精神分裂症。

（8）持续言语（perseveration）：指患者的思维不仅是黏滞，而是在某一概念上停滞不前。见于癫痫性精神障碍或脑器质性疾病所致精神障碍。

2. 思维内容障碍　妄想（delusion）是一种病态的信念，它不符合客观事实，患者却坚信不疑，并加以病态的推理和判断，与其相应年龄的认知和文化水平不相符。儿童妄想的内容大多易变、缺乏系统性。随年龄增长，其内容与成人妄想相似。常见于年长儿童和少年精神分裂症。

（1）关系妄想（delusion of reference）：认为别人一举一动都与其有关。如老师同学都在注视他，别人的谈话是含沙射影地议论他，咳嗽、吐痰等日常举动也是刻意针对他的。

（2）迫害妄想（delusion of persecution）：怀疑有人通过种种方法对其进行迫害。如认为有人在他的食物中放毒，或用其他方式暗害他。

（3）罪恶妄想（delusion of guilt）：指毫无依据地认为自己犯了不可饶恕的罪过，或是将以往自己的一些小缺点看成是很大的错误,并因而情绪低沉,甚至出现自杀意念、企图或行为。也常见于抑郁症。

（4）非血统妄想（delusion of non-pedigree）：坚信父母不是自己的亲生父母,怀疑父母企图要害死自己,对他们产生敌对情绪。

（5）疑病妄想（hypochondriacal delusion）：毫无根据地坚信自己患了某种严重的躯体疾病,虽然医学检查无异常发现或医师劝说仍不能纠正其病态信念。也见于抑郁症等。

（6）影响妄想（delusion of control）：患者认为自己的精神活动（思维、情感、意志、行为等）均受外力的干扰、控制、支配、操纵,或认为有外力刺激自己的躯体,产生了种种不舒服的感觉。如果这个控制的力量归于某种物理仪器所致,又称物理影响妄想。

（7）病理性幻想症状群：指完全沉溺于幻想中,一切行为受这些离奇荒谬的幻想所支配,不能区分真实与想象,患者自己成为幻想中的一个角色,满足于幻想生活,对周围事物不关心,孤僻退缩,不参加正常的社会活动。而正常儿童的幻想是与周围现实世界紧密联系的,能够将真实与想象区别开来。例如,一名7岁女孩,整天不与别人交往,幻想一位精灵与她玩耍,并且自己长着一对翅膀可以到处飞动,经常一个人自得其乐地在房间内做盘旋状来回跑动。从病理性幻想可逐渐发展为病理性妄想以至妄想。

四、运动和行为障碍

运动和行为障碍是儿童少年精神障碍的常见症状,且往往是首发的、突出的症状,也是最容易被家长和教师发现的症状。

（一）木僵（stupor）

表现为显著的运动性抑制,表现肌肉紧张、全身僵直不动;不语、不食;表情呆板,口内积满唾液、不咽不吐;小便潴留和便秘;可伴有违拗及其他自主神经功能障碍。常与紧张性兴奋交替出现。见于精神分裂症、重度抑郁症、应激相关障碍、各种代谢异常、中毒所致精神障碍、脑器质性病变等。

（二）退缩行为（withdrawal）

表现为过分胆怯、孤独、退缩,不敢到陌生环境中去,也不与其他小朋友玩耍,造成适应环境困难,多见于4~6岁儿童。一般认为退缩行为与遗传素质、教育方式不当及长期精神压力有关。但精神分裂症早期和孤独症也可出现。

（三）活动过多（hyperactivity）

表现为活动过度,过于兴奋、不安,动作明显增多。儿童在发育阶段许多因素均可引起,如脑器质性损伤、先天缺陷、精神病、药源性以及注意缺陷与多动障碍等。

（四）紧张性兴奋（catatonic excitement）

表现为急起的兴奋、重复动作、行为紊乱、冲动、攻击及破坏行为等,语言单调、不连贯,可伴有模仿语言和动作。往往伴有意识障碍,或与木僵交替出现。常见于精神分裂症、癫痫精神运动性发作、脑外伤所致精神障碍等。

（五）作态（mannerism）

表现为愚蠢幼稚的动作和姿势,使人感觉好像是故意装出来似的。提示某些特殊意义或目的,但别人难以理解。多见于广泛性发育障碍、精神分裂症。

（六）自伤行为（self-harm）

指持续、反复地对自己身体进行伤害,如撞头、咬自己、挖破自己的皮肤、把异物放入自身尿道或阴道等,造成肉体痛苦感,难以接受教育和劝阻。见于遗传性高尿酸血症、脑炎后遗症、Lesch-Nyhan综合征（又称自毁综合征,是一种特殊的伴X染色体隐性遗传病）、儿童孤独症、重度精神发育迟滞、发声与多种运动联合抽动障碍、精神分裂症和抑郁症等。另外需注意个别儿童少年可能是为了引起关注而出现非致死性自伤行为（non-fatal deliberate self-harm）。

（七）攻击性行为（aggression）

指患者采用身体、言语的方式攻击他人。常见于品行障碍或性格偏异、癫痫及精神分裂症。

（八）强迫动作（compulsions）

指一些重复、刻板的动作，自己认识到是不必要的且毫无意义，但不能克制，不得不反复出现，造成自身痛苦。常见于强迫障碍、精神分裂症早期和发声与多种运动联合抽动障碍。

（九）抽动（tics）

指一种不自主的、快速的、无目的、重复的肌肉收缩现象，如眨眼、皱额、挤眉、努嘴、摇头、伸脖、耸肩等动作。常见于发声与多种运动联合抽动障碍。也见于药源性如中枢兴奋剂及抗精神病药物。

（十）运动控制失调

表现为运动不协调、动作技能差，尤其精细动作时显示笨拙或完成困难，神经系统查体可有"软体征"出现。见于中枢神经系统成熟延迟，如学习能力障碍、儿童多动症和精神发育迟滞。

（十一）脑器质性精神障碍的异常运动

各种原因引起的脑器质性精神障碍可表现为多种多样的异常运动，同时可伴有其他精神症状。常见形式有：发作性点头、鞠躬或伴有尖叫，见于婴儿痉挛症；舞蹈-指划样动作，见于锥体外系病变，如风湿性脑病、肝豆状核变性；全身肌张力低下，不能抬头、坐立，见于小舞蹈病、松软综合征；肌张力增高，剪刀样步态，见于脑性瘫痪；肢体运动及平衡失调，见于小脑病变、遗传性共济失调、中毒性脑病等。具有上述异常征象的患者，大多伴不同程度的智力障碍。

五、注意和记忆障碍

（一）注意障碍

可表现为注意力不集中、注意涣散、随境转移、注意力短暂和注意范围狭窄。见于儿童各种精神障碍等。

（二）记忆障碍

记忆是人类重要的心理活动，是经历、体验或感知的事件在大脑中的反映。记忆障碍以记忆力下降多见，癫痫以及精神分裂症常有记忆减退。

六、智力障碍

智力（intelligence）也称智能，指一个人具有的认识客观事物并运用知识解决实际问题的能力。智力障碍指智力明显落后于同龄正常儿童智力水平，同时伴有适应能力的缺陷。精神发育迟滞、儿童孤独症等常有不同程度的智力障碍。

七、意识障碍

意识是大脑的功能活动，使个体能清晰地认识周围环境和自我，并做出适当的反应。儿童在严重的全身疾病、代谢障碍、中枢神经系统感染、颅脑外伤或脑瘤等器质性疾病时都可能产生不同程度的意识障碍。

（一）梦样状态（dreamlike state）

指意识水平降低，对外界刺激的阈值提高，定向力障碍，似梦境的体验，举止行为往往具有患者日常活动的特征。多见于慢性传染病、风湿性感染、结核性脑膜炎、中毒，也可见于精神分裂症。

（二）朦胧状态（twilight state）

表现为意识清晰度降低，意识范围狭窄，患者似乎还能进行有目的的动作，但对周围事物不能正确感知判断，可有错觉、幻视，持续时间短，意识恢复后不能回忆。可见于夜惊、睡行症、癫痫性意识障碍等。

（三）谵妄（delirium）

表现意识水平下降,刺激阈值升高,有定向力和记忆障碍,伴有错觉、幻觉、情绪和行为改变,往往表现出不协调的精神运动性兴奋,持续时间短。儿童在谵妄之前,常表现出情感脆弱、胆怯、焦虑、错觉,称之为谵妄前状态。常见于感染、中毒以及代谢障碍。

（四）昏迷（coma）

指意识完全丧失,对外界任何刺激均无反应。瞳孔对光反射消失,神经系统病理反射阳性。常见于中枢神经系统或躯体严重疾病的危重时期。

第三节　精神症状检查

一、精神检查的意义

精神检查（psychiatric examination）主要通过医生同患者接触和谈话,密切观察并如实反映,以及临床的实践经验来实现。与病史采集一样是提供诊断依据的重要步骤之一。它是一项技术性较强的工作,精神检查成功与否对于确定诊断非常重要,医生应耐心、亲切、同情地对待患者,与之建立合作的关系,从而得到临床上的第一手资料。很多研究报道,在与儿童个别交谈中可以发现比父母反映多得多的情绪问题。一般大于7岁的儿童可以清楚地叙述他个人认为的"不幸遭遇"。

二、精神检查的方法

分为直接检查和间接检查。

（一）直接检查又分为直接交谈和观察

1. 直接交谈　采用与患者面对面谈话交流的方法。这是最主要的检查方法。交谈的内容和提问策略应根据受试者的类型和想获取的信息种类而形成。

（1）自由交谈式:访谈者与被访谈者自由谈话,无固定程序。

（2）半定式问题方式:检查者事先列出要探讨的问题,就儿童功能的不同方面来提问,包括儿童的活动和兴趣、学校和社会功能以及家庭关系等。在访谈中仍保持开放的方式,围绕密切相关的问题提问,鼓励被检查者表达他们自己关于具体话题的看法、观点和感受。

（3）定式访谈:有一系列标准化的问题和探测问题,它们聚焦于诊断的具体问题。一些定式诊断访谈已被发展用来进行研究和心理健康评估,如美国心理健康协会儿童诊断访谈进程表-第四版。

2. 直接观察　在与患者直接交谈的同时,留意患者的语言、认知水平、情绪、社会行为及运动异常等表现。

（二）间接检查

主要是观察的方法。

1. 检查者在与患者一道活动中观察　如游戏、体育活动、手工劳动、陪同散步等时,或在日常生活不同的场合、不同的时间侧面观察他们的表情、行为动作、对周围事物的兴趣和注意力及言语表达能力、与别人交往的情况等,观察有否精神活动异常的表现。

2. 在患者不知情的自然状态下观察　有意识地安排一定的环境或在安有单向玻璃镜的行为观察室内自然活动情况下,进行观察或录像,而后加以分析研究。

3. 其他

（1）通过患者的书写物、绘画、手工作品等资料间接了解病情。

（2）各种精神科量表与心理测验:可以广义地将测验过程的观察与结果作为间接检查的一部分。

知识框 2-1　儿童少年各发展阶段的访谈策略

时期	可使用的策略	不能使用的方式
幼儿期 （3~5岁）	和儿童坐在一样的高度（如坐在地板的小垫子上或小椅子上）； 问题短、简洁； 对具体、熟悉的环境使用开放性问题； 使用玩具、道具和手工制品； 使用儿童的词语和短语； 使用人名而不是代词； 使用物品来鼓励儿童多讲话； 允许儿童有充足的时间反馈。	不要试图控制整个访谈； 避免复杂的短语或句子； 避免只能用"是"或"否"来回答问题； 不要一个问题紧接着一个问题的提问。
学龄期 （6~11岁）	花时间建立良好的关系； 注意倾听； 重述感觉； 谈话以儿童为中心； 使用开放性的问题； 有时可提供多种供选择的答案； 谈论熟悉的环境和活动； 使用背景线索（如一些图片或言语）； 如果儿童没有理解或给予反馈时，改述或简化问题； 直接要求转向新话题或任务。	避免评论性的言论； 避免太多的现实问题； 避免太多直接问题； 避免持续的眼神接触； 避免抽象问题； 避免使用明显的"对"或"错"的问题； 避免带修辞色彩的问题； 避免有动机的"为什么"问题。
青春期 （12~18岁）	要意识到保密原则的局限性； 表现尊重； 倾听少年的观点和感受； 对情绪的不稳定有所准备； 为问题解决提供其他的选择； 追踪任何和自杀危机有关的迹象。	避免使用心理学词语； 避免只根据成人的标准进行评判。

参考读物：

McConaughy SH. 儿童青少年临床访谈技术—从评估到干预. 徐洁译. 北京：中国轻工业出版社,2008.

三、精神检查的注意事项

（一）检查环境

在比较安静的环境中进行,家属与亲友不宜在场。环境应通风好,温度适宜。

（二）检查时间

每次检查时间不宜过长,尤其是年龄较小的患者。

（三）做好记录

应随时做好记录,以确保内容的真实和完整。

（四）注意与患者交谈时的态度

医师同情、亲切、真诚的态度等，均使儿童感到安定、可信。

（五）必要时可采用一些特殊的技巧

游戏的技术常常是与儿童沟通的良好手段。在与年幼儿童游戏时，可观察并与之交流游戏，从而了解其认知活动、情感和意志行为等有无异常。

（六）交谈方式要灵活

采用观察与交谈方法相结合的原则，儿童在不同的社会情景中，比如在诊室这一新环境中，其行为表现可能与平常有所不同，其父母在场或单独与儿童交谈时，情况也不完全一样。因此要根据患者的年龄、性别、个性、病情和检查当时的心理状态，采取灵活的谈话方式以取得最好的效果。比如：

1. 年龄较大儿童　面对面地交谈可以得到十分重要的资料，因为儿童本人才是真实情况的提供者。如果儿童有某些反社会的、与性相关的心理或行为，当还未造成严重的违纪违法行为时，父母或老师常不了解这方面的情况。还有的儿童由于害怕父母的干涉，常刻意不让父母知道。只有当医师有意识地与之倾心交谈时这些才有可能暴露出来。同时还可以边交谈边观察。

2. 年龄较小儿童　比较难以访谈。由于受到言语和认知功能的限制，处于学龄前期儿童只能关注物体或情境的一个方面，很难区分外表和真实之间的区别。玩具和卡通有助于促进这类儿童的访谈。最好是问他们更具体的问题，比如发生了什么，自己的感受怎么样。但要意识到，年龄较小儿童用言语描述内心感受比较困难，所以观察法对于年幼孩子更适用。

3. 不合作患者　主要采用观察法。充分观察患者在诊室内及候诊时的表现，观察他们的表情、动作行为、自发言语及意识状态等。有些儿童经初步诊断后，可给予相应的心理和（或）药物治疗，等病情好转后，再追踪进行直接检查。

四、儿童少年合作患者的精神检查提纲

（一）一般表现

1. 意识状况　意识是否清晰，有无嗜睡、昏睡、昏迷，时间、地点、人物定向能力如何。

2. 一般情况　生长发育与年龄是否相符，衣饰与年龄、性别是否相符，有无过分修饰、打扮或衣着污秽。在候诊室或病房里的表现，生活自理水平与年龄是否相称，与医师接触交谈是合作还是过分羞涩、紧张、违拗、哭闹。有无伤人、自伤、攻击行为。

（二）认知活动

1. 知觉障碍

（1）错觉：种类、性质、出现时间及频度。

（2）幻觉：种类、性质、出现时间及频度。

（3）感知综合障碍：种类、性质、出现时间及频度。

2. 注意力　集中还是涣散，持久还是短暂，以及注意的广度等。

3. 记忆力　远记忆、近记忆及保持力。

4. 语言及思维

（1）言语：语音、语调、语速、语量是否适中，流畅性，有无语言杂拌。

（2）理解和（或）表达语言有无困难。

（3）用姿势、手势或眼神表达自己语言的能力如何。

（4）思维障碍：包括思维形式障碍，如思维迟缓、思维贫乏、思维奔逸或思维破裂等。思维内容障碍，如各种妄想等。

（5）智力：应结合年龄及文化背景考虑，如对一般常识的了解、理解判断力、计算力等。

（三）情感活动

1. 情感的性质　是适度，还是抑郁、淡漠、焦虑、紧张、恐惧、愤怒、憎恨、易激惹、高扬、欣快或

幼稚。

2. 情感的协调性 情感与内心体验及外界环境是否协调。

3. 情感的稳定性 有无病理激情、哭笑无常或变化莫测。

（四）意志与行为

1. 动作与意志活动 有无动作增多或减少，有无兴奋或抑制。如有，应了解其是否协调；意志增强或减退；有无本能（食、性意向）活动的亢进或减弱。

2. 自主运动 有无不自主运动。如有，注明性质、部位及频度。

3. 刻板动作与强迫动作 有无刻板动作、强迫动作。

（五）自知力（insight）

指患者对自己疾病的认识和态度，分为有完整自知力、部分自知力及无自知力三类。需注意年龄、心理发育水平等因素的影响。

第四节 精神症状评估量表

一、概　　述

量表是指根据研究目的设计一系列检查项目，按一定顺序进行检查或询问，根据规定的标准，将所得资料用数字表示的一种检查工具。完整量表包括名称、指导语、症状条目及其操作定义、评分方法及结果解释等主要内容。

（一）量表的优点

1. 相对客观 使用量表有统一评分标准，使医生个人评判的主观性减少。

2. 方便收集 量表由父母或老师根据儿童的表现填写，易于获得。

3. 便于统计 由于将资料数量化，特别便于计算机统计分析。

4. 便于交流 由于观察者有共同的评估标准，可以在不同评定者之间相互比较和交流。

5. 经济、省时 量表多采用纸、笔填写方式，经济且花时不多，适合大规模的流行学调查和临床评估。

（二）量表的局限性

1. 结果判断具有一定的主观性 受记录者文化程度等个人因素的影响，使之对条目的判断可能比较片面、主观。

2. 横断面评估 不能纵向说明症状的起源、发展及背景差异。

3. 症状有遗漏 受既定条目限制，可能漏掉重要的少见症状。

4. 评分方式缺乏个性化 采用固定的评分方式，方法机械，不能区分主次，不能突出患者的个别特性。

5. 加权问题 在临床实践中，有的儿童问题的条目数不太多，但性质严重，如为医师看病可能诊断为有问题，而单用量表则可能总分并不高而被漏诊。

总之，量表不能代替临床观察。只有将量表与临床工作相结合，才能得到确切的诊断及可靠的科研资料。

二、父母评定量表

这是对儿童行为评估方法中使用最广的一种。

（一）Achenbach 儿童行为量表（Children Behaviour Checklist, CBCL）

Achenbach 和 Edelbrock 共编制了三套量表，分别由父母、教师填写和少年自评（youth self-report, YSR）。父母用量表（CBCL）使用最广，适用于 4～16 岁少年儿童。

1. 内容　分为一般项目、社会能力、行为问题三部分。其中行为问题包括 113 项,是量表主要部分,要求父母根据儿童最近半年内表现填写。

2. 特点　该量表内容较全面,信度、效度较高。其缺点是内容太多,评分方法较复杂,不经专门训练不易掌握。

（二）Rutter 儿童行为问卷（Rutter Behaviour Questionnaire for Children）

由英国著名儿童精神病学家 Rutter（1968）设计使用的儿童行为筛查量表,有父母用及教师用两种。记录过去 12 个月内的儿童行为表现。

1. 内容　家长表较为详细,共 31 项,包括健康问题 8 项,习惯问题 5 项,行为问题 18 项。对每项问题都以 0、1、2 三级记分,"无此项行为者"为 0,"偶有"为 1,"经常出现者"为 2。

2. 特点　内容简便,易于掌握,我国已有引进,并有研究报道。

（三）Conners 父母症状问卷（Conners Parent Symptom Questionnaire, PSQ）

本问卷由 Conners（1969）制定,是美国最常用量表之一,适用于 3 ~ 17 岁儿童。主要用于评估儿童行为问题,特别是多动性障碍。

1. 内容　目前最常用的有 48 项条目（1978）,按 4 级评分,"没有"为 0 分;"偶尔出现"为 1 分;"经常出现"为 2 分;"非常多"为 3 分。经因子分析,得到五个因子:品行问题、学习问题、心身问题、冲动-多动、焦虑。

2. 特点　本量表项目数适中,父母仅需 5 ~ 10 分钟即可完成。主要用于多动性障碍的评估,也可用于协助评估中枢兴奋剂及行为矫正等对多动性障碍的疗效。

三、教师评定量表

教师评估儿童行为较家长可靠,因为教师接触的儿童多,能够相对更客观地评定、比较儿童行为。因此,教师评定量表在筛查中更有价值。

（一）Conners 教师用量表（Conners Teacher Rating Scale, TRS）

这是 20 世纪 60 年代由 Conners（1969,1973）发展起来的量表,主要用于筛查多动性障碍,有繁、简两式。

1. 内容　1969 年版包含 39 个项目的行为症状,由三大部分内容组成。其中在集体活动中表现占 8 项,在教室里表现占 21 项,有多动症倾向表现占 10 项。用四级记分,"无此问题"记 0 分,"偶有"记 1 分,"常有"记 2 分,"非常多"记 3 分。总分在 70 ~ 90 分时有价值,提示需进一步检查。

2. 特点　TRS 作为品行障碍及多动症的一项迅速筛查工具十分有用,但对评估内化性问题、神经症、抑郁和焦虑症状无特殊作用。在评价治疗效果方面有很大价值,仅需 5 ~ 10 分钟即可完成,老师使用十分便捷。简明症状问卷仅 10 项,用于筛查多动性障碍及追踪治疗更为简捷。

（二）Rutter 教师量表（Rutter Teacher Rating Scale）

由英国儿童精神病学家 Rutter 编制,适用于学龄期儿童,在英国应用较多。要求记得过去 12 个月内的儿童行为表现。

1. 内容　包括 26 项行为问题,分为 N 行为及 A 行为两大类,按 0 ~ 2 三级记分。

2. 特点　Rutter 量表条目简单、明确,所反映的问题仅两大类,即 N 行为（神经症性行为,相当于内化性障碍）及 A 行为（反社会行为,相当于外化性障碍）,较为简便,在我国已有引进,能反映儿童的一般问题。

四、儿童自评量表

大多数儿童自评量表是仿照成人量表编制而来,适用于较大儿童。一般只反映单个障碍,例如抑郁、焦虑等。

（一）儿童抑郁障碍自评量表（the Self-rating Scale for Depressive Disorder in Childhood）

该量表由 Birleson（1981）根据 Feighner 成人抑郁症诊断标准而制定，适用于 7～13 岁儿童，用于儿童抑郁症的评估。

1. 内容　共 18 个条目，按"经常有、有时有、没有"三级评分，分别记分为 2、1、0。

2. 特点　本量表简单，费时不多，可用于门诊及住院抑郁症儿童。可作为辅助诊断手段，也可以作为追踪疗效的工具，还可用以筛查有抑郁症危险的儿童。

（二）儿童社交焦虑量表（Social Anxiety Scale for Children，SASC）

由 La Greca 等（1988）编制，主要用于评价儿童社交障碍。

1. 内容　本量表共 10 条，包含两大因子：其一为害怕否定因子（fear of negative）；其二为社交回避及苦恼因子。按三级评分，"从无"记 0 分；"有时有"记 1 分；"一直有"记 2 分。由儿童自己评定。

2. 特点　本量表为一较新的用于评价儿童社交障碍的量表，包括害怕否定、社交回避症状及伴随的焦虑症状，其信度及效度均较满意。

（三）Achenbach 青少年自评量表（Youth Self Report，YSR）

YSR 适用于 11～18 岁青少年，为其行为和情绪问题自我报告形式，可与 CBCL 配套使用。主要测试情绪和行为问题，国内郭兰婷等探讨了青少年自评量表（YSR）与儿童行为量表（CBCL）在青少年学生中的相关性，发现 YSR、CBCL 与 Beck 抑郁问卷（BDI）总分相关。成都等地区还建立了该量表的常模。

五、专业人员评定量表

这一类量表多由医师、护士或其他经过训练的专业人员填写。症状条目严格定义，检查者需要一定的专业知识。必须经过专业训练，在一致性方面达到标准后才能使用。优点是准确性较高，可以排除家长、老师本人的看法所造成的偏差。

（一）学前儿童焦虑观察量表（Preschool Observation Scale of Anxiety，POSA）

由 Glennen 及 Weisz（1978）制定，共 30 个项目，安排了儿童一些特殊焦虑行为，如咬指甲、视线回避、姿势僵硬、不回答问题等。

POSA 用于直接观察儿童在环境中所发生的行为动作。可在自然环境中，也可在模拟环境中观察。通过观察，可得知儿童焦虑行为的早期表现和显著症状。评定时需结合病史、检查及观察情况，并与其他行为评定量表结合使用，更能反映儿童的问题。

（二）儿童抑郁评定量表（Children's Depression Rating Scale，CDRS）

由 Poznanski 等（1979）制定，是模仿成人的 Hamilton 抑郁量表而制定的。应用于 6～12 岁儿童。这个量表包括情绪、躯体诉述、自觉症状及行为症状，用来检测当时的抑郁状态及严重程度，但它并不提供抑郁与其他疾病的鉴别诊断的内容。

这个量表有 16 个项目，每一项目都有严格的描述，每个项目都被严格的限定在 3～8 点的描述，可以选择一个最合适患者情况的分数。这些描述把疾病从轻到重作了安排，属于哪一个数目的分数，完全取决于疾病的严重程度。

（三）儿童大体评定量表（Children's Global Assessment Scale，CGAS）

由 Shaffer（1983）根据成人大体评定量表（GAS）改编而来，适用于 4～16 岁儿童。主要用于评价儿童精神障碍的严重程度，由临床医师评定儿童最近一个月内的表现。适用于住院及门诊患者疗效评定及病情变化追踪。

综上所述，量表是一种有效的、从多方面评定儿童行为的有用评估工具，但必须结合病史及临床检查综合评定，才能得出确切的结论。同时也要防止一哄而上，不加分析地滥用量表。

第五节　心理学和神经心理学测验

心理测验通过问卷、答题和操作等方式来测查儿童的心理或行为特征,有利于诊断、疗效评估和指导康复等。此外,由于心理测验具有标准化、结果数量化等特点,测验结果相对客观,便于比较,对于临床和科研是非常重要的。其中神经心理测验有利于对各种精神障碍的认知功能进行评定。

一、常用心理测验方法

(一)贝利婴幼儿发育量表(Bayley Scales of Infant Development,BSID)

1. 目的　用于2个月至2岁半儿童智力发育水平的评估,确定儿童发育偏离正常水平的程度。

2. 内容　由三个部分组成:心理量表;运动量表;婴幼儿行为记录。

3. 特点　优点是评估幼儿智力发育水平相对较全面精确,缺陷是方法较复杂,需专业培训,适用年龄范围小,只能用于2岁半以前的儿童。

(二)丹佛发育筛查测验(Denver Developmental Screening Test,DDST)

1. 目的　该测验旨在早期发现儿童(2个月~6岁)的智力发育的问题,例如是否有精神发育迟滞。

2. 内容　由105项检查或问题条目组成,测查如下四个方面的行为或能力:

(1)精细运动适应:测查儿童眼手协调等运动能力,如拾物。

(2)粗大运动:测查儿童坐立、行走和跳跃等能力。

(3)言语:测查儿童的言语接收和表达能力,如理解大人解释,用言语表达自己要求。

(4)个人社会技能:测查人际关系和自我帮助行为,如与大人逗笑,找东西。

3. 特点　为个别实施的测验,需要时间短(10分钟至半个小时),评分和解释方便,容易掌握。适合于一般医务人员和保健工作者作为精神发育迟滞的筛查工具。

(三)斯坦福-比奈智力量表(Stanford-Binet Intelligence Scale)

1. 目的　评价2岁幼儿到成人的一般智力水平,作为诊断智力低下的重要方法之一。

2. 内容　该量表经多次修订,现常用1972年原版、1986修订版。我国北大吴天敏1979年修订过原版。由4个分量表,共15个分测验组成。4个分量表为:言语推理;抽象/视觉推理;数理推理;短时记忆。

该量表每一年龄段设一组难度相近的测验项目,通常每组为6个项目。这些问题涉及儿童的运动、词汇、空间知觉、思维记忆等能力,年龄越大则测验项目难度越大。2岁至5岁以每半岁为一年龄段,5岁以后每岁为一年龄段。

3. 特点　适用年龄范围较广,从幼年一直到成年。测验项目排列灵活,较易引起儿童的兴趣和动机,相对韦氏智力测验时间较短。

(四)瑞文渐进模型测验(Raven's Progressive Matrices)

1. 目的　测定人的非言语智力。

2. 内容　由一系列图案条目组成,每个图案都缺失了一部分,要求受试者从几个备选的补充,图案中选出所缺失部分,从面测了空间知觉,发现图案排列组合规律和概念形成及推理的能力。此测验从易到难有三个水平的版本:彩图渐进模型(适用于5~11岁儿童和智力水平较低者)、标准渐进模型(适用于6岁以上一般人群)和高级模型(适用于标准渐进模型测验高分者和智力水平高者)。

3. 特点　因素分析表明此测验主要负荷了一般智力因素,可作为一般智力水平和空间知觉等有关能力的评估工具,还具有费时短,受语言因素影响小的特点,但其不适于进行不同能力差异或智力结构特点分析。

(五)韦氏儿童智力量表(Wechsler Intelligence Scale for Children,WISC)和**韦氏学前儿童智力量表**(Wechsler Preschool and Primary Scale of Intelligence,WPPSI)

1. 目的　WPPSI适用于4~6岁幼儿,WSIC适用于6~16岁儿童。是智力评估和智力低下诊断的重要方法之一。主要测查一般智力水平、言语智力水平、操作智力水平和各种具体能力,如知识、计算、记忆、抽象思维等。

2. 内容 包括两个分量表及 12 个分测验。

（1）言语分量表（Verbal Scale）：包括常识测验（information），测查一般知识、兴趣及长时记忆等能力；领悟测验（comprehension），测查受试者的判断和社会适应能力；算术测验（arithmetic），测查心算、注意力和短时记忆能力；相似性测验（similarities），测查抽象概括等能力；数字广度测验（digit span），测查注意力和短时记忆力；词汇测验（vocabulary），测查词汇、言语表达和长时记忆等能力。

（2）操作分量表（Performance Scale）：包括数字符号测验（digit symbol），测查注意力、短时记忆力、眼手协调运动和思维灵活性等能力；图画填充测验（picture completion），测查知觉和视觉空间组织等能力；木块图测验（block design），测查空间关系、空间结构和视-运动协调能力；图片排列测验（picture arrangement），测查部分与整体和逻辑联想等能力；物体拼凑测验（object assemble），测查想象力、利用线索能力和眼手协调能力；迷津测验（mazing test），测查空间知觉、计划和眼手协调等能力。此为备选测验。

WPPSI 的结构与 WISC 相同，包括两个分量表和 12 个分测验，且大部分分测验内容相似，仅难度不同而已。故对 WPPSI 的了解可参考 WISC。

3. 评分与结果 将各分测验得分累加得粗分，将分测验粗分转换为量表分，进一步将量表分相加后查表可得言语智商（VIQ）、操作智商（PIQ）和总智商（FIQ）。FIQ 为受试者总智力的估计值；VIQ 和 PIQ 为受试者言语能力和操作能力的估计值。分测验量表分反映了受试者各方面的能力。一般人群量表得分范围在 7~13 之间，平均数 10 分，标准差为 1.5，而智商的平均范围在 85~115 分之间，平均数 100 分，标准差为 15，115 分以上为高于平均智力，70 分以下则考虑为智力低下。

4. 特点 测验涉及智力的不同方面，可用以进行多层次能力差异和特征比较。个体年龄、教育和职业等因素对测验成绩都有较大影响。因素分析结果表明，言语分量表中有受右半球功能影响的测验，如算术测验和数字广度测验；在操作分量表中也有受其他因素影响的测验。而在解释智商改变和言语分与操作分差异的意义时，需综合上述因素和其他测验结果考虑。该测验结果相对较精确，适合临床应用。但费时较长（2 小时左右），分析解释也比较复杂，需要专业人员培训才能掌握此法。

（六）艾森克人格量表（Eysenk Personality Questionnaire，EPQ）儿童版

1. 目的 检测 8 岁以上儿童的人格特征。

2. 内容 由 3 个人格维度和一个效度量表组成。具体为：

（1）内-外倾（E）维度：反映内外向人格倾向。

（2）神经质（N）维度：反映情绪稳定性如何。

（3）精神质（P）维度：反映某些与常人不同的心理与行为特征。

（4）掩饰（L）维度：反映掩饰自己内心真实感受与观点的特征。

3. 特点 为自评量表，条目较少，易于填写，省时，评分简单，但提供信息量少。

（七）HR 儿童神经心理成套测验（Halstead-Reitan Neuropsychological Battery for Children）

1. 目的 由 Halstead 编制，由 Reitan 加以发展而成。用于测查包括感知觉、运动、注意力、记忆力、抽象思维能力和言语功能等多方面心理功能或能力状况。

2. 内容 由 10 个分测验组成：范畴测验（the category test）、触摸操作测验（the tactual performance test）、节律测验（the rhythm test）、手指敲击测验（the finger tapping test）、Halstead-Wepman 失语甄别测验（Halstead-Wepman aphasia screening test）、语声知觉测验（the speech-sounds perception test）、侧性优势检查（the test of lateral dominance）、握力测验（mea of grip strenth）、连线测验（trail making test）和感知觉障碍检查（tests of sensor-perceptual disturbances）。

3. 特点 可以评估儿童神经心理功能水平。还通过左右两侧大脑学习成绩的差异和某些测验间的差异比较，进行脑损伤的定位分析。优点是可以反映大脑多方面的功能，从比较简单的感知、运动到复杂的记忆和思维，测验标准化，结果数量化。在临床上常将 HR 测验与韦氏智力量表结合应用，评估更全面和准确。但重点不突出且耗时较长。

二、选用心理测验的基本原则

（一）目的明确

根据临床使用目的选择测验。

（二）信度和效度

所选测验应具有较好的信度和效度，它们是反映测验是否稳定可信、是否能检测出所要了解问题的重要指标。

（三）临床应用

选用公认的、应用广泛的测验。所选测验应有常模，或正常对照标准，供临床比较用。

（四）使用者经验

使用者对该测验的应用有一定了解或经验。

三、测验结果分析的基本步骤

虽然不同测验得到的结果或指标不尽一致，具体问题需要具体分析，但在分析中也有一些共性的方面。以下是结果分析的基本步骤：

（一）分析总体水平（总量表分）

对于某些没有总分的测验，如 HR 神经心理成套测验等，可综合分析偏离常态的测验（项目）数多少，从而得到总体印象。

（二）分析分量表和分测验成绩

在了解受试者总体情况后，有必要深入分析具体问题。

（三）分析测验过程中对具体项目应答特点和结果

以上分析都是针对分数进行的，但是受试者的某些特点是分数无法反映的，因此必须了解和分析其在测验过程中的行为特征、应答特点等结果。比如某儿童特别急躁和紧张，过分追求速度，每个项目都提前完成，没仔细思考，而影响了质量。虽然测验的分数较差，但他的实际智力能力并不很差，而是由于心理因素影响了发挥。

按照上述的分析内容和分析方法，可以写出基本的测验报告和解释。但必须指出，各种分析方法都需要分析者的知识和经验。

四、结果分析的基本内容

（一）与常模比较

心理测验的特点之一就是提供了测验分数，但是分数要与常模或正常标准比较才有意义。常模指标通常有：均数和标准差、标准分、百分位数、划界分。

均数提供了平均水平指标，标准差提供了变异指标。在常态分布情况下，大部分人的分数都落在均数加减 1.5 个标准差的范围内。因此，我们可以根据受试者的分数偏离均数的范围判断他的分数是否正常。百分位数是一个通俗的指标，一般将分数高的排列在上，低的排列在下，计算出常模样本分数的百分位范围。标准分是心理测验最常用指标之一，包括 Z 分、T 分和智商等，其在心理测验中的重要意义在于可将单位不同的测验分数转换成相同单位，从而可以相互比较。划界分即划分正常与异常的分数，可由多种方法得到，通常根据均数和标准差算出。

（二）分数差异分析

心理测验得到的分数常不止一个而是多个，分析这些测验分数间的差异，即差异特点的分析比较，有助于发现问题。例如将韦氏智力量表中言语测验与操作测验比较，差异 15 分以上常表明言语能力和操作能力不平衡，提示大脑左右半球功能有差异。

（三）分析受试者在测验过程中表现出的行为特征

1. 与施测者的关系　是信任、合作，或是胆怯、依赖或反抗。

2. 对测验的态度 是有兴趣、积极参与、认真努力,或者漫不经心、勉强应付。

3. 测验过程中的反应 是否紧张;遇到困难时是坚持还是放弃;对错误是积极改正还是固执地强调自己的理由,或是对纠正错误力不从心;回答或解决问题是深思熟虑还是不假思索等。

以上资料对于判断结果的真实性、可靠性和准确性很重要。

(四)分析有关背景情况

包括受试者的性别、年龄、既往史、个人史、家庭背景、经济状况、父母教育水平和当前的主要问题(包括神经或精神疾病的诊断与治疗情况)等,这些资料对于测验结果的解释起着重要的作用。

(五)观察和利用定性指标

在测验过程中,患者可能表现出某些分数无法反映出的特征性指标。如有两个患者在韦氏智力量表中算术分测验得分相同,但他们在测验中的表现不同,一个患者能完成简单问题,但在计算过程中要数手指。另一个患者心算简单问题毫无困难,但遇到复杂问题时便失败,因为他记不住问题中的条件。虽然这两人分数相同,但前者有心算困难,而后者有记忆障碍。这些行为特征是分数不能反映的,需要注意观察并在分析结果时加以利用。

五、应用心理测验的有关问题

(一)影响心理测验的因素

1. 施测者与受试者的关系 心理测验结果是否可信、有效,除了测验工具本身的因素外,关键在于取得受试者的信任和合作。如果受试者不尽全力,或者不真实反映自己情况,则会使测验结果与实际不符,就可能导致得出错误的评估和诊断。

2. 施测者的水平和经验 心理测验只是个工具,影响其作用发挥好坏的一个重要因素是使用者的水平和经验。使用者若不熟悉有关知识,未经严格的一致性培训,实施过程不标准,且评分不正确,没有较好掌握分析和理解必备的知识与技术等,则心理测验便不能提供有用的帮助。

3. 受试者或其父母教育程度、职业和社会经济等因素的影响 测验成绩的高低有时受其教育程度和职业等因素影响,并不完全反映大脑的功能。通常受教育程度和职业层次高者,在能力测验上得分往往较高;低者则相反。

4. 情绪、动机与合作程度等因素的影响 测验通常以假定受试者是合作的标准化的方式进行,但在实际工作中,受试者并非都能合作或满足测验条件,在分析结果时应考虑。

(二)正确对待心理测验

心理测验是一种评估方法,可以从功能和行为的角度帮助了解患者的心理状态和行为特征并发现问题,为临床和科研提供相对客观、科学、标准化、数量化的资料。但心理测验并不是万能的。心理测验有不精确、不稳定和受多种因素影响等缺点和局限。因此,应该一分为二地看待心理学测验结果,结合个人史、体格检查、实验检查和其他方法提供的指标一起综合判断、分析,得出可靠的、合理的有助于诊断与评估儿童精神状况的结论。尤其注意:

1. 心理测验的分数 心理测验的一个特点是定量化,评估结果常用分数表示,如智力商数和记忆商数等。这些分数相对客观,可以比较。但是分数不能完全反映出某些行为特征或代替临床描述。因此,看测验分数时不应过分依靠分数,而需结合行为的定性观察。

2. 心理测验的个体差异性 正常样本与患病者样本在测验分数均值上虽可有明显差别,但因个体差异因素,实际应用中会有不少例外,如果根据测验成绩将正常人误判为患者或将患者误判为正常人的情况并不少见。

第六节 精神障碍分类与诊断

精神障碍的分类因诊断系统不同(如《美国精神疾病诊断与统计手册》《中国精神疾病分类与诊

断标准》)而有所不同。同一诊断系统又因出版的版次不同而有所修订。本教材主要介绍《国际疾病分类》和《美国精神疾病诊断与统计手册》系统。

一、世界卫生组织《国际疾病分类》

在1989年出版的《国际疾病分类》第10版(ICD-10)。ICD-10仍以第五章作为精神疾病分类,名为精神病和行为障碍,具体分为"临床描述和诊断指南"(1989年)和"研究用诊断标准"(1990年)两部分。前者为一般临床工作、教学等所用,有较大的实用价值。

ICD-10的编码一位数为病类(F0-9),两位数为病种(F00-F99),三位数为病型(F00.0-F98.9)。在ICD-10中,儿童和少年期精神和行为障碍(包括精神发育迟滞)列为F7~F9。具体如下:

F70~F79 精神发育迟滞

    F70 轻度精神发育迟滞

    F71 中度精神发育迟滞

    F72 重度精神发育迟滞

    F73 极重度精神发育迟滞

    F78 其他精神发育迟滞

    F79 未特定的精神发育迟滞

F80~F89 心理发育障碍

    F80 特定性言语和语言发育障碍

        F80.0 特定性言语构音障碍

        F80.1 表达性语言障碍

        F80.2 感受性语言障碍

        F80.3 伴发癫痫的获得性失语(Landau-Kleffner综合征)

        F80.8 其他言语和语言发育障碍

        F80.9 言语和语言发育障碍,未特定

    F81 特定性学校技能发育障碍总论

        F81.0 特定性阅读障碍

        F81.1 特定性拼写障碍

        F81.2 特定性计算技能障碍

        F81.3 混合性学校技能障碍

        F81.8 其他学校技能发育障碍

        F81.9 学校技能发育障碍,未特定

    F82 特定性运动功能发育障碍

    F83 混合性特定发育障碍

    F84 广泛性发育障碍

        F84.0 儿童孤独症

        F84.1 不典型孤独症

        F84.2 Rett综合征

        F84.3 其他童年瓦解性障碍

        F84.4 多动障碍伴发精神发育迟滞与刻板动作

        F84.5 Asperger综合征

        F84.8 其他广泛性发育障碍

        F84.9 广泛性发育障碍,未特定

    F88 其他心理发育障碍

F89　未特定性心理发育障碍

F90～F98　通常起病于童年和少年期行为与情绪障碍

F90　多动性障碍

F90.0　多动与注意障碍

F90.1　多动性品行障碍

F90.8　其他多动性障碍

F90.9　多动性障碍,未特定

F91　品行障碍

F91.0　局限于家庭的品行障碍

F91.1　未社会化的品行障碍

F91.2　社会化的品行障碍

F91.3　对立违抗性障碍

F91.8　其他品行障碍

F91.9　品行障碍,未特定

F92　品行与情绪混合性障碍

F92.0　抑郁与品行障碍

F92.8　其他品行与情绪混合性障碍

F92.9　品行与情绪混合性障碍,未特定

F93　特发于儿童期情绪障碍

F93.0　儿童分离焦虑障碍

F93.1　儿童恐怖性焦虑障碍

F93.2　儿童社交焦虑障碍

F93.3　同胞竞争障碍

F93.8　其他儿童期情绪障碍

F93.9　儿童期情绪障碍,未特定

F94　特发于儿童和少年期社会功能障碍

F94.0　选择性缄默症

F94.1　儿童反应性依恋障碍

F94.2　儿童脱抑制性依恋障碍

F94.8　儿童其他社会功能障碍

F94.9　儿童社会功能障碍,未特定

F95　抽动障碍

F95.0　短暂性抽动障碍

F95.1　慢性运动或发声抽动障碍

F95.2　发声与多种运动联合抽动障碍(Tourette 综合征)

F95.8　其他抽动障碍

F95.9　抽动障碍,未特定

F98　通常起病于儿童和少年期的其他行为和情绪障碍

F98.0　非器质性遗尿

F98.1　非器质性遗粪

F98.2　婴幼儿和儿童喂食障碍

F98.3　婴幼儿和儿童异食癖

F98.4　刻板性运动障碍

　　F98.5 口吃(结巴)

　　F98.6 言语急促杂乱

　　F98.8 其他特定性行为与情绪障碍

　　F98.9 未特定性行为与情绪障碍

F99 未特定精神障碍

二、美国精神疾病诊断与统计手册(DSM-5)

　　《美国精神疾病诊断与统计手册》第 5 版(DSM-5)由美国精神病学会于 2013 年 6 月推出,DSM-5 将精神障碍分为 22 类,考虑到儿童与成人精神障碍的连续性,DSM-5 取消了通常在婴儿、儿童、青少年首次诊断的障碍的这个类别,将许多疾病的诊断放在成人精神障碍中。

DSM-5 与儿童青少年有关障碍的目录

神经发育障碍(一)
　智力发展障碍
　　智力残疾(智力发育障碍)
　　整体发展迟缓
　　未特定的智力障碍
　交流性障碍
　　语言障碍
　　语音障碍
　　儿童期发病的流畅性障碍(口吃)
　　社会(应用)交流性障碍
　　未特定的交流性障碍
　孤独谱系障碍
　　孤独谱系障碍
　注意缺陷/多动障碍
　　注意缺陷/多动障碍
　　其他特定的注意缺陷/多动障碍
　　未特定的注意缺陷/多动障碍
　特殊学习障碍
　　特殊学习障碍
　运动障碍
　　发展性协调障碍
　　刻板性运动障碍
　　抽动障碍
　　　Tourette 综合征
　　　持久(慢性)运动或发声抽动障碍
　　　一过性抽动障碍
　　　其他特定的抽动障碍
　　　未特定的抽动障碍
　　其他神经发育障碍

　　其他特定的神经发育障碍
　　未特定的神经发育障碍
抑郁障碍(四)
　破坏性情绪失调障碍
焦虑障碍(五)
　分离焦虑障碍
　选择性缄默症
创伤和应激相关障碍(七)
　反应性依恋障碍
　脱抑制性社交参与障碍
喂养和进食障碍(十)
　异食癖
　反刍障碍
　回避/限制食物摄入量障碍
排泄障碍(十一)
　夜尿
　大便失禁
　其他特定的排泄障碍
　未特定的排泄障碍
睡眠-觉醒障碍(十二)
　异睡症
　梦游症
　夜惊症
　梦魇障碍
破坏性的,冲动控制和行为障碍(十五)
　对立违抗性障碍
　间歇性暴发性障碍
　品行障碍

三、儿童精神障碍的诊断

正确的诊断依赖于详细的病史资料、客观的体格检查和正确的精神检查,以及实验室和脑部相关辅助检查,再结合儿童心理生理发育的特点和儿童精神病学的理论加以综合分析。脑部常用的辅助检查如:神经电生理检查和脑影像学检查。前者包括普通脑电图(electroencephalography,EEG)、多导睡眠脑电图、定量药物脑电图、脑电地形图(brain electrical activity mapping,BEAM)、脑诱发电位(evoked potential,EP)等;后者包括电子计算机体层摄影(computed tomography,CT)、磁共振成像(magnetic resonance imaging,MRI)、功能性磁共振(functional magnetic resonance imaging,fMRI)、磁共振波谱(magnetic resonance spectroscope,MRS)、单光子发射计算机体层显像(single photon emission computed tomography,SPECT)和正电子发射体层显像(positron emission computerized tomography,PET)等。这些高科技技术逐步地应用于临床与研究,在精神疾病病因与发病机制的研究中起着重要作用。

儿童精神障碍与成人相比具有两个显著不同的特点:种类多、症状不典型。这给医生的诊断带来困难,也给家长带孩子早期就诊带来麻烦。及时发现孩子不正常的精神状态,及时就诊和治疗,对孩子疾病的预后以及成长发育起着非常重要的作用。有两种情况应引起家长足够注意:一是家长顾及面子,惟恐老师同学知道后对孩子有影响而不愿带孩子到精神病院或综合医院的精神科就诊。二是孩子学习紧张,家长怕耽误孩子学习而迟迟不去就诊。这些都影响了医生对孩子疾病的早期诊断和治疗,更贻误了诊断治疗的最佳时机。

儿童精神疾病的诊断步骤同成人一样,先确定精神症状、综合征的症状学诊断及分析各核心症状间的相互联系和发展趋势,再结合患者的个性特征、家族史、诱发原因、症状演变规律、病程特点等因素加以横向与纵向比较分析,最后得出疾病诊断。

（胡　华）

 思考题

1. 如何收集儿童少年病史资料? 收集时应注意什么?
2. 儿童少年患者进行精神检查的方法与注意事项有哪些?
3. 心理测验的选用原则是什么?
4. 如何正确使用和评价心理测验?

第三章

智力发育障碍

智力发育障碍(intellectual disability),又称智力低下或精神发育迟滞,是指一组在发育时期内(18岁以前),由于遗传、环境、社会等原因引起的以智力低下和社会适应困难为主要临床特征的精神障碍。智力低下指智商(intelligence quotient,IQ)低于普通人群均值的两个标准差,即 IQ 在 70 以下。社会适应困难指适应行为不符合同样年龄及文化背景下人群的普遍水平和标准,包括日常生活技能、运动能力、社会功能等多方面。智力发育障碍患者在认知、语言、运动和社会能力等方面的成熟度和发育水平上显著落后于同龄儿童,并可伴有其他精神障碍或躯体疾病。

一、流行病学

1993 年国内 7 个地区进行智力发育障碍的流行病学调查,同时采用韦氏智力测验(Wechsler intelligence scale)和适应行为作为确诊标准,结果患病率分别为 2.84‰(≥7 岁)和 2.70‰(≥15 岁)。2000 年以来国内一些省市也分别进行了智力发育障碍的流行病学调查,结果显示患病率在 2.3‰ ~7.4‰之间。世界卫生组织(WHO)1985 年调查结果表明智力发育障碍患病率轻度为 3%,中重度为3‰~4‰。男性患病率高于女性,农村患病率高于城市,患者的智力发育水平与社会经济水平呈正相关。美国精神医学学会公布的 DSM-5 中描述的智力发育障碍患病率约为 1%,且随年龄分布不同,而重度智力发育障碍的患病率约为 6‰。

二、病因和发病机制

智力发育障碍的病因较为复杂和广泛,在个体发育期内包括从胎儿期到 18 岁前的影响中枢神经系统发育的因素都可能会导致智力发育障碍。尽管近年来对于病因的研究有很多进展,但对于智力发育障碍尤其是轻度患者的病因仍有部分未明。目前已明确的病因主要有生物学因素和社会环境因素两方面,其中又以生物学因素更为多见,包括遗传、围生期因素及后天的疾病和脑损伤等都可能导致智力发育障碍,尤其是中重度智力发育障碍。而轻度智力发育障碍则不仅与生物学因素有关,也可能与低经济条件、不利环境等社会因素有关。

（一）遗传因素

1. 染色体异常 智力发育障碍可由染色体数目的异常和结构的异常(染色体易位、缺失、重复、断裂等)所导致,尤其是中重度患者多见。常染色体畸变最常见的是唐氏综合征(Down's syndrome,先天愚型),其特征是患者 G 组第 21 对染色体三体型。另外还有 18-三体综合征和 5P-综合征等。性染色体畸变常见的有先天性睾丸发育不全(Klinefelter's syndrome),即男性 X 染色体增多;先天性卵巢发育不全(Turner's syndrome),即女性 Y 染色体的缺失。另外染色体上存在某些易断裂、衰减的脆性部位,可出现脆性 X 染色体综合征(fragile X syndrome),即患者 X 染色体长臂末端 Xq27 和 Xq28 上有脆性位点。

2. 遗传代谢性疾病 由于 DNA 分子结构异常导致机体代谢所需的酶出现减少或活性减低可引

起智力发育障碍表现。包括单基因遗传病和多基因遗传病。单基因遗传病是一对等位基因控制的遗传病,又可分为常染色体和性染色体的显性和隐性遗传等。苯丙酮尿症、半乳糖血症、家族性黑蒙性痴呆、戈谢病、黏多糖病、类脂质病等都属于单基因遗传病。由于两对或多对基因异常,累加环境的影响可导致多基因遗传病,如神经纤维瘤、结节性硬化、萎缩性肌强直、先天性甲状腺功能低下等。

3. 先天颅脑畸形 如先天性脑缺损、家族性小脑畸形、先天脑积水、神经管闭合不全等疾病都可能导致智力发育障碍。

(二)出生前因素

1. 感染 母孕期的各种病毒、细菌、寄生虫和螺旋体等感染可使细胞的增殖和分化抑制,导致胎儿中枢神经系统发育不良。如风疹病毒、流感病毒、巨细胞病毒、肝炎病毒、HIV 病毒、梅毒螺旋体、弓形虫等。

2. 药物和毒物等化学物质 母孕期如果用药不当,使用了一些作用于中枢神经系统、内分泌和代谢系统等的药物,例如水杨酸类药物、抗肿瘤药物、抗甲状腺药物、抗癫痫药物等,都可能对胎儿的大脑产生损伤。另外如果母孕期接触了一些对环境、食物和水有污染的物质,如有机磷农药中毒、铅中毒、汞中毒及一氧化碳中毒等,也会引起胎儿大脑畸形和发育受损。

3. 放射线、强电磁场及噪声等也可引起先天畸形、染色体畸变及智力发育障碍。

4. 其他 孕妇罹患的各种疾病如糖尿病、肾病、甲状腺病、妊娠高血压综合征、贫血、先兆子痫等都可能影响胎儿大脑发育。孕妇年龄偏大(超过 35 岁)、长期大量吸烟、饮酒、营养不良、强烈长期的情绪反应或精神疾病都可能与智力发育障碍有关。

(三)围生期因素

在分娩期的胎位异常、产程过长、脐带缠脖、产伤、早产均可造成胎儿宫内窘迫、颅脑乏氧。一些新生儿疾病如低体重儿、未成熟儿、胆红素脑病(核黄疸)、新生儿败血症、新生儿肝炎、颅缝早闭等可引起智力低下。

(四)出生后因素

出生后各种影响大脑发育的疾病都可能导致智力发育障碍,如中枢神经系统感染(各种脑炎、脑膜炎)、颅脑外伤、颅内出血、重度营养不良、甲状腺功能低下、颅脑乏氧(溺水、窒息、癫痫、一氧化碳中毒等)。

(五)社会环境因素

由于听觉或视觉障碍、经济和文化落后、与社会隔离等因素导致儿童缺乏接受文化教育的机会也是影响智力发育的原因,多见于轻度智力发育障碍的儿童。

三、临床表现

智力发育障碍患者可表现为不同程度的智力低下和社会适应困难。与正常儿童相比,患者存在发育起点晚、速度慢、最终达到水平低等特点,并表现为各个方面的发育异常和不同的临床分级。

(一)发育异常的方面

1. 生理和动作 智力发育障碍患者尤其是中重度患者在身高、体重、骨骼等方面可能比同龄儿童发育速度慢,并可能伴有小头畸形,面容、脊柱四肢发育异常和癫痫等疾病。在动作方面患者也可能存在大动作和精细动作的发育问题,开始学习坐立、爬行、走路和手部精细动作的时间可能明显迟于同龄儿童。

2. 认知能力 患者的感知觉速度都相对迟缓,辨别能力差,对色彩、声音、语言等的识别和分辨能力弱。记忆力差,识记速度慢,记忆容量小,保持、再现和再认不完整。其思维的概括水平低、抽象思维能力及思维的深度和广度较差,相对同龄儿童更加直观和具体。患者的注意广度窄、稳定性差。这些认知能力的问题使得患者获得知识的速度慢,常需要更长的时间来学习,并影响了患者的语言和社会功能的发展。

3. 语言发育 患者语言发育迟缓,开始说话的年龄晚,有些患者发音不清楚,语言理解能力和表达能力差,能运用的词汇少,表达的清晰度差。

4. 社会适应 由于患者的认知、动作和语言方面的问题,也影响到了患者的社会适应能力的发展,智力发育障碍的程度越严重,其社会适应越差。在成长中的人际交往水平低,并且缺乏弹性和应变能力。导致其学习各种社会技能的时间长,运用技能的水平低。

5. 生活自理 根据智力发育障碍的程度不同,患者的生活自理能力不同。轻度患者基本能够生活自理,而有些重度智力发育障碍的儿童到七八岁也很难学会自己吃饭、洗漱、穿衣,甚至大小便不能自理等。

（二）不同的临床分级

1. 轻度智力发育障碍 智商在50~69,成年后可达到9~12岁的心理年龄,较常见,占智力发育障碍总数的80%~85%。表现为言语发育及社会适应能力的获得迟缓,词汇量少,理解能力差,尤其对抽象概念理解困难,但日常生活用语及生活自理能力问题不大。在学龄前期通常没有明显的概念化区别,就读小学后学习能力差,运算困难,对于时间金钱的概念较差,经常不及格或留级,勉强完成小学学习,一般入学后才被发现。在成人期抽象思维、执行功能和短期记忆以及学业技能使用受损。在社交方面和情绪行为调节方面有困难,难以精确的感受同伴的社交线索,在复杂的日常生活任务方面需要支持。通过特殊教育和职业训练可从事简单的非技术性工作作为生存技能,并能进行家务劳动。

2. 中度智力发育障碍 智商在35~49,成年后可达到6~9岁的心理年龄,约占智力发育障碍的10%。通常从学龄前期开始就出现智力和运动能力的发育迟缓,学习能力低下,词汇贫乏,发音不清,不能完整表达意思,言语理解能力差,计算只能完成10以内的加减法,无法适应小学学习。在社交和交流行为表现出显著下降。到成人期在个人生活中一切使用学业技能的方面都需要支持。经过特殊训练可在指导和陪伴下学会简单的生活自理和简单劳动,但效率低。有时情绪不稳,易冲动。

3. 重度智力发育障碍 智商在20~34,成年后可达到3~6岁的心理年龄,约占智力发育障碍的3%~4%。通常在出生后即出现明显的发育迟缓,仅能学会极简单语句,不会计算,生活无法自理,无社会行为能力,日常生活需要照料。可合并器质性疾病,运动功能或脑部受损明显。

4. 极重度精神发育迟滞 智商在20以下,成年后可达到3岁以下的心理年龄,仅占智力发育障碍的1%~2%。理解或遵从指令的能力差,无法活动或活动严重受限,无言语能力,不会回避危险,不认亲人,以哭闹、尖叫等原始情绪反应表达需求,大小便失禁,全部生活需人照料。可合并严重脑器质性疾病,并伴有躯体畸形。

（三）共患疾病

智力发育障碍合并其他精神疾病的发生率是30%~70%,属于高危因素。常见共患精神分裂症、双相障碍、焦虑障碍、注意缺陷多动障碍、对立违抗障碍、品行障碍、孤独症谱系障碍、进食障碍等疾病,患者也可表现出自伤行为、冲动攻击、强迫和重复刻板行为等。由于受到理解和表达能力的限制,诊断这些共患疾病有一定困难。

（四）常见导致智力发育障碍的先天性遗传病

1. Down 综合征 俗称先天愚型,又叫21-三体综合征,是常染色体畸变中最常见的类型。60%在胎儿早期夭折而流产,患病率随母亲年龄的增长而上升。其染色体核型有标准型、易位型和嵌合型三种。主要临床特征为智力发育障碍、特殊面容和生长发育迟缓。

2. 脆性 X 染色体综合征 呈 X 连锁半显性遗传,家系内患病风险呈逐代递增趋势。其 X 染色体长臂远端有一缩窄区,位于 Xq27.3 处存在脆性位点。患者身材较高,面长耳大,前额及颧骨突出,青春期后还可见大睾丸。语言障碍较突出,语言发育延迟和语言质量异常,可有重复语言,模仿语言或伴有急躁、冲动的喋喋不休,但其语言发育延迟与智力低下是相称的。有的患者可表现活动过度或被动消极行为,有的有自残行为和类孤独症症状。部分病例可伴有神经系统异常,伴癫痫发作者达 15%。

3. **先天性睾丸发育不全** 又称先天性生精不能症(Klinefelter 综合征)。发病率约为 1/1000,占男性不育症的 1/10。是由于父母双亲之一的生殖细胞在形成过程中发生性染色体不分离所致。其核型表现有 47,XXY;48,XXXY;49,XXXXY;以及 47,XXY/46,XY(嵌合体)等。临床特征为乳房肥大(女性乳房),睾丸微小,甚至无睾丸,无精子、阴茎小,胡子稀疏,喉结不明显。约 25% 的患者表现智力低下。本病在青春期前症状不明显,故不易早期发现。在青春期前期应用雄激素治疗有一定改善作用。

4. **先天性卵巢发育不全综合征** 又称 Turner 综合征。约占女性智力缺陷的 6.4/1000。其特征为身材较矮,第二性征发育不良,卵巢缺如,无生育力,部分患者智力轻度低下,有的患者伴发心、肾、骨骼等先天畸形。本症常见的染色体核型为 45,X,此外还有 46X,del(Xp) 或 46,X,del(Xq);46Xi(Xq);45,X/46,XX 及 45,X/46,X,mar(嵌合体)等。

5. **苯丙酮尿症(phenylketonuria,PKU)** 是遗传性代谢缺陷病的典型代表,先天性苯丙酮酸羟化酶的缺乏,不能将苯丙酮酸氧化成酪氨酸,致使大量苯丙酮酸蓄积影响到中枢神经系统的发育和正常的生理功能。几乎所有的患者都有不同程度的智力低下,90% 以上为中度至重度。多动、攻击行为、情绪不稳等症状常见。PKU 一旦确诊,应该立即给予低苯丙氨酸饮食治疗。

6. **半乳糖血症(galactosemia)** 半乳糖血症是一种先天性代谢病,属常染色体隐性遗传,群体发病率为 1/10 万。由于 1-磷酸半乳糖转变成 1-磷酸葡萄糖的过程受阻或乳糖聚积在血液、组织内,对肝肾脑等多种脏器造成损害,主要症状是营养障碍、白内障、智力低下和肝脾肿大等。由于基因突变引起了半乳糖-1-磷酸尿苷转移酶结构改变而失去功能,半乳糖积聚在血及组织内,并随尿排出。中间产物半乳糖-1-磷酸对细胞有害,主要侵犯肝、肾、脑和晶状体,故患者哺乳后数日出现呕吐、腹泻、脱水等症状。一周后,肝脏肿大,出现黄疸、腹水和白内障。数月后出现智力发育障碍,常夭折。若出生后不喂乳类和乳制品,婴儿能完全正常地发育。若中途停喂乳类食物可改善症状,但智力不能恢复。

【典型病例】

患者,男性,9 岁,因语言行为发育晚 7 年就诊。患者母亲 26 岁怀孕期间有先兆子痫,足月顺产。患者 2 岁开始走路,2 岁半开始学叫"爸爸,妈妈",喜欢听妈妈唱歌,不喜欢说话,吐字不清,只能说"妈妈来"等简单句,不能说复杂句。反应慢,妈妈叫几次才能注意,不愿跟陌生人说话,经常发呆。幼儿期母亲反复教认字和数数,到 8 岁也只能数到 10。家境贫困,在家由母亲一直照顾,患者自己能用勺子吃饭、能自己大小便,穿衣系扣需妈妈协助,动作慢,自己不能独自出门。7 岁时送到普通小学,但因无法完成学习而退学。跟邻居和亲戚能在母亲引导下打招呼,对人家笑,听从母亲指令拿东西,捡苞米。过去无重大疾病史。父亲有智力发育障碍,母亲有腿部残疾。患者躯体检查无阳性体征。精神检查时安静,问话基本不答,个别时候需反复询问和母亲启发才能简单回答认人和数数问题。韦氏(Wechsler)儿童智力测验总智商 43,言语智商 42,操作智商 44。

诊断:中度智力发育障碍。

四、病程和预后

智力发育障碍在 18 岁之前起病,且大部分患者在婴幼儿时期就已表现出生理和心理各个方面的不同程度的发育迟滞,为终生患病。由各种生物学因素造成的智力发育障碍多伴有脑结构或功能的不可逆损害,因此智力损害难以减轻或恢复到正常水平。轻度者多在入学后因智力活动落后于其他儿童而被发现,由后天社会环境因素致病者病前可智力正常。智力发育障碍的预后与患者的严重程度及其接受的教育和训练情况有关。轻中度患者可在训练后掌握简单生活技能,个别重度者可因并发躯体疾病或照顾不当等发生早年夭折。

五、诊断与鉴别诊断

(一)诊断要点

1. 智力明显低于同龄人,智商低于70。智商可用标准化的智力测评量表进行评估,IQ 低于人群均值2个标准差,一般在70以下即为智能明显低于平均水平。

2. 社会适应能力不足,表现在语言交流、社会交往、生活自理、履行社会职责等方面有缺陷,并明显落后于同龄儿童的发育水平。

3. 起病于18岁以前。

智力发育障碍的诊断必须同时满足以上3条标准,缺一不可。单独存在智商低或只有社会适应缺陷都不能诊断。18岁以后起病的智力倒退属于痴呆。按智力发育障碍的程度可分四个等级,见表3-1。智商在70~90之间为边缘智力状态。

表3-1　智力发育障碍的临床分级

分级	智商	相当智龄	语言和言语发育	社会适应能力损害	接受教育训练水平
轻度	50~69	9~12岁	能基本交流,较具体	经教育可以独立生活	可教育
中度	35~49	6~9岁	简单会话	简单技能,半独立生活	可训练
重度	20~34	3~6岁	少量词和短语	自理有限,需要监护	难以训练
极重度	<20	<3岁	非言语交流为主	不能自理,需要监护	需要全面照顾

(二)诊断步骤

1. 采集病史　全面收集病史,了解母孕期、围生期、出生时以及生命早期生长发育情况,抚养史、家族史、既往史、现病史,家庭经济文化状况,确定是否存在可能影响患者智力发育的不利因素。

2. 体格检查和实验室检查　对于患者的身高、体重、头围等体格检查,尤其是神经系统检查是必要的。有关的实验室检查包括内分泌检查、代谢检查、脑电图、脑电地形图、头部X线及CT、MRI检查、染色体分析及脆性位点的检查等。对可能存在遗传疾病的应该进行母亲产前遗传学检查,包括羊水分析,基因诊断等。

3. 心理发育评估

(1)智力测验:常用的标准化诊断用智力测验工具有:韦氏儿童智力量表(Wechsler Intelligence Scale for Children,WISC),适用于6~16岁儿童;中国-韦氏幼儿智能量表(CWYCSI),适用于4~6岁半儿童;中国比奈测验量表等。格赛尔发育检查量表(Gesell Development Diagnosis Scale,GDDS),适用于4周~3岁儿童;丹佛智力发育筛查法(Denver developmental screening test,DDST):适用于初生至6岁小儿;瑞文渐进模型测验(Raven Progresive Matrices,PPM),主要用于评估儿童的非语言智能功能。其中彩色渐进模型适用于5~11岁儿童。智力测验属于个别性测验,并须由经过专业训练的技术人员使用。

(2)社会适应行为评估:目前国外常用的社会适应行为评估量表有美国智力缺陷协会编制的适应行为量表(Adaptive Behavior Scale,ABS)和Vineland适应行为量表(Vineland Adaptive Behavior Scale)应用较为广泛。国内学者也编制了适用于3~12岁儿童的适应行为评定量表(Scale of Adaptive Behaviors for Children,SAB)。

(三)鉴别诊断

1. 发育延迟　各种生理或心理因素如视听觉障碍、营养不良、教育环境缺乏和躯体疾病等,都可能引起儿童暂时性的智力发育迟缓,当这些原因去除或纠正后,其心理发育可以赶上同龄儿童水平。

2. 孤独谱系障碍　患者可表现为不同程度的社会交往障碍和言语障碍,且与智力发育水平不相符,行为方式刻板,对某些物体特别是无生命的物体有特殊爱好,兴趣狭窄,自娱自乐。而智力发育障碍患者的社会交往和语言能力与智力水平相符。孤独谱系障碍多伴有智力低下,两种疾病可并列诊断。

3. 儿童精神分裂症　由于精神症状的影响,一些儿童可能表现为类似智力发育障碍的表现,但精神分裂症患者其起病、症状的发展演变有明确的疾病过程,且存在确切的精神症状,智力水平一般在正常范围。

4. 注意缺陷多动障碍　可能表现为学习困难,误诊为本病。但注意缺陷多动障碍患者一般智力水平正常,行为上表现为多动,冲动和注意力不集中,并且在注意力改善后,学习成绩能够提高。

六、治疗与康复

(一) 治疗

由于智力发育障碍起病早,难以逆转,所以尽量早期发现、早期诊断、查明原因,早期干预。治疗的基本原则是以教育和训练为主,结合心理治疗,必要时可进行药物对症治疗,病因明确的可进行对因治疗。

1. 教育和训练　对智力发育障碍患者的教育和训练是长期的甚至终生的。年龄越小,开始教育和训练越早,效果越好。由教师、家长、心理治疗师等共同配合进行。教育训练内容涉及劳动技能和社会适应能力两大方面。按照个体化的原则进行一般生活自助能力、日常生活习惯,社会交往能力以及职业训练。有计划、循序渐进的教育训练可以使智力发育障碍患者的能力不同程度的提高。训练可以在家庭、学校、社区进行,可以个别训练,也可以集体训练,并根据患者的智力发育水平因材施教。

轻度智力发育障碍患者可接受小学低年级和中年级的教育,尽量在普通小学就读,如果患者不能适应普通小学学习,可转到普通小学的特殊教育班或特殊学校就读。教师和家长运用形象、生动、直观的教学方法反复强化教学,并对患者进行日常生活能力和社会适应能力的培养和训练。日常训练主要包括辨认钱币、购物、打电话、乘坐公共交通工具、到医院看病、基本劳动技能、回避危险和处理紧急事件方法等。患者在儿童少年期接受训练后可在成年期进行非技术性工作,独立谋生。

中度智力发育障碍患者需接受生活训练,包括生活自理能力和简单的社会适应,如洗漱、换衣、人际交往中的基本礼貌、正确表达自己要求意愿等,并进行反复的语言训练,回避危险。患者能在教师或家长陪伴和指导下进行简单生活。

重度智力发育障碍患者主要由家长或护理人员照料,需要训练患者与照顾者之间的交流与配合。帮助患者学习简单的生活能力和回避危险的能力,如进餐,大小便,简单语言交流,表达饥饿、冷暖、疼痛等基本需要。需由照料者分步骤反复强化训练。

极重度智力发育障碍患者几乎无法接受任何教育和训练,全部生活需要照料。

2. 心理治疗　包括对患者的行为治疗和对照料者的心理教育。对患者的行为治疗能够帮助患者建立和巩固正常的行为模式,减少攻击和自伤行为等。对照料者的心理教育帮助家长了解疾病的相关知识,调整对患者的期望和自己的心态,学习相应的与患者沟通和交流的技巧以及对患者不良行为的处理和防范措施等。

3. 生物学治疗

(1)病因治疗:部分患者有明确的病因可以通过医学干预进行治疗。如苯丙酮尿症在尽早采用低苯丙氨酸饮食治疗;半乳糖血症停止乳制品摄入,而以淀粉类食品替代;先天性甲状腺功能低下症及早使用甲状腺素终身治疗。对某些单基因遗传代谢病,基因治疗可能有效。

(2)对症治疗:对伴有明显的精神运动性兴奋和攻击、自伤等行为问题的患者,应该对症治疗。如伴有精神症状患者,采用抗精神病药物治疗,如氟哌啶醇、非典型抗精神病药。伴有注意缺陷多动障碍患者,可使用哌甲酯等对症治疗。对伴有癫痫发作的患者,使用抗癫痫药物治疗,如苯妥英钠、丙戊酸盐等。

（二）预防

智力发育障碍重在预防,预防是降低患病率的有效措施。

1. 一级预防　做好婚前检查、孕期保健和计划生育工作。监测遗传性疾病,杜绝近亲结婚,避免高龄妊娠,坚持常规的产前检查,做好围生期的保健工作。帮助孕妇保持情绪稳定,营养合理,杜绝不良嗜好。在分娩时预防难急产和胎儿窒息乏氧等。合理喂养婴儿,防止婴儿和脑外伤和中枢神经系统疾病。为儿童提供良好的教育环境和必要的生活条件。

2. 二级预防　对可疑患者进行定期检查和早期干预。对以心理社会因素为主要原因的智力发育障碍患者进行及时的强化教育训练。对患者的家长和教师普及疾病知识及可能出现的精神心理问题和处理措施。

3. 三级预防　对已明确诊断的患者进采取综合措施,尽量减少残疾,提高补偿能力。对患者进行个别化教学和训练,以提高患者的生活自理能力和社会适应能力。对合并器质性疾病或残疾的患者对症处理,为参与社会生活提供条件。

知识框3-1　教育训练中的任务分析法

任务分析法是运用行为分析技巧将教学任务作详细剖析,重点放在分解学习的操作方法。例如"链锁"法,又称工序分析法。是将每一个工序按学习需要分成若干个小步骤,让学生按既定的先后次序来学习。步骤可以根据学生的学习进展灵活运用或再细分,直至达到目标为止。

例如:自理课"喝水"项目,可以分解为三个小步骤:用右手(或左手)拿起杯子到嘴边;喝一口水咽下;把杯子放下。如果儿童的能力还有困难,还可分解为五个步骤:右手(或左手)拿起杯子;把杯子送到嘴边;喝一口水;咽下水;把杯子放下。

任务分析法还包括"整形"法、辨别学习法和"渐消"法等,这些方法都能协助学生循序逐个学习每个小步骤动作行为,最终完成任务行为的学习。

参考读物:

陶国泰,郑毅,宋维村. 儿童少年精神医学. 江苏:凤凰出版传媒集团,江苏科学技术出版社,2008.

（吴　枫）

 思考题

1. 智力发育障碍不同的临床分级表现有哪些?
2. 智力发育障碍的诊断要点。
3. 智力发育障碍的主要治疗原则和方法。

第四章
孤独症谱系障碍

孤独症谱系障碍(autism spectrum disorder,ASD)是一组以社交障碍、语言交流障碍、兴趣或活动范围狭窄以及重复刻板行为为主要特征的神经发育性障碍。自 1943 年 Leo Kanner 首次报道以来,随着对其研究和认识的不断深入,有关的名称和诊断标准也相应发生演变。1994 年美国精神病学会出版的《精神障碍诊断与统计手册》(第四版)(DSM-IV)和国际疾病分类第 10 版(ICD-10)将孤独症归类于广泛性发育障碍(pervasive developmental disorder,PDD),与特定性发育障碍(specific developmental disorders,SDD)相对应,专指一组包括社会化及沟通能力等多种基本功能发育障碍的精神异常,包括孤独症(autism)、阿斯伯格综合征(Asperger syndrome)、儿童瓦解性障碍(childhood disintegrative disorder)、未分类广泛性发育障碍(PDD-NOS)。2013 年 5月美国精神病学会出版的《精神障碍诊断与统计手册》(第五版)(DSM-5)中,取消了之前的孤独症"分组",而统一称为"孤独症谱系障碍"。

本章具体介绍了孤独症谱系中的孤独症和阿斯伯格综合征。

第一节 孤 独 症

儿童孤独症(autistic disorder)是广泛性发育障碍的一种类型,以男性多见,起病于婴幼儿期,主要表现为不同程度的社会交流和语言沟通障碍、重复的兴趣和刻板行为。约有 3/4 患者伴有明显的精神发育迟滞,部分患者在智能普遍低下的背景下,智能的某一方面相对较好。

一、流 行 病 学

孤独症的患病率各国报道不一,但近年报道的发病率均有明显上升趋势。2014 年美国疾病预防控制中心最新的统计资料表明:美国每 68 名儿童就有 1 名患有孤独症。联合国发布的数据表明,孤独症的发病率为 1/150。根据 Fombonne 2003 年的综述资料,1966—1991 年孤独症的患病率为 0.43/1000,而 1992—2001 年达到 1.27/1000。引起患病率上升的原因可能有很多,如诊断标准的变化、公众对疾病的认识、诊断年龄提前等。1982 年陶国泰在我国首先报道 4 例儿童孤独症,2010 年哈尔滨市对 2~6 岁儿童抽样调查结果显示:孤独症患病率为 0.23%。该病男女发病率差异显著,国外报道男:女约为 4:1,国内男女患病率比例更为悬殊,约为(6~9):1。总计男性患孤独症的比率,比女性高三至四倍,但女性发病时病征会较男性严重。

二、病因与发病机制

(一)病因

孤独症的病因不明,推测可能与遗传、认知心理和神经发育水平有关。可能是多种特殊原因共同作用的结果。

1. **遗传因素**　研究显示,孤独症有明显的遗传倾向。尽管遗传的方式还不清楚,但这种遗传是复杂的,可能是多基因相互作用或稀有基因突变作为主效应的作用结果,也可能是表观遗传因素作用的结果。早期的双生子研究估计遗传度可以解释90%的本病患病风险,与环境因素和其他因素共同构成了孤独症的病因谱。2014年,美国芒特西奈伊坎医学院等机构从全球1.5万脱氧核苷酸(DNA)样本中,筛选出近4000份孤独症谱系障碍患者样本与对照组进行比较后,确定了100多种会增加孤独症谱系障碍患病风险的基因变异,这些基因主要与神经功能有关,例如涉及神经连接的形成与突触传导等方面。通过对孤独症谱系障碍患者与健康兄弟姐妹的基因比较发现,这些基因变异与超过20%的孤独症谱系障碍发病相关。

虽然许多可以增加孤独症风险的基因变异已经得到鉴定,也对许多候选基因进行了定位,但这些基因多是微效基因,其遗传方式并不能用孟德尔的突变模式或单个染色体异常来解释。在家系遗传中,细胞减数分裂期间遗传物质的自发删除或复制导致基因序列中拷贝数变异(copy number variations,CNV)在传递过程中的变化,也可能是孤独症遗传因素的一个方面。

2. **环境因素**　已知的致畸因子可能在受孕后的8周之内影响胚胎的发育,增加孤独症的危险性。环境因素中,如特殊食物、感染疾病、重金属、溶剂、汽车废气、塑料制品中的钛酸盐和酚类、杀虫剂、防火材料中的溴化物质、酒精、吸烟、违禁药、疫苗,以及出生前的应激等可能会使得孤独症更加恶化。

3. **脑部结构或功能异常**　通过大量临床资料报告,发现孤独症患者常有脑电图异常,提示患者可能存在脑部结构或功能异常。研究者利用MRI检查技术发现,患者大脑灰、白质异常增生,以额叶最为明显,尾状核、杏仁核、左侧海马区体积较正常组扩大,胼胝体膝部及小脑蚓部体积明显缩小。早期应用fMRI检测患者大脑血供情况,发现患者早期存在大脑广泛血供不足,以额叶、颞叶、小脑及丘脑多见,导致脑发育延迟或异常发育。

4. **神经内分泌和神经递质因素**　孤独症与多种神经内分泌和神经递质功能失调有关。研究发现孤独症患者的5-羟色胺(5-HT)等单胺类神经递质异常;松果体-丘脑下部-垂体-肾上腺轴异常,导致5-HT、内源性阿片肽增加,促肾上腺皮质激素分泌减少,研究提示患者脑内阿片肽含量过多与患者的孤独、情感麻木及难以建立情感联系有关,血浆阿片肽的水平与刻板运动的严重程度有关。此外,研究还发现孤独症患者谷氨酸等神经递质含量异常。

(二) 发病机制

孤独症的症状是与发育有关的大脑多系统变化的结果,发病机制尚不明了。理论假说主要的来自病理生理学和神经心理学两个领域。

1. **病理生理学研究**　无论从分子水平、细胞水平,还是系统水平,目前都缺乏成熟的理论来解释孤独症的发病机制。许多理论假说试图从不同的角度对孤独症的发病机制进行解释,这些观点包括神经元过剩以至于在关键脑区引起过度的神经连接;在怀孕早期神经迁移发生混乱;兴奋性-抑制性神经网络的功能不平衡;突触和树突棘形成异常,例如,突触形成过程中轴突蛋白(neurexin)、神经连接蛋白(neuroligin)细胞黏附系统功能异常或突触蛋白合成低下等;镜像神经元系统理论(mirror neuron system,MNS),在人际交往过程中,通过观察和模拟别人的行动、意向或情感,从而能理解或推测别人的心理活动。该假说认为孤独症的核心症状表现正是在神经发育过程中镜像神经元系统功能发生扭曲的结果。

2. **神经心理学研究**　研究者在神经心理学领域对孤独症的发病机制提出了许多可能的推测和假说。

(1)心理推测能力缺陷理论(theory of mind,ToM):心理推测能力是个体对自己和他人心理状态(如需要、信念、意图、感觉等)的表征和认识,并由此对相应行为做出因果性解释和预测的能力,被认为是社会认知和人际交往的基础。孤独症患者被认为其心理推测能力有缺陷,难以推测他人的心理状态,即难以理解他人的内部状态,这些困难导致了孤独症特有的社会行为。

（2）执行功能缺陷理论（executive function）：该理论强调非社会性的普通心理处理过程，认为孤独症患者的行为表现是由于工作记忆、计划性、抑制能力和其他形式的执行功能障碍的结果。

（3）中枢集合功能（central coherence）：指孤独症患者偏重事物的细节而常常忽略整体，即"只见树木，不见森林"，以致行为刻板或具有某些特殊能力。

值得注意的是，上述假说均不能完整解释孤独症患者的全部异常行为。虽然心理推测能力缺陷理论对孤独症社会交往障碍的解释已经被广泛接受，但仍然存在局限性，比如难以说明心理推测理论和语言能力之间的关系，以及某些孤独症患者能够完成不同复杂程度的"心理推测"任务，甚至还能推测他人的心理状态，但却不能形成相应的社会能力或恰当的社会行为。

三、临床表现

绝大多数患者在 2 岁半～3 岁内起病。1/3～1/2 的家长在患者 1 岁以内未注意到任何异常，到18 个月时，大多数父母都会发现患者明显的语言和社会交往问题，主要是表达性语言的延迟或偏离正常，以及目光注视差，缺乏交流兴趣等。

典型病例的临床表现包括缺乏社会交往、语言交流和游戏兴趣，刻板重复动作，强迫保持生活环境和方式等。

1. 社会交往障碍　社会化的功能缺陷是孤独症区别于其他发育障碍的主要特征。患者在交往中不能按照"直觉"的方式去理解别人的意图，而这种"直觉"在正常人看来是理所当然的。他们的待人方式就像来自于"外星球的人类"。给人的印象是"孤独的"不合群的。

患者在婴幼儿期就可能表现出明显的社会化偏离，他们表现出目光接触少，不会对别人做出期待性的姿势反应，而更多倾向于通过操作别人的手来进行交流。在儿童早期，患者社会化的缺陷变得日益突出，表现为对社会性的刺激关注较少，在交流过程中较少注视他人或报以微笑。联合注意（joint attention）缺陷，表现为当别人用手指示意患者注意某个物体时，患者往往注意别人的手指而不是注意到所指的物体。3～5 岁时，患者也很少表现出对应有的社会化信息的理解，而是以机械的模仿、重复来回应他人。在建立和维持友谊方面，患者存在显著的异常，其特征不能简单用结交朋友的数量来衡量，而在于这种友谊关系质的异常。

此外，攻击和暴力行为在部分患者可能成为关注的问题。部分患者攻击行为、破坏财物、暴怒等可成为突出表现。

2. 语言交流障碍　有 1/3～1/2 的患者其语言发育延迟或缺陷，不能满足日常交流的基本需要。部分患者在 1 岁以内就可能观察到这种缺陷的存在，包括咿呀学语的开始时间延迟，以及对外界刺激的应答反应减少，不寻常的手势，发音模式不能与照料者的语言同步化。在 2～3 岁期间，孤独症儿童学语的频次少，缺乏多样性变化。说话时用词少，缺乏词汇组合。难以协调地将语言和手势、姿态相互整合。较少主动提出要求和同别人分享体验，更喜欢重复别人的话语或颠倒代词。此外，患者还表现为想象性游戏困难，并且难以在语言中运用象征性的符号等。

3. 重复刻板行为　具体表现在：①兴趣狭窄和异常的依恋行为，患者对一般儿童所喜爱的玩具和游戏缺乏兴趣，而对那些不是玩具的物品如车轮、瓶盖等特别感兴趣，有些患者还对某些非生命的物品过度依恋；②固执的生活习惯和生活方式，常固执地要求环境一成不变，总是以同一方式去做某件事情，例如只吃固定的食物、吃饭时坐固定的位置等；③强迫性行为：患者常沉溺于独特的行为中，如摸弄或嗅闻一些物品，不停转圈走，不断敲打东西或拍手，反复问同一个问题。这些刻板、古怪行为构成患者日常生活的一部分，也可能在烦躁或兴奋时才表现出来。

4. 感知觉障碍　部分患者表现为感知觉强度过弱、过强或异常，有的患者对疼痛刺激反应迟钝，对注射或自残没有反应或反应迟钝。有的对声音、光线特别敏感或特别迟钝，如患者遇到一点小声就捂上耳朵或斜眼皱着眉看光线。有的特别能忍耐苦味、咸味或甜味。有的患者平衡能力特强，如登高、走在窄窄的床栏上从不摔倒。

5. **认知和智能障碍** 约50%孤独症患者的智能处于中度和重度低下水平,约25%为轻度低下水平,还有25%可能在正常范围。不论患者的智商是高还是低,临床表现的主要症状均相似,但智商低的患者在社会交往、刻板行为和语言障碍的程度上更为严重。

部分孤独症患者有一些特定的认知特征,例如有些患者在机械记忆和视觉信息处理相对较好。在非言语智能测验中表现出计算、即刻记忆和视觉空间技能优于其他认知能力。例如,这些患者2~3岁时就能认字母或数数,2~4岁认识各种标记,各类汽车名称等。

此外,孤独症儿童常有发育延迟,神经系统检查可发现一些原始反射持久不消失,多种神经系统软体征和脑电图异常。

6. **其他** 进食行为异常在孤独症中也是常见的症状,患者可能表现在挑食、刻板的进食仪式或拒食等。但异常的进食行为一般不会直接引起营养不良。最近的调查显示约2/3的患者存在睡眠障碍病史,难以入睡、早醒和易醒都是常见的表现。

四、共 患 疾 病

多动和注意缺陷在大多数孤独症患者较为明显,常常被误诊为儿童多动症,64%的患者存在注意障碍,36%~48%的患者存在过度活动。此外发脾气、攻击、自伤等行为在孤独症儿童中较易见到。常见的共患疾病有智能障碍,约75%的患者智力落后,精神发育迟滞概率分别为80%~89%和76%,有40%~60%患者智商低于50,20%~30%达70以上;研究表明,多数患者在8岁前存在睡眠障碍,6.5%~8.1%的患者伴有抽动秽语综合征(Gilles de la Tourette syndrome),4%~42%的患者伴有癫痫,2.9%的患者伴有脑瘫,4.6%的患者存在感觉系统的损害,17.3%的患者存在巨头症。其他共患疾病有结节性硬化症、苯丙酮尿症、脆性X综合征、Rett综合征等。

【典型病例】

患者男性,6岁。因不说话、不理人就诊。父母健康,均无重大疾病史。母亲30岁时怀孕,患者系第一胎,怀孕后期患有妊娠高血压。患者出生时曾因脐带绕颈一度缺氧。8个月时对妈妈的拥抱反应迟钝,不会伸手做出期待姿势,被妈妈抱起时,也不贴近母亲的身体,也缺乏高兴情绪反应。妈妈亲吻时会后仰或避开。1岁时,常独自发呆,或目光凝视,或独自微笑;2岁上托儿所,喜欢一个人走来走去,不服从管教,从来不和其他小朋友一起玩耍;3岁后,很少与朋友交往,不肯主动与人接近,也不喜欢别人接近他。近来常表现喃喃自语,别人听不清也听不懂其内容,偶尔开口也是你我不分。特别喜欢玩陀螺和瓶盖,对其他玩具不感兴趣。常注视电扇、旋转的排风扇。在幼儿园只待在固定的位子,有时会尖叫,在教室外狂跑。

体格检查无特殊发现。智能测验IQ58。精神专科检查:神志清楚,接触被动,对医生的问话不理不睬,偶尔重复问话的内容。交流障碍,缺乏目光交流。对家人和陌生人反应相同,缺乏表情反应。

诊断:儿童孤独症。

五、诊   断

孤独症主要根据临床症状进行诊断。

1. **诊断程序**

(1)病史:完整的病史包括患者的胎次,母孕期有无病毒感染,出生时有无窒息、脑损伤、胆红素脑病,既往有无中枢神经系统感染、外伤、中毒等病史,家族中有无孤独症、认知缺陷等。

(2)临床观察:直接对患者的观察是十分重要的。不同年龄的患者,孤独症表现的特征有所不同。3岁以下的患者,主要是说话明显延迟,有回声样的语言,躲避与他人身体接触,无假扮性游戏,对外界无兴趣,无联合注意。3~6岁患者,除了有回声样语言外,还表现为不能用语言进行交流,模仿技能差、游戏水平低下等。

（3）体格和神经系统检查：详细的体检可发现如脆性 X 综合征、结节性硬化等先天性异常体征，神经病学检查寻找有无潜在的异常。

（4）实验室或其他检查：根据需要选择做染色体分析，其他包括脑电图、脑 CT 或脑磁共振成像、智能测验等。

2. 症状量表　目前国际上通用的孤独症谱系障碍诊断量表有：孤独症诊断访谈量表-修订版（Autism Diagnostic Interview Revised，ADI-R）和孤独症诊断观察量表（Autism Diagnostic Observation Schedule，ADOS）。ADI-R 是面对父母和养育者的访谈问卷，涵盖儿童在社交互动、沟通能力、重复刻板行为方面的表现，多用于大年龄儿童。ADOS 则根据儿童语言表达能力选择相应的模块，2009 年修订后增加了 ADOS 婴幼儿模块，可较好的应用于 ASD 的早期诊断。

随着对孤独症认识水平的提高，对于专业人员来说，典型孤独症诊断并不困难。然而如何早期诊断孤独症，目前仍存在困难甚至争议。孤独症早期诊断重点关注于婴幼儿的社会行为和沟通能力，尤其是非言语沟通能力的表现，较少出现异常刻板行为。以下特征可以作为孤独症谱系障碍早期表现的警示指标：①6 个月后不能被逗乐，不会表现出大声笑，眼睛很少注视人；②10 个月左右对叫自己名字没反应，听力正常；③12 个月对于言语指令没有反应，没有咿呀学语，没有动作手势语言，不能进行目光跟随，对于动作模仿不感兴趣；④16 个月不说任何词汇，对语言反应少，不理睬别人说话；⑤18 个月不能用于手指指物或用眼睛追随他人手指指向，没有显示、参照与给予行为；⑥24 个月没有自发的双词短语；⑦任何年龄阶段出现语言功能倒退或社交技能倒退。

其他常用的儿童行为诊断量表有：

（1）一级筛查：①婴幼儿孤独症筛查量表（Checklist for Autism in Toddlers，CHAT）；②修订版婴幼儿孤独症筛查量表（M-CHAT）、CHAT-23；③克氏孤独症量表（Clancy Autism Behavior Scale，CABS）。

（2）二级筛查：①儿童期孤独症评定量表（Childhood Autism Rating Scale，CARS）；②孤独症行为评定量表（Autism Behavior Checklist，ABC）。

3. 诊断要点　①幼年发病（3 岁前）；②人际交往存在质的损害；③言语交流存在质的损害，主要为语言运用功能的损害；④兴趣狭窄和活动刻板、重复，坚持环境和生活方式不变；⑤社会交往功能受损；⑥排除 Asperger 综合征、Heller 综合征、Rett 综合征、特定感受性语言障碍、儿童精神分裂症。

六、鉴 别 诊 断

1. 精神发育迟滞　其主要为智能明显低于同龄儿童，伴有社会适应缺陷，但无人际交往障碍和刻板重复的行为。此外，孤独症患者约 25% 智能正常，部分患者在计算和机械记忆方面有特异的能力。

2. 儿童精神分裂症　孤独症患者可伴有一些精神病性症状，两者容易混淆。其鉴别要点在于孤独症是从幼年期以前起病，也可能出生以后就显示出心理发育迟滞，以社会交往、语言等方面发育问题为主要临床表现，药物治疗对这些症状效果不明显。精神分裂症患者起病年龄多在学龄期以后，主要表现为幻觉、思维破裂、词的杂拌及妄想等精神分裂症的核心症状，语言和智能发育正常，抗精神病药物可以有效改善临床症状。

3. 特定感受性语言发育障碍　本病除了接受语言信息的障碍外常伴有语言表达能力和发音异常，但非言语性智能测验智商在正常水平。而孤独症患者除了语言障碍外，还有兴趣狭窄和活动刻板、重复，坚持环境和生活方式不变等特征。

4. 强迫障碍　孤独症儿童常出现刻板重复动作，如个别手指动作、身体旋转等，其症状类似于强迫症，但后者无社会交流障碍和语言障碍的表现。

七、治 疗

目前孤独症的主要治疗方法均以促进社会交往为核心。

（一）教育和训练

这是最有效、最主要的治疗方法。目标是促进患者的语言发育，提高社会交往能力，掌握基本生活技能和学习技能。

1. 行为治疗　包括应用行为分析疗法（applied behavior analysis，ABA），在行为分析的基础上运用行为矫正原理，关键技术是行为分解训练（discrete trial teaching，DTT）：①发出指令；②儿童反应；③对儿童反应的应答；④间歇记录。主要目的是强化已经形成的良好行为，对干扰接受教育训练、影响社会交往和危害自身的异常行为，如刻板行为、攻击性行为、自伤或自残行为等予以矫正。应用行为分析（applied behavior analysis，ABA）技术是迄今为止最广为人知的孤独症谱系障碍行为干预方法。应用行为分析是指运用"刺激-反应-强化"的行为学习理论对行为进行干预的技术。

2. 结构化教学（treatment and education autistic and related communication handicapped children，TEACCH）　针对孤独症儿童在语言交流及感知觉运动等方面所存在的缺陷有针对性地进行教育，核心是增进孤独症儿童对环境、对教育和训练内容的理解和服从。

3. 人际关系发展干预（relationship development intervention，RDI）　是由美国 Gutstein 博士建立，当前的最新疗法，强调改变自我中心，适用于各个年龄，核心是经验分享（感觉、知觉、思维等）、共同关注、行为协调、情感协调、建立和维持友谊等。

其他训练包括游戏文化介入（play and culture intervention，PCI）、社交情绪调控交互支持（social communication，emotional regulation，and transactional support，SCRETS 模式）、社交故事（social story）、图片词汇交换系统（the picture exchange communication system，PECS）。孤独症患者在学龄前一般不能适应普通幼儿园的环境，应当在特殊教育学校、医疗机构中接受教育和训练。学龄期以后患者的语言能力和社交能力会有所提高，部分患者可以到普通小学与同龄儿童一起接受教育，还有部分患者仍然需要特殊教育。

（二）药物治疗

药物治疗无法改变孤独症的病程，也缺乏治疗孤独症的核心症状的特异性药物。但药物可以消除患者的精神病性症状、情绪不稳、注意缺陷和多动、冲动行为、攻击行为、自伤和自杀行为、抽动、强迫症状等问题，有利于保护患者自身或他人安全，顺利实施教育训练及心理治疗。常用药物如中枢兴奋药物哌甲酯，抗精神病药物，抗抑郁药物及其他苯巴比妥、硝西泮、卡马西平等抗癫痫药物。

（三）其他

1. 听觉统合训练（auditory integrative training，AIT）　通过让患者聆听宽带频率的音乐，通过系统脱敏的原理强化到音乐中，使其症状和不良行为得以纠正，超过75%以上的儿童经过一个疗程后有明显好转。

2. 感觉统合训练（sensory integration therapy，SIT）　运用滑板、秋千、平衡木等游戏设施对儿童进行训练，对减少 ASD 儿童的多动行为、增加语言交流等有较好的疗效。

其他治疗还有多感官刺激（multi-sense training）、语言训练（speech therapy）、认知训练（individual recognized training）。

根据孤独症儿童的特点和病症，将上述方法结合运用，制定"行为-认知-人际关系发展"训练模式是孤独症儿童最全面理想的训练方法。

八、预后与康复

孤独症的长期预后一般较差，但早期、合理的教育训练在一定程度上可以改善其结局。估计2/3患者在社会适应性、工作能力和独立性方面较差。所以即使患者进入成人期后，仍需要某种程度的支持性服务。然而，约10%的患者可能有较好的独立性，经过教育训练可"正常"生活。

目前本症病因仍不明了，无确切预防措施。遗传因素和宫内环境因素在本症发病中有重要影响，因此应积极防治各种感染、防治宫内或围生期各种损伤等，为重要预防措施。

第二节　阿斯伯格综合征

Hans Asperger(1944 年)首先描述本病,是一种主要以社会交往困难,局限而异常的兴趣行为模式为特征的神经系统发育障碍性疾病。阿斯伯格综合征(Asperger syndrome,AS)是广泛性发育障碍(PDD)中的一种综合征,有某些特征类似孤独症,如人际交往障碍,刻板、重复的兴趣和行为方式,因而也被归入更广泛的孤独症谱系(ASD)。Asperger 综合征具有与孤独症同样的社会交往障碍,局限的兴趣和重复、刻板的活动方式。在分类上与孤独症同属于孤独症谱系障碍或广泛性发育障碍,但又不同于孤独症,与孤独症的区别在于此病没有明显的语言和智能障碍。

一、流　行　病　学

不同国家地区报道本病的发病率差别较大。回顾资料(2003 年)显示其发病率在 0.03‰ ~ 4.84‰,孤独症与 Asperger 综合征的比例为 1.5∶1 ~ 16∶1,平均比值为 5∶1。一般认为本病的发病率在 0.26‰左右。本病共病发生率估计为 65%,抑郁在青少年和成年人中常见,儿童期注意缺陷多动障碍较常见。

二、病因和发病机制

该病的病因和发病机制尚不明了,推测可能与一些影响大脑全面发育的因素有关。目前缺乏足够的证据支持 Asperger 综合征与其他类型广泛性发育障碍的发病机制有区别,但许多学者仍然倾向于认为该症有其独特的病理机制,其中包括一些致畸因子对怀孕早期大脑发育的影响。有理论推测Asperger 综合征患者在胎儿发育早期,由于胚胎细胞的移行异常,最终影响了脑的结构和神经连接特性,其结果是控制思维和行为的神经回路受到影响。这些假说可以解释部分临床现象,但目前尚没有一种理论能够提供全面的解释。

三、临　床　表　现

1. 社会交往质的损害　患者通常是离群、孤立的,往往以一些异常的或奇怪的举动去接触别人。患者在交往中给人的感觉是“自我中心”,谈话的话题范围狭窄。在社会交流的情感方面,往往表现出不恰当的反应和不正确的解释,对别人的情感表达反应迟钝、理解拘泥甚至漠视。强烈地依赖公式化和刻板的社会行为规范和社会规则,而不能以直觉和自发的形式理解别人的意图。

2. 语言沟通质的缺陷

(1)虽然患者的语态变化和语调并不像孤独症那样单调和刻板,但言语的韵律性差,在事实的申述,幽默的评论中往往缺乏抑扬顿挫。

(2)言语经常是离题和带偶然性的,给人一种松散和缺乏内在联系和连贯性的感觉。

(3)交流方式的最典型特征是冗长的表达方式。

3. 局限的、重复的、固定模式的行为、兴趣和活动　在患者中最常观察到的是对局限兴趣的全神投入。他们对所感兴趣的题目积累了大量事实知识,而且经常在第一次与他人的社会交往中就显示这些事实。

4. 笨拙、不协调的动作及奇怪的姿势　患者常存在运动发育延迟和运动笨拙。多数患者可能会有运动技能发展落后的个人史。通常他们是不灵活,步态僵化,姿势古怪,操作技能差,在视觉-运动协调能力方面的显著缺陷。

5. 在某些局限的方面,如天气、电视节目表、火车时刻表及地图等,表现出极强的接受能力,但只是机械地记忆,却并不能理解,给人以古怪的印象。

虽然大多数患者具有正常的智商,极少数甚至具有某些领域的高智商,但仍有少数出现轻度发育迟滞。该病明显发作或至少被发现时往往比孤独症晚,因此语言及认知能力得以保存。这种情况通常都很稳定。而且这种较高的智商提示其长期预后较孤独症乐观。

四、诊 断

1. 诊断量表 阿斯伯格综合征并没有实验室化验,主要是要在日常生活中进行精神行为的观察积累,并注意有无特殊的表现,根据症状诊断中的六点要求来确诊。一般需要使用一些不同的测量工具,包括:①阿斯伯格诊断量表;②孤独症谱系障碍筛查问卷;③儿童阿斯伯格综合征测试等。

2. 诊断要点

(1)在社交方面存在障碍:表现出至少以下两种情况:①某些非言语性社会交往能力的显著缺陷,比如目光对视、面部表情、身体姿势和手势;②不能建立与其年龄相称的适当的伙伴关系;③缺乏自发地寻找与他人分享快乐、喜好或者成功的欲望;④缺少交际性的和情感性的互惠行为。

(2)在行为、喜好和活动方面固执地坚持重复和不变的模式:表现出至少以下一种情况:①总是处于一种或一种以上不变的有限的兴趣模式中,而其强烈程度和兴趣集中的地方都是不正常的;②显著地顽固地坚持一些特殊的、无意义的程序和仪式;③重复不变地维持一些自己形成的特殊习惯;④长时间地注意物体的一部分。

(3)社会功能损害:上述障碍严重损害了儿童在社会交往、职业或其他重要领域的功能。

(4)无语言发育迟缓:在语言发育上没有明显的具临床意义的全面迟滞。

(5)其他发育正常:在认知能力的发育、自理能力、适应行为(社交方面的除外)和儿童时期对外界环境的好奇心等方面的发育不存在明显的具临床意义的迟滞。

(6)排除其他疾病:不符合其他明确的广泛性发育障碍和精神分裂症的诊断标准。

五、鉴 别 诊 断

Asperger 综合征患者的一些行为表现,至少部分与孤独症相似。区别在于:孤独症患者存在明显的语言发育迟缓,Asperger 综合征患者的语言发育基本正常或轻度延迟。孤独症患者是退缩的,他们似乎对周围的人不感兴趣,或没有意识到他人的存在,但 Asperger 综合征患者经常是渴望甚至是尽力想与其他人建立联系,却缺乏技能做到这一点。Asperger 综合征和孤独症都可以有狭隘的兴趣和刻板的动作。但是,孤独症儿童往往专注于摆弄物体,倾听音乐,对图像反应比较强烈。相比之下,Asperger 综合征儿童的狭隘兴趣则往往表现对日子的记忆及某些学科知识的强烈兴趣。

六、治疗和康复

干预的重点应放在对社会意识技能的训练,对实用语言能力的培养,以及对行为问题的控制几个方面。理解、支持、同情和宽容在治疗干预过程中始终是重要的。完整详细的临床评估,并以此为基础制订个性化的教育训练计划。

1. 教育训练 针对性的训练教程应包括以下几方面:①适当的非言语性行为,如与人交往中的凝视及学习和模仿音调的变化;②用语言解释他人的非言语性行为;③同时处理视觉与听觉信息,以培养对多种刺激的整合能力;④同时培养训练患者的社会认知和谈话技能,纠正其含糊不清的表达方式,如非文字性语言。

此外,教育训练还包括对异常行为的矫正,特别能力的发现、培养和转化等内容。

2. 药物治疗 药物可以作为辅助治疗,主要是针对一些行为问题和情绪障碍对症治疗(参见孤独症药物治疗部分)。

3. 心理治疗 尽管现有的心理治疗对本病并没有显示出太大的疗效,但一定程度的集中的、结构化的咨询服务对患者,特别是对焦虑抑郁,对治疗抗拒,家庭功能异常或在就业和适应社会时遭受挫折的患者有很大的帮助。

(陈依怡 杨 闯)

思考题

1. 孤独症的发病机制有哪些理论假说？其主要内容有哪些？
2. 典型孤独症有哪些临床表现？
3. 孤独症与 Asperger 综合征有哪些主要区别？

第五章

交流障碍和运动障碍

交流障碍是指语言、语音和交流能力发育迟滞或障碍,患者在人际交往过程中信息表达或对别人信息理解困难,影响其学习、社交或工作能力。在 DSM-5 系统中,交流障碍包括语言障碍、语音障碍、童年发生的言语流畅障碍(口吃)、社交语用障碍以及未特定的交流障碍五个临床类型。此外,本章所讨论的运动障碍则特指发育性的协调障碍、刻板运动障碍。

第一节　语言障碍

语言障碍(language disorder)涉及语言信息处理的各个环节,包括语法、语义或语言的其他使用技能的障碍。临床上可以出现语言的理解困难或表达障碍,以及语言的理解和表达的混合障碍。

学龄前是儿童语言障碍好发年龄段。有报道 2 岁儿童中患病率为 17%,3 岁儿童约为 4% ~ 7.5%,6 岁儿童为 3% ~6%。语言障碍有高度的遗传倾向,家族成员中语言损害阳性病史较常见。

一、临床表现

患者表现为持续存在的表达性语言障碍、感受性语言障碍,可表现在谈话、书写、手势语言或其他形式的交流过程中。

(一) 表达性语言障碍(expressive language disorder)

患者在谈话、书写、手语或手势交流过程中,难以传递或表达信息。在正式接受学校教育前,患者在书写方面的症状可能不明显。患者表达性口语应用能力明显低于其智龄应有水平,但语言理解能力可在正常范围,发音的异常可有可无。通常患者的非语言交流能力正常,常常使用示范、手势、模仿作为代偿。

与同龄儿童比较,他们更容易出现以下问题:在说话时明显表现为使用词汇少、句子少;在说话时更多地使用短句或简单结构句;词汇量有限,明显低于同龄人;在交流中更多地出现"难以找到合适的表达词汇"的情形;更多出现在句子中用词错误或混淆句子意义;谈话中很少用诸如成语、歇后语以及其他标准短语短句;谈话过程中表现为迟疑、吞吞吐吐;更多出现重复或附和别人的语言词汇;复述故事或转述信息时,条理性、整体组织性较差;发起或维持谈话困难,在交谈中不能意识到交际的一般原则,如转换话题或轮流发话等;完成口语或书写相关的作业感到吃力。

这类患者共同的临床特征包括:

(1)说话延迟,2 岁时不会讲单词,3 岁时不会讲 2 个词的短句,3 岁以后词汇量少、讲话过短、句子结构幼稚、语法错误多、常忽略开头和结尾等。

(2)交往场合不说话或少说话。即便能流利表达,其内容也比较肤浅。交流中难于保持话题。

(3)言语表达中过多的停顿、重复、延长或出现语塞。

(4)发音不清晰、发音错误,也可表现为嘶哑、重鼻音等。

（5）因说话不被人理解,容易变得焦虑不安,严重时可哭闹叫喊,常伴有情绪障碍、社交困难、行为问题、多动注意力缺陷等问题。

（二）感受性语言障碍

患者对语言的理解能力低于同龄平均水平,大多伴有语言表达和语音发育异常。这种语言理解水平低下不是由于听力缺陷、精神发育迟滞、广泛性发育障碍及神经系统疾病所致。患者语言理解能力障碍,继发性的影响语言表达,因此临床上很少表现为单纯的感受性语言障碍,往往伴有表达性语言障碍,其语言损害更为广泛而严重,预后也较差。伴发的社交、情绪、行为问题多见。

患者可表现为充耳不闻别人的谈话,不能对交谈对象做出反应或做出恰当的回应;对"讲故事"等活动并不十分感兴趣;表现出难以理解结构复杂的句子;难以遵从语言指令;交谈中出现较多地模仿、重复别人的词句,鹦鹉学舌;其共同临床特征包括①对名字感受迟钝,例如呼叫其熟悉的名字时缺乏相应的回应;②不能理解或难以识别常用物品的命名;③难以理解并听从简单指令;④3岁后仍然不能理解语法结构,不理解别人语调、手势的意义。

二、诊断与鉴别诊断

（一）诊断

语言功能是涉及不同环节的复杂过程,包括听力、视觉、注意、语音辨别、词汇记忆、词汇和语法知识等,其中某个环节的问题都可能导致语言障碍。因此,对患者全面地评估是明确诊断的重要前提。这一过程涉及不同的学科,需要相关专业人员的共同参与。必须进行专业的发音器官检查,听力测试及言语和语言能力的评估。

诊断本病有赖于详细地病史询问,包括患者开始说话的时间、说话的清晰程度、发音状况、表达的流利性等;国内外较常用的儿童语言障碍诊断工具有发音甄别测验,图画词汇测验,发音测验,语言听力理解的感受-表达-形成语言的测量量表,儿童的符号测验,心理语言能力测验等。

诊断要点:

1. 词汇量少,词汇知识不足。

2. 造句能力差,基于语法语态原则组词组句的能力明显缺陷。

3. 交谈能力缺陷,可表现为交谈时连词造句能力差,难以就某个主题或事件发生的过程进行描述,或难以对谈话的主题进行恰当地过渡和转换。

4. 言语能力低下,显著低于相应年龄的预期水平,影响交流有效性。导致患者社会参与困难、学业成绩和职业能力受损。

5. 症状开始于发育早期,并非由于听力或其他感觉损害引起,也不能以运动功能失调、其他内科疾病、神经系统疾病或智能残疾、广泛性发育延迟来解释。

（二）鉴别诊断

表达性语言障碍应当与精神发育迟滞、广泛性发育障碍、选择性缄默、语言困难和失语相鉴别（表5-1）;感受性语言障碍与孤独症鉴别,感受性言语障碍者有正常的社交来往,参加社交活动,常利用父母得以安慰,能正常地运用手势等;此外,感受性言语障碍与癫痫性的获得性失语（知识框5-1）、失语症、选择性缄默症、耳聋所致的语言发育迟缓及精神发育迟缓相鉴别。

表 5-1　表现为语言交流问题的各种障碍之间的鉴别

	听力	讲话能力	语言理解能力	语言表达能力	语言程序处理能力	非口语能力	社会行为能力
听力损害	减退,听力图异常	早年失聪多为聋哑症	不同程度损害	受限,差	对听觉反应异常,对视觉刺激敏感	正常,较高	正常

续表

	听力	讲话能力	语言理解能力	语言表达能力	语言程序处理能力	非口语能力	社会行为能力
精神发育迟滞	正常,听力图一般正常	语言发育迟缓,语音语调不佳	不同程度损害	简单	全面减低	低下	社交活动有兴趣,但较笨拙,幼稚
孤独症	正常,听力图正常,但不注意语言刺激	发音迟或正常,语调正常或异常	不同程度损害,语法错误	简单,可有刻板语言,怪异语言	语言模式异常,缺乏正常的语言程序,常注意无意义的词,而忽略句法结构	缺乏创造性活动,个别非口语能力(如音乐、阅读等)可能较高	对社交缺乏兴趣,缺乏眼对眼凝视,也很少用手势语言,有古怪刻板行为
发育性语言障碍	多变,听力正常或异常	说话迟,语音语调错误	感受性受损或表达性正常	受损	感受性受损者,听觉语言能力明显受损	可玩创造性游戏,口语及非口语的发展能力不平衡,音乐能力好	对社交有兴趣,有学习困难及行为幼稚
选择性缄默	正常	正常,但在熟悉的小范围内才讲话	正常	正常	因为患者拒绝交谈,可表现为非语言能力好而语言能力差	正常	害羞,敏感,在公共场所沉默,但对环境有兴趣,如用眼观看周围
发育性语音障碍	正常	讲话迟,语音语调错误,表达不清	正常	表达能力好,因为表达不清,别人听不懂	正常	正常	社会行为发育正常,有时注意力不集中,笨拙,敏感
环境剥夺	正常	获得语言能力较迟,但语音语调多正常	较同龄儿童迟缓,词汇量少	迟于同龄儿童	低于同龄儿童	正常	词汇较少,害羞焦虑

知识框 5-1 伴发癫痫的获得性失语

伴发癫痫的获得性失语(the Landau-Kleffner syndrome)是指患儿在病前语言功能发育正常,病后丧失了感受性和表达性语言功能,而非语言智力和听力正常。本病的病因学不明,但临床特征提示脑炎的可能性。病程预后变异很大,约 2/3 患儿遗有轻重不等的感受性语言缺陷,大约 1/3 患儿可完全恢复。

多数在3～7岁起病，但也可起病更早或更晚，突然起病比较常见。在开始出现言语丧失的前后两年中，出现累及一侧或双侧颞叶的阵发性脑电图异常或癫痫发作。患儿的表达或感受言语能力严重缺损的总病程不超过6个月，其语言技能多在数日或数周内即告丧失。抽搐与语言丧失在发生时间顺序上变异很大，数月到两年不等。最具特征性的是感受性语言严重受损，听觉性理解困难常为首发症状。有些患儿变得缄默不语，有些则只能发出无法理解的声音，也有一些表现为较轻的讲话不流利和表达不清，并伴有发音障碍。有时，本障碍早期的语言功能时好时坏。在语言开始丧失后的数月内，行为和情绪紊乱很常见，但当患儿能重新运用某种交流方式以后，这种情况会趋于改善。其失语不是由于其他神经系统疾病、广泛性发育障碍所致。本病治疗主要是及早进行言语训练，治疗药物可使用抗惊厥药物和皮质激素类药物。

参考读物：

Pearl PL, Carrazana EJ, Holmes GL. The Landau-Kleffner Syndrome. Epilepsy Curr, 2001, 1(2)：39-45.

三、治疗与预后

包括教育训练和行为矫正。针对性的教育训练，如背诵、讲故事等，可辅以奖励和惩罚措施；鼓励交往和参加集体活动。常用的行为矫正措施有：发音器官锻炼；语言训练；用语练习；说出物品名称训练；读字练习；会话练习；阅读练习等。

教育训练可以由语言治疗师、康复师一对一进行训练，也可以小组训练；训练可以在特殊学校进行，也可以在普通学校中融入针对性的语言训练。

表达性语言障碍为主的儿童其预后优于感受性语言障碍为主的患者，后者更容易出现对治疗参与度差，也更容易发生阅读理解方面的障碍。

第二节 语音障碍及其他交流障碍

一、语音障碍

语音障碍起病于童年期，来自美国(National Institute on Deafness and other Communication Disorders, 2010年)机构的统计，儿童期患病率约为8%～9%。病因未明，耳炎可能是危险因素之一。

（一）临床表现

语音障碍(speech sound disorder)，常表现为言语发音延迟，其言语很难理解，讲话时的语音省略、歪曲或代替的严重程度已超过正常儿童的变异范围。患者的这种发音障碍不是由于失语症、与表达和感受性语言障碍有关的清晰度障碍、口腔疾病、听力障碍、精神发育迟滞以及广泛性发育障碍等疾病引起的。

常见的现象有：①舌根音化：以舌根音如g、k、h代替大多数舌前位音，如将"哥哥"说成"多多"；②舌前音化：以舌前音d、t代替某些语音，比如将"裤子"说成"兔子"；③不送气音化：把送气音p、t、k、c、s用不送气音代替，如将"跑步"说成"饱步"；④省略音化：省略语音的某些部分，如将"飞机"说成"飞一"等。发音障碍的严重程度超出了患者智龄的正常变异限度；多数患者非语言智能以及他们的语言表达和感受技能在正常范围；临床上表现出来的发音异常不能直接归因于感觉、器官结构或神经系统异常；在患者所处的亚文化环境所用的口语中，这种错误的发育显然属于异常。诊断治疗以前应该排除失语症、失用症、腭裂或其他与说话有关的口腔结构异常、耳聋、精神发育迟滞等。

（二）诊断要点

1. 持久存在的语音困难影响了语言的可理解性，并妨碍了语言信息的交流。

2. 由于交流的有效性受到影响，患者的参与社会活动能力、学业成绩或职业表现受到不同程度的影响。

3. 症状起始于发育早期；并非由先天或后天的疾病引起，如脑瘫、唇腭裂、耳聋或听力丧失、脑外伤、内科疾病或神经系统疾病。

（三）鉴别诊断

1. 听力损害　患者听力异常，听力测验结果异常，丧失听力会影响患者语言的获得，从而让患者出现语音障碍。一般而言，语音障碍患者听力正常，听力检测结果也在正常范围。

2. 器质性疾病有关的语音障碍　面部解剖结构异常，如唇腭裂等会导致发音清晰度的异常，神经疾病诸如脑瘫等所引起的构音异常者，其体格检查和物理检查可发现相应的生理异常或神经系统体征；言语中枢布罗卡区（Broca 区）受损害也可出现发音困难或语音清晰度差等，不仅病因不同，而且在语言表现特征上也有质的差异。

3. 选择性缄默　患者在不同的场合表现不一样，在特定的场合可能表现话少或不说话，但其发音、清晰度一般无明显障碍，且常常伴随焦虑情绪。

（四）治疗

通过专业语言治疗师对患者进行评估，并制订个体化的训练策略，其内容主要包括：①构音训练，如音素水平的训练，音节水平训练，单词水平训练以及句子水平训练；②口腔功能训练，增强口腔本体感觉，改善口腔协调运动能力等。

此外，对于伴随明显的社交焦虑和缺乏自信心的患者，支持性心理治疗是必要的。

二、童年发生的言语流畅障碍

童年发生的言语流畅障碍（childhood-onset fluency disorder）或称为口吃（stuttering），是指在交流过程中，言语的流畅性被中断且伴有非自愿的语音、音节、单字或短语的重复。多伴有对特定社交情景的焦虑、紧张和恐惧情绪。

口吃发生的病因尚未完全清楚，可能与遗传因素、语言神经中枢发育不良有关。此外，患者的个性特征以及精神心理因素也对口吃的发生有一定影响，部分病例在模仿和暗示之后发生口吃。国内缺乏大样本的患病率调查，男性患病风险是女性的 2~5 倍。一般认为不同文化和种族间患病率无明显差异。

（一）临床表现

患者表现为明显的、可以观察到的言语流畅的中断，非自愿的语音、字、词的重复，或交谈中出现沉默空白，或语音延长。症状发生的强度和频度因人而异，也可以在不同阶段表现有所不同。其重复行为可以是单音节的重复，也可以是不全音节或多音节的重复。此外患者还可能出现一些无关的多余行为表现，无关动作增加，如清喉咙动作等。也可能出现增加一些无意义的语气词或音节。

除了言语障碍，口吃还会给患者带来恐惧、焦虑、压力感、羞耻、内疚、挫折等负面感觉和情绪，也可能因此而影响患者对疾病以及自我的否定认知。患者常常因为交流障碍的挫折感而出现回避社交的行为。

（二）诊断和治疗

详细的病史和专业的语言评估对于诊断口吃是重要的。正常儿童在特定的语言发育阶段可出现发育性的言语不流畅，应该与口吃鉴别。前者在语词的重复频度、语速以及言语过程中气流是否中断等方面有差别。

目前对口吃缺乏特异性的有效治疗方法，但现有的一些干预措施有利于患者更好地控制他们的言语，例如语言流畅性成形治疗（fluency shaping therapy）、专门的口吃电子矫正设备（electronic fluency device)等。尽管有患者在接受苯二氮䓬类药物、抗抑郁药物、抗精神病药物等治疗有效的研究报告,但这些治疗方法未经包括美国食品药品管理局(Food and Drug Administration,FDA)在内的权威认证。

三、 社交语用障碍以及未特定的交流障碍

(一)社交语用障碍

社交语用障碍[social(pragmatic)communication disorder]指在特定社交情形下,表现出使用言语和非言语交流技能的缺陷或困难。其症状发生于发育早期,但多数患者直到社会交流的需求超过了患者有限的能力时,缺陷才可能完全表现出来。主要表现在:①不能以合适的方式在社交场合进行问候和分享信息;②不能按照交流情景变化或听众需求的改变而改变或调整交流的方式,例如与孩子交流和与成人交流方式的改变;③在交流过程中,不能使用语言或非语言的方式发起互动;④难以理解"言外之意",如理解成语、幽默等有困难;⑤以上症状明显影响患者的有效交流、社交参与、社会关系维系、学业成绩或职业表现。

1. 诊断

诊断社交语用障碍除了患者具备上述的症状特征外,还需要排除以下情形:①其他躯体疾病或神经疾病;②并非由于构词、语法能力缺陷所致;③排除孤独谱系障碍、精神发育迟滞等发育性疾病。

2. 鉴别诊断

(1)与孤独症鉴别:孤独症患者重复、刻板的行为症状以及局限的兴趣爱好特点是其不同于社交语用障碍的主要鉴别点,这些症状出现在大多数患者发育的早期,即便目前缺乏这些临床症状,但详细的病史中如果存在任何时候出现的这些症状都支持孤独谱系障碍的诊断。社交语用障碍患者主观上有主动交往的驱动欲望,而孤独症患者一般缺乏人际交流的主动性。

(2)与社交焦虑障碍的鉴别:症状出现的时间是鉴别的关键,社交语用障碍患者始终没有获得有效的社会交往技能,而在社交焦虑患者,社交技能的发展是充分的,只是由于焦虑、害怕或沮丧而阻碍了这种能力发挥使用。

3. 治疗 社交语用障碍缺乏特异性的治疗方法,主张由多学科共同参与的综合治疗。

(二)未特定的交流障碍

当患者表现以交流障碍为特征的临床症状,且这些症状已经引起了有临床意义的痛苦,或导致社交、职业其他重要功能的损害,但不符合交流障碍或神经发育障碍诊断类别中任何一种障碍的诊断标准,这种情形下诊断为未特定的交流障碍。

第三节 运 动 障 碍

在 DSM-5 系统中,将运动障碍作为一个新的神经发育障碍的亚类疾病,包含了发育性的协调障碍、刻板运动障碍和抽动障碍。本节内容主要涉及发育性协调障碍和刻板运动障碍。

一、发育性协调障碍

发育性协调障碍(developmental coordination disorder,DCD)或称为发育性运动障碍(developmental dyspraxia),起病于儿童发育早期,以获得协调性运动技能困难或运用该技能的水平明显低于相应年龄预期水平的运动障碍。

在 5~11 岁儿童中患病率约为 5%~6%,男性患病风险高于女性,男女比例约为 2:1~7:1。病因和发病机制尚不清楚,出生前暴露于酒精、早产和低出生体重等环境因素会增加患病风险;视觉-运动感受能力以及视觉-空间认知缺陷可能与协调运动障碍的发病机制有关。

（一）临床表现

1. 在粗大运动中表现出的协调障碍　发起运动的时效性差,平衡性差,难以将单项运动整合为可控的行为序列,在系列动作中往往忘记接下来的动作,空间认知或定向障碍,由于肌张力低下或本体感觉问题,常常表现为难以完成诸如捡起铅笔或者握持某个物体等动作。总体动作笨拙,部分患者难以区分肢体的左右,有患者甚至咀嚼食物也会成为日常困难。

2. 在精细运动中表现出的障碍　精细动作障碍可以影响广泛的动作任务,使得患者难以完成此类动作任务,例如餐时使用刀叉、扣纽扣、系鞋带、烹饪、刷牙、梳头、开瓶盖等;此外,还会带来书写障碍,难以进行书法任务。患者可集中表现为基本运动模式的学习困难、达不到期望的书写速度、难以掌握正确的握笔姿态等。也可表现为数字或字母识别困难。

3. 词汇运用障碍　难以控制语言器官的运动,难以发声,难以连续发声形成单字或词句;唱歌使用歌词时难以控制呼吸或抑制唾液等。

4. 左右方向识别困难,方位感觉能力低下,可成为部分患者运动困难的焦点。可伴有一种或多种其他障碍和显著的语言发育缓慢,如注意缺陷多动障碍、孤独症谱系障碍、计算障碍、书写障碍等。

（二）诊断和治疗

详细的生长发育史有助于诊断,包括诸如学会爬行、走路的时间等;运动技能的评估包括平衡能力,触觉发展和行走活动的变化等。专业的测试工具运用可帮助诊断。

国外常用的测试工具包括:①儿童运动评估问卷（Movement Assessment Battery for Children, Movement-ABC）;②Peabody 运动发育性量表（Peabody Developmental Motor Scales-second Edition, PDMS-2）;③粗大运动发育测试（Test of Gross Motor Development-second edition, TGMD-2）。

1. 诊断要点

（1）尽管有充分的机会获得和使用协调性运动技能,但患者所具备的该技能水平显著低下,与其相应年龄的预期水平不相符。在完成动作任务时,可表现为动作笨拙、迟缓、不精确。

（2）由于以上运动技能的缺陷导致持久的不良后果,如影响患者的日常自我照料能力、学习能力,影响参与游戏活动或娱乐活动的能力。

（3）症状发生在发育早期。

（4）运动技能缺陷的原因不能用智能残疾、视觉缺陷、神经系统疾病来解释。

发育性协调障碍可能影响到患者运动的各个方面,这些症状会持续到成年期。通过训练、物理治疗、语言治疗或心理训练,某些能力可以获得提高。

2. 鉴别诊断

（1）内科疾病导致的运动障碍:协调性问题可能与视觉功能缺损或其他特定的神经疾病（如脑瘫、渐进性的小脑病变、神经肌肉疾病）有关,这些疾病的患者通过神经系统检查可以有相应的发现。

（2）智力发育障碍:表现为智力低下,运动能力与其智力水平相呼应。如果协调运动的严重程度超过了其智力损害的相应水平,同时达到了发育协调运动障碍的标准,则另外需要诊断发育性协调障碍。

（3）注意缺陷多动障碍:患者可能表现行动鲁莽,行动中打翻物品等,仔细观察会发现患者的症状主要归因于分心或行为的冲动性,而不是由于协调性的问题。

（4）孤独症谱系:患者不仅对那些需要运动协调能力的活动不感兴趣,比如球类运动等,同时还表现为其他人际互动活动兴趣缺乏。而发育性协调障碍对患者兴趣活动影响是局限的。如果同时满足两个诊断标准,则应该同时诊断。

3. 治疗　心理治疗有助于提高患者诸如情绪管理的能力;对于严重影响社会功能的患者,可选择专业的运动康复治疗或药物治疗。

二、刻板运动障碍

刻板运动障碍（stereotypic movement disorder, SMD）,是发生于儿童发育早期,病因不明的运动障碍,缺乏目标指向的重复动作,貌似是被动驱使的结果。

正常发育儿童中,单纯的刻板运动较常见,而复杂的刻板运动约为3%~4%。智能残疾儿童中约4%~16%可能出现刻板行为或自伤行为。环境因素中,社会隔离可能直接或间接成为刻板运动障碍的危险因素,环境应激可引发刻板行为。此外,害怕、恐惧的心理状态可增加刻板行为发生频率。严重的智能残疾、Rett综合征等低认知功能疾病是刻板运动障碍的高危因素。

（一）临床表现

常见刻板运动行为包括重复的撞头、挥舞手臂,旋转或有节奏的运动,咬自己、打击自己的身体;揪捏皮肤,或其他的一些行为如吸吮手指、咬指甲、拔毛癖、磨牙或者是异常的跑动或滑动等。轻度的患者可在分散注意时终止其行为,中度患者需要采取保护措施应对其行为,重度患者为防止严重的伤害需要采取持续的监护或保护措施。

（二）诊断与治疗

1. 诊断要点

（1）缺乏目标指向的重复动作,貌似是被动驱使的行为(如摇手、挥手,身体摇摆、撞头、咬自己、打自己身体等)。

（2）重复的动作行为影响了社交、学习或其他活动,可导致自伤。

（3）发生于童年早期。

（4）行为并非源于物质的生理效应或神经系统的疾病,诸如拔毛癖、强迫障碍等其他神经发育疾病或精神障碍不能解释该行为症状。

刻板运动在婴幼儿中是常见的现象,如果这些行为并未造成烦恼或者未影响到日常活动,则不应该诊断为本病。目前缺乏针对本病的特异性检测或评估工具。刻板运动障碍可以伴有莱施-奈恩综合征(Lesch-Nyhan syndrome,一种自毁容貌的遗传疾病)、智力障碍、严重的酒精暴露、或者是苯丙胺中毒等同时存在。

在DSM-5系统中,诊断本病要求标明:①是否伴有或不伴有自伤行为;②是否与其他已知的疾病或环境因素有关。

2. 鉴别诊断　本病需要与其他可能出现刻板运动症状的疾病包括孤独症谱系障碍、强迫障碍、抽动障碍以及其他的运动性疾病进行鉴别。

（1）正常发育变异:在婴儿和儿童早期,单纯的刻板运动行为是常见的,从入睡状态转为觉醒时可出现摇摆的动作,这些动作往往随着年龄的增长而消失;复杂的刻板运动在正常发育的孩子中不多见;这些行为不会影响儿童的日常功能,孩子也不会因此而感到痛苦。

（2）孤独症:刻板性的运动在孤独症患者中是常见的症状,但孤独症患者社会交往的缺陷以及限制性的行为模式在刻板运动的患者中并不会出现;孤独症患者所表现的社会接触、社会交往障碍,僵化、重复行为和局限兴趣爱好等特征有助于鉴别。

（3）抽动障碍:通常刻板运动障碍起病时间早于抽动障碍,多在常3岁前起病,而抽动障碍一般发生的平均年龄在5~7岁;刻板运动往往涉及前臂,手甚至整个身体,抽动一般仅涉及眼、面、头、肩部;刻板运动障碍的运动模式通常是固定的且时间略长,而抽动障碍的运动模式往往有短暂、快速、随机、波动的倾向;两者均能通过分散注意而减少发作。

3. 治疗　首先治疗要针对任何伤害行为,保障安全;调整患者周围环境,减少可能的危险因素;采取必要的保护措施。

心理治疗的目标在于减少激发患者发生刻板动作的不良情绪和应激因素。放松技术有助于帮助患者缓解不良情绪。

（杨　闯）

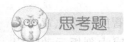 思考题

1. 语言障碍需要与哪些常见疾病鉴别?
2. 语言障碍的主要临床表现有哪些?
3. 社交语用障碍与孤独症、社交焦虑障碍如何鉴别?

第六章

特定学习障碍

特定学习障碍(specific learning disorder, LD),或称为特定性学校技能发育障碍(specific developmental disorders of scholastic skills, SDDSS),又称儿童学习技能发育障碍(malfunction of children's learning ability),是早期发育阶段就出现的学习技能获得和使用方面的障碍,表现为基本学习技能的障碍,如阅读、书写和计算能力的障碍;也可能对诸如大脑的组织能力、时间计划、抽象推理等高级智能造成影响。这种影响可伴随患者终身,同时也可能影响到包括人际关系在内的广泛社会功能。

学习障碍的概念最早出现在20世纪70年代教育学领域中,1978年作为医学诊断被引入美国精神疾病诊断与统计手册。其定义和标准一直存在争议。目前相对一致的观点认为,学习障碍是指由于理解和运用语言,说话或书写过程的一个或多个基本心理过程障碍,表现在听、说、读、写、思考、拼读或数学计算等学习相关技能的缺陷或不完全。患者在发育早期就出现正常技能获得方式的紊乱,这种紊乱不是简单的缺乏学习机会的后果,也不是后天性脑外伤或脑疾病所致。这种学习能力的受损不是源于其他障碍的直接后果,如精神发育迟滞、明显的神经系统缺陷、未矫正的视听问题或情绪紊乱等,但患者可同时伴有这些障碍。学习障碍常伴发的其他临床综合征,如注意缺陷障碍或品行障碍,或其他发育障碍,如特定性运动功能发育障碍或特定性言语和语言障碍。

一、流 行 病 学

国内目前尚缺乏有关本病详细的流行病学资料。不同语言和文化背景下,本病在学龄期儿童中患病率约为5%~15%,包括了各种纬度的学习障碍,即阅读、书写和计算的障碍;成年人患病率近4%;多发生于男孩,男：女比例约为2:1~4:1。不同的语言文字系统所表现的阅读障碍基本一致,但由于文化的差异,其表现形式有一定差别。如汉字具有图形特征,文字具有形音义一体的特点,易于解码识记,而表音文字因素或音节多,阅读时需要解码音素和音节,增加了阅读和识记的困难。因而表音文字国家儿童阅读障碍的发生率较使用表义文字国家的儿童略高。

二、病因和发病机制

该病病因和发病机制不明。现有的资料显示可能与遗传因素和中枢神经系统损伤、功能失调或结构异常有关。

(一) 遗传因素

单卵双生同病率(87%)明显高于双卵双生同病率(29%)。其中阅读障碍亚型具有家族高发特性,其遗传率高达41%。有报道在第15号染色体上存在有以常染色体显性方式遗传的基因位点;也有报告在6号染色体上存在基因位点。

(二) 脑结构和功能异常

有学者发现阅读障碍儿童有脑的结构侧化异常,可能与胎儿睾酮水平异常有关。还有学者认为,该类儿童在文字处理的环节中出现异常或缺陷;或存在识字模式异常或语言通路异常。

（三）其他危险因素

孕产期及生命早期的有害因素对该病有一定影响,如母孕期感染、宫内窒息、出生后脑损伤。其他环境因素包括不良家庭环境、不当教养方式、心理应激等。

三、临床表现

虽然学习障碍儿童通常智能水平正常或接近正常,在与其他儿童获得同等学习机会时,却仍然存在明显的听、说、读、写、拼音、算术、理解、记忆及社会能力获取和利用方面的缺陷,参见知识框 6-1。其学习能力和学业成绩与同龄儿童预期水平相比明显不相称。常见的临床类型和表现如下。

（一）特定阅读障碍

是最常见的学习障碍类型,占所有的学习障碍类型的 70% ~ 80%。"诵读困难"常常被看成是阅读困难的同义语,但许多学者认为两者之间还是有区别的,并将其看作阅读障碍的一种形式。阅读障碍可以影响阅读过程的任何环节,包括难以准确和（或）流利的辨认词句,词汇解码困难,阅读速度、韵律（口头阅读）和阅读理解困难。狭义的阅读困难是指阅读时发音意识形成困难,即构音词汇中断,难以匹配单字形成发音（难以形成语音-符号对应关系）等。具体表现在以下 3 个方面:

1. 阅读时理解力明显障碍　患者阅读时单词辨认能力及朗读技能均可受累。如不能回忆起所读的内容,不能从所读的资料中得出结论或推理,或针对故事所问问题时,不能利用故事里的信息进行回答,仅仅是泛泛而谈。

2. 阅读的准确性障碍　在字母书写系统中阅读障碍早期阶段可能表现在背诵字母、说出字母正确名称、词的分节、读音的分析或分类等障碍。之后,在口语阅读方面显示出不足,如朗读时遗漏字,加字,念错字,写错字,替换字,朗读速度慢,长时间的停顿或不能正确地分节。在中文系统中可表现为音调念错,念相似结构的音,多音字读错,读错两个字组成的词中的一个字,不能区分同音字等。

3. 其他　除学业上所遇到的困难外,还可见学校适应问题、与同伴关系的问题、情绪或品行障碍等。有的阅读障碍儿童在学前也可表现出一定的语言缺陷和认知功能障碍。

（二）特定拼写障碍

患者表现为口头或书写单词的能力均受损,文字符号书写表达准确性和完整性明显存在问题,但阅读与计算技能力可在正常范围。如书写时错字、别字太多,字的偏旁部首遗漏或张冠李戴。有的还同时表现出手的精细动作的笨拙,如不会使用筷子、绘画不良等。主要表现为拼写技能显著受损,显著低于智龄应有的水平,且不能完全归因于智龄低、视力问题或教育不当等。

（三）特定计算技能障碍

指一种以计算技能损害为主的学习技能发育障碍。其缺陷涉及对加减乘除基本计算技巧的掌握,且不能完全用精神发育迟滞或明显的教育不当来解释。表现为:

1. 基本计算技能,如加减乘除的掌握困难,不能理解某种运算的基本概念,数学术语或符号,不能辨认数学符号,难以进行标准数学运算,直式计算排位错误,抄错或抄漏题,数字顺序颠倒,数字记忆不良,忘记计算过程的进位或退位,以及误增或漏掉小数点或错写运算符号,导致数量概念困难和应用题计算困难。

2. 患者的听觉和语言技能基本正常,但立体视觉和视知觉技能受损,方位确认障碍,易出现方位判断不良,判断远近、大小、高低、方向、轻重以及图形等困难。

3. 患者有持续存在的计算困难史,严重影响与计算能力有关的学习成绩或日常活动。

（四）共病

特定学习障碍常常和神经发育性疾病共病存在,例如注意缺陷多动障碍、交流障碍、发育性协调性障碍、孤独症谱系障碍;此外,也可能和其他精神障碍如焦虑障碍、抑郁障碍、双相情感障碍共病。这些共患疾病可能单独对患者的日常能力造成影响,包括对学习能力的影响。当这些疾病的存在能够完全解释患者学习障碍的临床症状时,不诊断特定学习障碍。

知识框 6-1 学龄期儿童特定学习障碍的危险信号

阅读方面

◆ 在入学初始就表现出阅读困难；

◆ 难以准确流利地认识单个词汇；

◆ 难以理解词汇的结构；

◆ 不能快速地命名物体；

◆ 难以阅读并理解短语、句子、段落或整个故事；

◆ 学习字母表显得困难或者难以将字母连在一起发音；

◆ 大声阅读时常常读错，或重复、中断过多；

◆ 难以记住字母的发音；

◆ 难以把握单词、单字细微差别；

◆ 难以理解滑稽、讽刺或幽默、喜剧化的语言意义；

◆ 常常将发音接近的单词读错；

◆ 难以按时间顺序来复述故事；

◆ 学习语言的韵律、数字、字母时进步缓慢，也可表现在识别颜色和（或）物体外形等方面学习缓慢。

书写方面

◆ 完成书写相关的任务困难，尤其表现在运用词汇、语法、标点以及拼写等方面；

◆ 总以简略、应付式的态度来应对书写作业；

◆ 在要求完成书写任务时仅仅凭已经有的记忆来书写，缺乏计划性和组织性。

◆ 常颠倒或调换字母；

◆ 所书写的内容组织结构性差；

◆ 书写页面显得脏乱或表现为握持铅笔的动作笨拙；

◆ 词汇量有限；

◆ 手眼协调性差；

◆ 精细运动困难；

◆ 抄写内容准确性差；

◆ 叙述内容缺少预先的组织性；

数学方面

◆ 数字概念理解困难；

◆ 难以记忆数字有关的事实和解决数字有关的应用问题；

◆ 难以将关联的数学问题相互联系，如 $4+3=7$ 和 $3+4=7$；

◆ 对事物分类、归类、整理时显得困难；

◆ 时间概念的困难，如难以理解"之前""之后""明天""下周"等时间概念词；

◆ 可能对数学符号理解混乱，或者误读数字；

◆ 解决多步骤问题时显得吃力；

◆ 难以从言语提问的问题中提取或掌握重要的信息；

社会交往方面

◆ 难以准确的诠释非语言的信息，如手势，面部表情；

◆低自尊,难交友,看似独来独往;

◆可能会误读玩笑、双关语、讽刺语言等;

◆不能遵从交谈中的社交规则,如轮流谈话,适当转换话题等;

◆谈话时和倾听者距离靠太近;

◆可能存在非语言交流学习能力缺陷,难以识别或将有意义的非语言线索解读为有用信息。

注意和行为

◆难以专注于某项任务;

◆多动;

◆注意维持时间短;

◆记忆力差;

◆难以遵从指令;

◆在学校课堂上可表现出明显的行为问题;

◆难以完成多步骤指令任务;

◆常常反应慢;

◆常常在叙说时跑题;

◆需要较多的一对一教育的方式来加强其理解;

◆可能被诊断为注意缺陷障碍。

【典型病例】

　　患者,男性,10岁,小学三年级学生。因语文学习成绩差就诊。7岁入学,一、二年级时,学习成绩中等,感语文学习困难,尚能及格。三年级起,语文成绩明显下降,主要是认字、造句、作文困难,错别字多,作业完成差。平时朗读课文少,不流畅。数学应用题列式计算有困难。在家可帮助父母完成一般家务。课堂表现认真,同伴关系良好。既往健康,独子,母孕正常,足月剖官产。出生时无窒息,人工喂养。1岁2个月会走,1岁半始讲话,2岁半讲简单句子。3岁入幼儿园,性格活泼外向。体检:腭弓略显杯状,余未见异常。神经系统检查,共济运动欠佳,余无异常。精神状况检查:衣容整洁、年貌相符、接触好、合作、活跃,朗读不流畅,有错别字,阅读理解欠准确,单词拼音有错误,左右分辨迟钝,数学的应用题计算困难,但给予数字列式计算正确,自知力完整。WISC-CR测验IQ 93。

　　诊断:特定学校技能发育障碍(以阅读障碍为主)。

四、病程与预后

　　部分患者的症状随着年龄增长可自行缓解或减轻,但一些特殊的技能缺陷可能持续至成年期。伴随品行障碍、情绪障碍、社会适应不良较为多见。

五、诊断与鉴别诊断

(一) 诊断要点

1. 获得学习技能或使用学习技能困难,至少存在以下1项症状,且持续存在6个月以上。

(1)阅读词汇时表现吃力、不准确或缓慢,如大声读出词汇时发音错误或者缓慢或犹豫不决;频繁地出现对词汇的猜测、难以读出词汇的读音。

(2)难以理解所读内容的意义,可以准确地阅读课文,但对所读内容的时间顺序、推理意义或者更深层次的意义难以理解。

(3)拼写困难,如常增加、删除、或替代元音或辅音。

（4）书面表达的困难，如出现较多的语法或标点符号使用的错误；段落的组织能力差，难以清楚地通过书写表达自己的意图和思想。

（5）难以领悟数字的意义、数值的级别关系或计算错误。

（6）运用数学的逻辑推理困难。

2. 学习技能水平显著地低于个体实际年龄的预期水平，学习或职业表现受到影响。学习技能的损害可以通过标准化的成就测验或综合的临床评估表现出来。

3. 学习困难发生在学龄阶段，但可能未完全表现出来，直到学业要求超过了个体能力的局限时，症状才充分显露。

4. 智能残疾、未矫正的视听缺陷、其他神经精神障碍、语言使用的熟练程度不够或缺乏足够的教育指导等原因不能用来解释临床出现的障碍。

通常患者学习困难会出现在上一年级之前，表现学习技能发育延迟或偏离，最常见的是言语和语言发育延迟或偏离。可伴有如注意力不集中、多动、情绪紊乱或品行问题；学习困难具有特定性，即不是全面地智能低下，或智能轻度受损所致；学习困难是发育性的，即须在上学最初几年就已存在，而不是在受教育过程中出现的；没有任何外在因素，如缺乏合适的学习机会等可以解释学习困难的程度；不是视听损害所致。

诊断本病除了完整的病史资料、详细的体格检查外，需进行有关的神经精神检查和心理测评。必要时还需进行影像学、电生理方面的检测。

常用的心理评估工具包括：①学业成就测验；②智能测验；③神经心理测验；④学习障碍筛查量表。

学业成就测验主要用来评估听力理解、言语表达、书写、阅读理解、计算和基本推理几个方面的能力，有一项较智能期望值明显落后即可诊断。智能测验主要目的是排除精神发育迟滞和孤独症，并了解患者的智能结构。针对阅读能力的专门测试可获得有关阅读技能的详细情况，国际上常用的普遍阅读能力测试工具有 Gray 氏诊断阅读测试第 2 版（GDRT Ⅱ）和 Stanford 诊断阅读评估，其他还有包括评估口语阅读技能、阅读理解能力、发音流利性能力等针对性测查工具。国内学者刘靖、王玉凤等对修订后阅读测验进行研究，在国内学生样本中运用显示出较好的信度和效度。

（二）鉴别诊断

1. 与精神发育迟滞鉴别　特定学习障碍主要涉及学习技能获得和使用方面的缺陷，而精神发育迟滞所涉及的是全面的发育障碍；智力测验和学业成就测验有助于发现两者的差别，患者在特定的学习技能相关领域发育迟滞外，其他能力的发育相对正常。

2. 与孤独症鉴别　孤独症患者除了学业成绩低于预期外，显著的区别在于患者社会交往的异常以及刻板重复的行为模式、特殊的兴趣爱好等；而特定学习障碍儿童一般不具备这些交往模式和行为特征。

3. 与注意缺陷多动障碍鉴别　两者常常共病存在，两者均会影响患者的学业成绩，但前者具备正常的学习技能，对学业成绩的影响是由于注意缺陷和行为问题妨碍了正常学习技能的使用；特定学习技能障碍其核心病理损害不在于注意缺陷，而在于学习技能缺陷。

六、治疗和康复

任何特定类型的学校技能障碍都会影响孩子学业成绩的提高，虽然半数以上患者的症状随着年龄增长而减轻或自行缓解，但有些特殊技能缺陷可能持续到成年。部分患者还可能合并或继发出现品行障碍和反社会行为等行为问题。因而防治的关键是早期预防，早发现，早治疗。

（一）早期预防和干预

加强孕产期保健，做到优生优育，防治和减少有害因素影响，正确开展早期教育。早期干预，发现儿童有语言或其他学习问题时，及时就诊，及早指导家长改进教育条件和教育方法，纠正教育偏差，防止病情发展。

（二）支持性心理治疗

培养患者学习兴趣，增强自信心，改进学习方法。

（三）教育和训练

针对具体情况制订个体化教育计划，个别指导，定期评估。具体的矫正方法有感觉统合训练、行为疗法、条件刺激性强化法、游戏疗法、结构化教育训练等。

（四）药物治疗

目前药物的治疗效果尚缺乏循证医学的支持证据。伴有注意缺陷多动障碍者可使用哌甲酯、托莫西汀等治疗。

（杨　闯）

 思考题

1. 特定学习障碍的诊断要点有哪些？
2. 如何鉴别特定学习障碍和孤独症？
3. 精神发育迟滞和特定学习障碍患者都有低学业成绩表现，如何理解两者的异同？

第七章

注意缺陷多动障碍

注意缺陷多动障碍(attention deficit hyperactivity disorder,ADHD)亦被称为多动性障碍(hyperkinetic disorders),是儿童期常见的行为问题。主要是指发生于儿童时期,表现为与年龄不相称的注意力不集中、不分场合的过度活动、情绪不稳及冲动并影响其社交、家庭和学业等社会功能,智力正常或接近正常。该症具有生物学基础、执行功能受损,在 DSM-5 中列在神经发育性障碍下。

早在 1854 年,Hoffmann 提出了多动症这一症名,Strauss 和 Lehtinen(1947)认为该类症状与脑损伤有关,因此命名为"脑损伤综合征",Gesell 和 Amatruda(1949)明确提出"轻微脑损伤"这一诊断名称,Clemewts(1949)改称为"轻微脑功能失调"。世界卫生组织出版的 ICD-8、ICD-9、ICD-10 认为该症均以多动性症状为主,命名为多动性障碍。美国精神病学会出版的 DSM-Ⅲ(1980)认为该类儿童的核心症状是注意障碍,命名为"注意缺陷障碍",DSM-Ⅲ-R(1987)注意到注意缺陷和多动症状是本症的主要症状,改称为"注意缺陷多动障碍",其诊断名称沿用至今。

该病呈慢性病程,具有终生性特点。有 70% 症状可持续到青春期,30% ~50% 的患者症状可持续终身。ADHD 常共患对立违抗障碍、品行障碍、情绪障碍、学习障碍、抽动障碍以及适应障碍等,对患者的学业、职业和社会生活等方面产生广泛而消极的影响。目前,学者们普遍认为 ADHD 是一种影响终身的慢性疾病,需要给予终身干预。对于全社会来说,被认为是重要的临床和公共卫生问题。

一、流行病学

大多数文化中,注意缺陷多动障碍的患病率一般报道为 3% ~5%,男女比例为(4 ~9):1,成人患病率约为 2.5%。我国报道学龄期儿童的患病率为 4.31% ~5.83%。在学龄期男孩患病率最高,9 岁时最为突出,青春期患病率下降。家庭功能不良、低社会经济阶层、儿童有发育性损害和慢性身体疾病者患病率增加。随年龄的增长,共患学习困难和其他精神障碍的概率明显增加。65% 以上的患者共患一种或更多的精神障碍。共患病导致患者的社会功能受损、临床疗效不佳和预后不良。

二、病因及发病机制

ADHD 的病因复杂,至今未明,是遗传和环境等因素共同作用所致的一种神经发育性疾病。

(一)遗传因素

研究表明 ADHD 的患者家族成员此症的患病率较高,具有家族聚集性,认为该症是具有复杂遗传特征的家族性疾病,遗传度平均为 0.76。分子遗传学研究发现多巴胺受体 D4 基因、多巴胺受体 D5 基因、多巴胺转运体基因、5-羟色胺转运体基因、25kDa 突触关联蛋白等基因可能增加 ADHD 的易感性。ADHD 是一种复杂性疾病,通过多个微效基因与环境因素共同作用所致。

(二)环境因素

1. 孕产期的有害因素 母孕期、围生期及出生后各种原因所致的轻微脑损伤可能是部分患者发生本病的原因,如妊娠早期的感染、中毒、营养不良、药物、放射线、饮酒吸烟、生产时脑损伤等均可引起神经发育异常。

2.　**铅暴露**　儿童体内的高血铅与 ADHD 有关,轻度的铅中毒会影响儿童的神经发育,导致注意力不集中、多动与学习效率下降。食物添加剂,如某些调味品,人工合成的染料等可与本症有关。

3.　**其他因素**:不良的社会环境、家庭环境、教育方式不当、儿童缺乏安全感和学习压力过大等均可增加儿童患本病的危险性。

（三）大脑发育异常

研究报道发现该症患者大脑中去甲肾上腺素功能不足、多巴胺功能不足、5-羟色胺功能过度或相对不足;存在脑发育延迟、脑发育偏离正常和觉醒不足;ADHD 儿童全脑体积较正常对照减小,大脑灰质和白质均见减小,脑功能的异常,特别是额叶激活低下。由于 ADHD 的异质性,表现在脑功能的结果的不一致性。

三、临床表现

注意缺陷与多动障碍的主要临床表现为注意障碍、活动过度、冲动任性,并常伴有学习困难、情绪和行为方面的障碍。

（一）注意障碍

注意障碍是 ADHD 的突出症状,其注意障碍的特点是注意的集中性、稳定性和选择性等方面存在异常,注意障碍可影响患者的学习、活动和生活等各个方面。表现为不能集中注意力于一定的场合或事物,缺乏选择性集中注意,注意力集中的时间短暂,很易受外界环境的影响而注意力分散。表现为患者上课不专心,做作业时不能全神贯注,而是一心数用;经常因周围环境中任何视、听刺激影响他的注意力而分心,并东张西望或接话茬;做事往往难以持久,常常半途而废,不能坚持始终;经常在活动中不能仔细注意到细节,经常因为粗心发生错误。由于分心,经常丢三落四,把书本、铅笔、文具等学习用品或生活用品丢失在家或忘在学校。

（二）活动过度

活动过度是指活动水平明显比正常儿童多。在需要安静的场合或需要遵守规则的场合多动症状更为突出。患者常常从小活动量大,有的在胎儿期特别好动;婴幼儿期比别的儿童多动、好哭,好破坏玩具;上学后喜欢追追打打,在教室内听课时,也不停地搞小动作,上课坐不住,在座位上扭来扭去,下课后招惹同学,话多,在吃饭、看电视时也不能安静坐着。这类儿童身上好像装了一个"发动机",整天精力过剩,动个不停。有的睡觉时也特别好翻动,不能安静入睡。进入青春期后,小动作减少,但可能主观感到坐立不安。

（三）情绪不稳、冲动任性

行为冲动表现在社会交往中缺乏控制力,在危险场合行事鲁莽,冲动性地违反社会规范。患者常情绪不稳,极易冲动,易激惹,情绪易受外界因素的影响。在遇到一些不愉快的刺激时,往往不能控制自己的情绪,或作出愤怒反应,常因一些小事与同学争吵打架。耐心差,不能等待,强行加入或打断他人的活动,抢先回答别人尚未说完的问题,在与人交流时也不把别人的话听完就插嘴。在集体游戏或比赛中不能遵照游戏规则,不能等待着按顺序轮流进行。

（四）认知障碍和学习困难

本病部分患者存在空间位置觉障碍,视-运动障碍,听觉综合困难及视-听转换困难。虽然患者智力正常或接近正常,但由于注意力不集中、情绪不稳、活动过度和认知障碍而造成学习困难,学业成绩不佳。

（五）共病现象

ADHD 儿童常常共患其他发育障碍或精神障碍。研究报道:至少 2/3 的 ADHD 共患其他精神障碍,其中约 1/3 共患对立违抗障碍,1/3 共患焦虑障碍,约 1/4 共患品行障碍,间歇性暴怒障碍可见于少数有 ADHD 的成人,但也明显高于人群平均水平。在成人中,反社会型和其他类型的人格障碍可以与 ADHD 共病。其他可能与 ADHD 共病的障碍包括强迫症、抽动障碍和孤独症(自闭症)谱系障碍。

共患的障碍不仅使患者的病情更为复杂,也使患者需要更多的治疗干预,对患者的预后有不同程度的不良影响。因此了解 ADHD 儿童可能共患的障碍及其临床特点,对完善患者诊断、充分予以干预、改善患者预后具有重要意义。

【典型病例】

患者,男性,10 岁,因顽皮多动、上课不专心、学习成绩差而来就诊。7 岁入学,老师反映患者上课不专心,老师上课时,很少能集中注意听讲,常找同学讲话或小动作多,玩弄铅笔、刀,在课堂上乱画或高声大叫,影响课堂纪律;经常招惹周围同学,喜欢与人打架。做作业边做边玩,作业不工整,潦草马虎,常丢题、漏字或抄错数字,错漏甚多。常常遗失自己的物品和学习用品,有时忘记老师布置的作业,回家后打电话问同学才能完成作业内容。小学 1~2 年级成绩在班上中等水平,三年级成绩下降,有时不及格,成绩波动大,父母看紧点,成绩要好些。

患者系第一胎,足月平产,幼时言语与运动发育正常。既往无重大病史。1 岁会说话、走路。患者自上幼儿园开始比别的孩子好动,难以安静坐下来,对家中的玩具任意破坏,行为莽撞,脾气倔强,任性,活泼。

躯体和神经系统检查无异常。精神检查:神志清,接触好,在诊室内十分活跃,多动,话多,随便拿诊室桌上的笔、纸等东西玩。检查时注意力不集中,易受外界的影响,智力粗查无异常,情绪和行为未见异常。智力检查:智商 105。脑电地形图检查:轻度异常。

诊断:注意缺陷多动障碍。

四、病程与预后

ADHD 的病程具有连续性。在学龄期前,以多动冲动表现为主,表现为单纯的 ADHD;在学龄中期,注意不集中表现更为明显;在青春期,多动症状不明显,表现为内心的不安宁、烦躁和坐立不安,但是一些个体有加重的病程并伴有反社会行为。在学龄中期和青春期,常共病其他行为问题和情绪障碍。多数患者的症状到少年期后逐渐减轻或缓解,但约 30% 的患者症状持续到成年,并更易共患各种精神障碍,如抑郁障碍、双相障碍、焦虑障碍、反社会人格障碍和酒药依赖等。该症儿童相比他们的同龄人接受的学校教育更少、职业成就更差且智力分数更低。

预后不良的因素包括:共患品行障碍、对立违抗障碍、情绪障碍(如抑郁、焦虑),存在智力偏低、学习困难和家庭功能不良。

五、诊断与鉴别诊断

主要是临床诊断。诊断依据应根据详细而正确的病史,包括从父母、老师和其他亲属处获得的病史资料,结合躯体和神经系统检查、精神状况检查、心理学评估的结果予以诊断。

(一)诊断要点

1. 起病于 7 岁以前(DSM-5 起病年龄为 12 岁以前),注意缺陷和多动症状需同时存在,症状至少持续六个月。

2. 在一个以上场合(如居家、教室、诊所)中出现以注意障碍、活动过度为主要临床表现。

3. 对社会功能(学业或人际关系等)产生不良影响。

4. 冲动性、学习困难、品行障碍可以存在,但不是诊断之必须条件。

5. 排除精神发育迟滞、广泛发育障碍、情绪障碍等(DSM-5 不再将广泛性发育障碍、孤独谱系障碍作为排除标准)。

(二)鉴别诊断

1. **精神发育迟滞** 精神发育迟滞可伴有多动、注意障碍和学习成绩差。ADHD 儿童可以导致学习成绩差,因此易与 ADHD 相混淆。但追溯病史,可发现该病患者自幼生长发育较同龄正常儿童迟缓,有明显的语言和运动发育延迟,智商低于 70,社会适应能力低下。

2. 孤独谱系障碍　孤独谱系障碍(autistic spectrum disorder, ASD)患者常存在多动、注意障碍,但患者还存在儿童孤独症的核心症状,即:社会交往障碍、交流障碍、兴趣狭窄和刻板重复的行为方式。孤独谱系障碍儿童通常是独自活动,活动内容单调、刻板、无目的性,与周围环境和人缺乏互动与联系,与周围的人难以建立友谊。ASD 可以共患 ADHD。

3. 对立违抗性障碍/品行障碍　对立违抗性障碍/品行障碍可能出现一些类似 ADHD 的行为,如不听话,不能完成老师布置的作业,行为冲动,扰乱他人的行为,两者可以从动机上进行鉴别。如患者同时伴有多动冲动、注意障碍,并符合注意缺陷与多动障碍诊断标准,则两个诊断均需作出。

4. 儿童情绪障碍或双相障碍　儿童在焦虑、抑郁或双相障碍下可能出现注意力不集中和行为冲动等症状,注意缺陷与多动障碍患者因为经常受到老师和家长的批评及同伴的排斥等也可出现焦虑、烦躁、沮丧和不愉快,因此两者需要鉴别。鉴别要点如下:注意缺陷与多动障碍为慢性和持续性病程,而情绪障碍的病程为发作性病程;注意缺陷与多动障碍的首发和主要症状为注意障碍、活动过度和行为冲动,而情绪障碍或双相障碍的首发和主要症状是情绪问题。

5. 儿童精神分裂症　儿童精神分裂症的早期可能以注意障碍、多动/冲动、情绪不稳为主要表现,但精神分裂症的起病年龄较晚,病前社会功能良好;仔细询问病史和精神状况检查,查及感知觉障碍、思维障碍、情感淡漠和不协调、行为怪异、意志缺乏等精神病性症状,抗精神病药物治疗有效。

6. 抽动秽语综合征　此症表现为不自主的突发、快速、重复、非节律性、刻板的手足或头面部、躯干肌肉运动,可出现注意力不集中,多动、冲动和上课不自主地发声。鉴别要点:抽动障碍的症状具有不自主性,想控制症状但无法控制,且伴有不自主的秽语、发声等,试用氟哌啶醇有效,兴奋剂可使抽动症状恶化。10% 的 ADHD 伴有抽动秽语综合征或多发性抽动综合征。

六、治疗与康复

(一) ADHD 应遵循综合治疗的原则

综合治疗就是根据患者的核心症状、严重程度、社会功能损害程度和具体需要,合理选择并综合运用药物治疗、心理治疗、父母管理训练或学校干预等方法,对患者进行全面的干预,从而最大程度地改善患者核心症状、社会功能和目标预后。综合治疗的关键是根据患者的不同临床特点和家庭背景,将各种治疗方法合理地进行选择。

(二) 常用治疗方法

1. 药物治疗

(1) 主要治疗药物

1) 中枢兴奋剂:是目前治疗 ADHD 的主要药物。主要有哌甲酯(methylphenidate)、右哌甲酯。哌甲酯长效制剂(哌甲酯控释剂,专注达),哌甲酯短效制剂(利他林)。主要阻断多巴胺转运体,提高前额叶皮层和纹状体突触间隙内儿茶酚胺递质的浓度,增强突触后膜受体的作用。

应用指导:哌甲酯短效制剂,从每次 5mg,每日 1～2 次开始,通常上午 7 点左右和中午饭前服,最后一次给药不要晚于入睡前 4 小时。每周逐渐增加 5～10mg。根据临床反应调整剂量,每日最大推荐剂量一般不超过 60mg。常用最适量 0.3～0.7mg/(kg·d)。18 岁以上的青少年和成人平均可用到 20～30mg/d。哌甲酯长效制剂:一般从 18mg/d,每日 1 次开始,1 周 1 次调整剂量,最大推荐量 54mg/d。用于 6 岁以上的儿童。长效制剂需要整片吞服,不可咀嚼、压碎服用。与食物同服不会影响药物的吸收或药代动力学,且可以减少食欲下降等不良反应。在治疗早期可能出现副作用,通常都较轻微而且短暂。最常见的副作用是食欲降低、胃痛或头痛、失眠,一般程度较轻,与药物剂量有关。目前未发现服用中枢兴奋剂出现药物成瘾或依赖的报道。

2) 选择性去甲肾上腺素再摄取抑制剂:托莫西汀(atomoxetine),作用机制可能与其对突触前膜去甲肾上腺素转运体的强效抑制作用有关。该药可用于治疗7岁以上儿童及成人ADHD,疗效与哌甲酯相当,特别是对共患抽动障碍的ADHD患者。

应用指导:对于体重小于70kg的儿童及青少年患者,每日初始剂量为0.5mg/kg,每日晨服。服用至少3天后增加剂量,逐步至目标剂量,约为每日总量1.2mg/kg,可每日早晨单次服用或早晨和傍晚平均分为二次服用,每日最大剂量不可超过1.4mg/kg或80mg。对于体重大于70kg的儿童、青少年及成人患者,每日初始量可为40mg,服用至少3天后增加剂量,逐步至目标剂量,约为每日总量80mg,再继续服用2~4周,每日最大剂量不可超过100mg。本药副作用较少,多数不良反应是轻微的、短暂的,常发生在用药的早期。最常见的不良反应有消化不良、恶心、呕吐、疲劳、食欲减退、睡眠延迟、眩晕。

(2)其他药物

1)中枢去甲肾上腺素激动剂:可乐定(clonidine)、胍法辛(guanfacine);可乐定使过高的警觉度降低,提高任务的指向性。可单独或与兴奋剂联合使用,治疗6~17岁的ADHD患者,可乐定还可用于伴有抽动障碍的ADHD。剂型有片剂和透皮贴片。

2)多巴胺和去甲肾上腺素调节剂:安非他酮(wellbutrin);间接促进多巴胺与去甲肾上腺素神经递质来治疗ADHD。

3)抗抑郁剂:主要用于共患病的治疗。如三环类丙米嗪(imipramine)等;选择性5-羟色胺再摄取抑制剂舍曲林、氟伏沙明等。对于兴奋剂及托莫西汀治疗无效的ADHD患者,可作为二线药物的选择。

4)中医方剂:在我国有许多中医方剂,但目前还缺乏双盲随机对照研究证明其疗效。

2. 非药物治疗

(1)心理治疗:在ADHD治疗中,行为治疗(behavioral therapy)是一种重要的非药物治疗,经循证医学研究显示与兴奋剂同属一线治疗。通过行为治疗,强化良好的行为,矫正不良行为,增加课堂任务的完成,改善学业和行为操作,训练冲突解决的技能,问题解决策略、时间管理和学习技能。

常用的适合于ADHD的行为治疗主要有:阳性强化法(positive reinforcement procedures)、暂时隔离法(time out)、消退法(extinction procedure)、示范法(modeling)和认知行为治疗(cognitive behavior therapy,CBT)。

(2)父母管理训练:父母管理训练是ADHD儿童治疗中一种重要的非药物治疗方法,核心是通过循序渐进的方法培训父母如何在家庭环境中管理孩子的行为,以改善ADHD的注意障碍、多动和冲动等核心症状。通过家长培训,提高家长对ADHD的疾病及诊疗的认识,理解儿童行为问题出现与持续存在的原因、促进家长对行为矫正原则的理解,增加儿童的依从性,从而最终提高治疗的效果。这一方法的最突出优点是可以在日常生活中持续使用,易维持效果。父母管理训练包括一般培训和系统培训。

(3)学校干预:学校干预是应用行为治疗和学习技能训练对ADHD儿童治疗的重要方法。治疗的首要目标是最大限度地改善患者的症状提高社会功能。通过行为控制的管理、集中注意和遵守纪律等方面的训练,让患者学会和保持适当的行为,减少破坏性行为发生,提高自我照顾和家庭作业的独立性。医生在治疗学龄期ADHD儿童时,与家长、老师和其他学校工作人员的及时沟通是必需的,以监测疾病的进展和治疗的有效性。

(罗学荣)

思考题

1. 简述注意缺陷多动障碍的主要临床表现。

2. 简述注意缺陷多动障碍应与哪些常见疾病进行鉴别。

3. 简述注意缺陷多动障碍的治疗原则。

第八章

抽 动 障 碍

　　抽动障碍(tic disorders)是一种起病于儿童和青少年时期,以单一或多部位运动抽动和(或)发声抽动为主要临床表现的一种综合征,是一种复杂的神经发育障碍。

　　抽动障碍以抽动(tic)为主要临床表现。抽动是一种不随意、突然发生、快速、反复出现、无明显目的、非节律性的运动或发声。抽动不可克制,但在短时间内可受意志控制。抽动主要分为运动抽动和发声抽动。运动抽动为随意肌不自主收缩产生的动作,发声抽动为气流通过鼻腔、口腔、咽喉部时上述部位肌肉不自主收缩产生的声音。每种抽动又分为简单和复杂两类。简单运动抽动为突然的、短暂的、没有意义的运动,是一个或少数几个肌群收缩所致,如:眨眼、侧视、翻眼、耸鼻、噘嘴、张嘴、咧嘴、做鬼脸、点头、摇头、耸肩、上肢的突然抖动、腹肌的抽动、踢腿等。复杂运动抽动是稍慢一些的、持续时间稍长些的、似有目的的动作行为,是几个或多个肌群同时收缩的结果,如:咬唇、咬舌、咬身体其他部位、打自己、触碰他人身体某部位、弯腰、后仰、旋转、跳跃等,还可表现为猥亵动作。简单发声抽动为突然的、无意义的发声,如:吸鼻、清嗓、咳嗽、尖叫等,还可发出犬吠声、咯咯声、咕噜声等。复杂发声抽动为突然的、有意义的发声,如:重复特别的词句,重复自己或他人说的词句。当所重复的词句为社会所不能接受的骂人话时,称为秽语。部分患者在出现抽动前,会出现抽动部位的局部不适感,如:痒感、紧迫感等,唯有抽动方可缓解。所有形式的抽动都可因应激、焦虑、兴奋、疲劳、感冒发热而加重,因放松、全身心投入某事而减轻,睡眠时减少或消失。某些药物或食物,如:哌甲酯、咖啡、茶等可能诱发或加重抽动。

　　抽动障碍主要包括三个亚型,即:短暂性(或一过性)抽动障碍、慢性运动或发声抽动障碍、发声与多种运动联合抽动障碍(Tourette综合征,抽动秽语综合征)。无论哪个亚型,均有可能影响患者的社会形象,损害患者的社会功能,给患者带来困扰,影响患者情绪,使患者丧失自尊。其中,发声与多种运动联合抽动障碍是最为严重的亚型。该亚型呈长期慢性病程,常常严重影响患者的社会功能,并有可能导致患者残疾。

一、流 行 病 学

　　关于抽动障碍的患病率,由于既往国内外研究所选择的人群及所使用的方法不尽相同,所报道的患病率也有所不同。但是,无论国内研究还是国外研究,均显示抽动障碍是一种儿童少年期常见的神经发育障碍,在男、女性儿童少年中患病率分别为5.9%~18%和2.9%~11%,并可发生于世界各个民族和各种社会阶层。抽动障碍的各亚型患病率有所不同。在学龄儿童及少年中,约5%~20%曾有短暂性抽动障碍病史;约3%~4%患慢性运动或发声抽动障碍,其中慢性运动抽动障碍患病率为0.3%~5%,慢性发声抽动障碍患病率为0.25%~0.94%;Tourette综合征的患病率为0.26%~3.8%。男孩更为多见。

二、病因及发病机制

　　抽动障碍病因及发病机制复杂,且尚未完全阐明。其中,以发声与多种运动联合抽动障碍的相关研究为最多。可能是遗传因素、神经生理、神经生化及环境因素等相互作用导致的结果。

（一）遗传因素

目前研究表明抽动障碍与遗传因素密切相关。如：在 Tourette 综合征患者的一级亲属中，患 Tourette 综合征的风险是普通人群的 10 ~ 100 倍，慢性运动或发生抽动障碍的患病率为 7% ~ 22%，明显高于普通人群；Tourette 综合征的同卵双生子同病率（50% ~ 77%）明显高于异卵双生子（0 ~ 23%）；Tourette 综合征与所有染色体的部分区域的异常均有报道存在相关；尽管研究结果不一致，但有研究显示 Tourette 综合征与多巴胺（DA）受体（DRD2、DRD3、DRD4）基因、多巴胺转运体（DATI）基因、单胺氧化酶 A（MAO-A）基因、色氨酸羟化酶 2（TPH2）基因等多个基因相关联。目前普遍认为抽动障碍是一种多基因遗传疾病，但哪些基因是该障碍确切的易感基因，易感基因又如何导致患者发病，还需要进一步研究和探讨。

（二）神经生化因素

目前研究显示抽动障碍与神经生化因素相关，但关系非常复杂，患者可能存在多个递质系统的异常，但需进一步研究探讨和确定。具体包括：①多巴胺活动过度或受体超敏；②苍白球等部位谷氨酸水平增高；③去甲肾上腺素功能失调；④5-羟色胺水平降低；⑤乙酰胆碱不足，活性降低；⑥双侧纹状体、苍白球、丘脑等部位 γ-氨基丁酸功能降低；⑦基底节和下丘脑强啡肽功能障碍；⑧组织胺系统功能失调。目前，受关注较多的是兴奋性氨基酸谷氨酸和多巴胺系统间相互作用的异常及抑制性氨基酸 γ-氨基丁酸功能的不足。

（三）脑器质性因素

目前研究显示抽动障碍与脑结构及脑功能异常相关。在 EEG 相关研究中，Tourette 综合征患者非特异性脑电图异常率明显高于普通人群。在磁共振相关研究中，Tourette 综合征患者存在运动区、前运动区、前额叶、侧眶额回皮层厚度的降低，且抽动严重程度与上述部位及顶叶、颞叶皮层厚度负相关；Tourette 综合征患者还存在连接大脑皮层-纹状体-苍白球-丘脑网络的白质异常，皮层-基底节网络的功能成熟也延迟。在 PET 相关研究中，Tourette 综合征患者存在双侧基底节、额叶及颞叶皮质的代谢过度。以上结果均提示 Tourette 综合征患者可能存在皮质-纹状体-苍白球-丘脑-皮质网络的异常。因此，皮层-纹状体-苍白球-丘脑-皮层网络的功能失调目前被认为是抽动障碍的核心病理机制，可能由于多种原因导致的脑发育异常致使皮层对于过度活动的运动通路控制不足，导致患者出现抽动症状。

（四）社会心理因素

抽动症状明显与心理压力和紧张相关。研究也证实应激可诱发具有遗传易感性的个体发生抽动障碍。

（五）其他因素

有研究报道该障碍可能与 A 组 β 溶血性链球菌感染引起的自身免疫有关。药物（中枢兴奋剂、抗精神病药）也可诱发该障碍。

三、临 床 表 现

抽动障碍以抽动为主要临床表现，但不同亚型的症状、严重程度、功能损害、病程等各有特点。

（一）短暂性抽动障碍（transient tic disorder）

为抽动障碍中最为常见、损害较轻的亚型。多起病于 3 ~ 10 岁，其中 4 ~ 7 岁为最多，但也可早到 2 岁。主要临床表现为简单运动抽动，通常局限于颜面部、头、颈和上肢，少数可出现简单发声抽动。抽动持续时间不超过 1 年。

（二）慢性运动或发声抽动障碍（chronic motor or vocal tic disorder）

为抽动障碍中较为常见、损害较短暂性抽动障碍重的亚型。通常起病于儿童早期。主要临床表现为一种或多种运动抽动或发声抽动，但运动抽动和发声抽动并不同时存在。其中以简单或复杂运动抽动最为常见,部位多涉及颜面部、头、颈、上肢。发声抽动明显少于运动抽动,并以清嗓、吸鼻等简单发声抽动相对多见。症状相对不变,持续至少一年以上,部分患者症状可持续数年甚至终身。

（三）发声与多种运动联合抽动障碍(Tourette syndrome,TS,抽动秽语综合征)

为抽动障碍中较前二型少见、但损害最为严重的亚型。一般起病于 2～15 岁,平均起病年龄为 7 岁。主要临床表现为进行性发展的多部位、形式多种多样的运动抽动和一种或多种发声抽动,运动抽动和发声抽动同时存在。该亚型症状一般起始于颜面部单一运动抽动,时有时无,以后逐渐发展到颈部、肩部、肢体、躯干的抽动,并持续存在。抽动形式也从简单到复杂,最后出现秽语。通常发声抽动较运动抽动晚 1～2 年出现,多为简单发声抽动,复杂发声抽动相对少,约 15% 的患者存在秽语。该亚型症状累及部位多,次数频繁,部分患者的抽动会导致自伤,共患病多,对患者情绪、自尊影响较大,对患者功能损害明显,并有可能导致残疾。病程至少持续一年以上,多数患者抽动持续终生。

（四）共患病

共患病是抽动障碍患者常常伴有的一种临床现象,其中,以 Tourette 综合征的共患病最为常见。在 Tourette 综合征患者中,80%～90% 至少存在一种共患病,50% 以上至少存在两种共患病,其中:40%～80% 共患注意缺陷多动障碍,11%～80% 共患强迫症,13%～76% 共患心境障碍,30%～40% 共患其他焦虑障碍,20%～45% 共患睡眠障碍,20%～30% 共患学习困难,20%～30% 共患广泛性发育障碍。共患病可以起病于抽动症状出现之前。共患病的存在不仅使患者的病情变得更加复杂,也使患者的社会功能、生活质量受到更大损害,因此,是一个在临床实践中特别需要关注和积极干预的问题。

【典型病例】

患者,男性,8 岁,小学二年级学生,因挤眼、耸鼻、说脏话等 4 年而就诊。患者 4 岁在幼儿园排练节目中,被安排饰演孙悟空。由于角色需要多次眨眼,患者天天练习眨眼。表演结束了,患者的眨眼却成为一种习惯,并逐渐出现耸肩、摸鼻子、鼓肚子和单足跳跃的动作,次数频繁。之后患者嗓子里开始发出狼一样的吼叫声,并且经常顺口溜出一些难听的污言秽语。即使见了老师问候"老师好"之后也会出现秽语。由于上述问题,同学都把患者当作怪物而回避,患者也常被一些不知情而又不甘挨骂的孩子打得鼻青脸肿,最后迫不得已中止了学业。家族史阴性。母妊娠期正常,出生顺利。1 岁会说话、走路。既往无重大病史。躯体和神经系统检查无异常。脑电图检查结果轻度异常,无癫痫波。精神检查:神志清,接触好,承认自己控制不住地出现上述动作,并为此感到苦恼,要求治疗。交谈中,患者经常挤眼、耸肩,有时突然甩上肢,并说脏话。

诊断:发声与多种运动联合抽动障碍。

四、病程与预后

短暂性抽动障碍预后良好,患者症状在一年内逐渐减轻和消失。慢性运动或发声抽动障碍的预后也相对较好,虽症状迁延,但对患者社会功能影响较小。Tourette 综合征预后较差,其症状约在 10～14 岁达高峰,对患者社会功能影响较大甚至损害严重,并有可能导致残疾,需较长时间服药治疗才能控制症状,但停药后症状易加重或复发。多数患者症状到少年后期逐渐好转,50%～90% 的患者抽动持续终生。

五、诊断与鉴别诊断

需采集客观详细的病史,进行全面细致的精神检查,完成必要的躯体、神经系统检查及必要的辅助检查,综合以上结果,结合 ICD-10 诊断标准,进行诊断。

（一）诊断要点

1. 短暂性抽动障碍　①起病于 18 岁之前;②单一或多种运动抽动和(或)发声抽动,常表现为简单运动抽动;③抽动天天发生,1 天多次,已持续 4 周,但不超过 12 个月;④除外 Tourette 综合征、药物或神经系统疾病所导致。

2. 慢性运动或发声抽动障碍 ①起病于 18 岁之前;②以运动抽动或发声抽动为主要临床表现,但运动抽动和发声抽动并不同时存在;③抽动常 1 天多次,可每天或间断出现,持续时间 1 年以上,1 年中无持续两个月以上的缓解期;④除外 Tourette 综合征、药物或神经系统疾病所导致。

3. 发声与多种运动联合抽动障碍 ①起病于 18 岁之前;②表现为多种运动抽动和一种或多种发声抽动,两者同时存在;③日常生活和社会功能明显受损,患者感到十分痛苦和烦恼;④抽动天天发生,1 天多次,持续时间 1 年以上;或间断发生,1 年中症状缓解不超过 2 个月;⑤排除药物或神经系统疾病所导致。

DSM-5 诊断标准已取消了短暂性抽动障碍诊断标准中抽动已持续 4 周、慢性运动或发声抽动障碍及发声与多种运动联合抽动障碍诊断标准中 1 年中症状缓解不超过 2 月的具体要求。

在此需要注意,无论哪种类型的抽动障碍,起病初期表现相似,均多为颜面部的简单运动抽动,因此,难以从起病初期的症状预测疾病发展趋势和疾病分类。因此,短暂性抽动障碍常常是一个回顾性诊断。

（二）鉴别诊断

当患者出现典型的 Tourette 综合征症状时,比较容易与其他神经系统疾病相鉴别。但是,当运动性抽动单独出现或出现一些不典型表现时,需要与下列疾病相鉴别:

1. 风湿性舞蹈症（小舞蹈症） 儿童多见,为 A 组 β 溶血性链球菌感染所导致的神经免疫反应,为急性风湿热的神经系统症状,以手和足快速舞蹈样不自主运动为特征,肌张力降低,肌力减弱,无发声抽动,有风湿性感染的体征和阳性化验结果,抗风湿治疗有效。

2. 肌阵挛性癫痫 为癫痫的一种类型,可发生于任何年龄,表现为突然出现的头、面、颈、肢体或躯干肌肉的抽动,每次发作持续时间短暂,常伴有意识障碍。发作时脑电图高度节律异常,出现棘慢复合波或尖慢复合波。抗癫痫药物治疗有效。

3. 迟发性运动障碍 为长期大量使用抗精神病药物或突然停用抗精神病药所导致,表现为多种形式的不自主运动,部分类似于抽动症状。对于长期大量使用抗精神病药物的患者,加大抗精神病药剂量症状加重,减少抗精神病药剂量或换用导致迟发性运动障碍风险小的药物症状改善,有助于鉴别;对于有突然停用抗精神病药情况的患者,加用抗精神病药后症状减轻或消失,助于鉴别。

4. 转换性障碍 该障碍症状出现与心理因素关系密切,症状变化与心理因素和暗示也相关。动作通常没有抽动那样突然和迅速,变化也较多,并缺乏抽动症状的时好时坏消长变化的特点。患者无抽动前的局部不适感,缺乏痛苦体验,并可能感到轻松愉快。一般无发声抽动。

六、治 疗

应在全面评估和诊断的基础上,采用综合治疗的方法对抽动障碍及其共患病进行系统治疗。具体治疗方法如下:

（一）健康教育

应针对患者存在的问题,进行系统的健康教育,从而帮助家长和患者:①了解抽动障碍,消除误解和耻感;②了解抽动障碍的治疗方法,选择适合于患者的治疗方法,并积极配合治疗;③了解抽动症状的影响因素,合理安排患者生活,合理要求学习成绩,妥善安排作息时间,避免应激、焦虑、兴奋、劳累、感冒发热,避免饮用咖啡及茶等,合理使用药物,从而避免诱发或加重该障碍,促进患者康复。

（二）心理行为治疗

对于存在心理困扰的患者,应加强支持性心理治疗、认知治疗、家庭治疗等,从而消除环境中不利因素对患者的影响,改变患者认知,改善家庭关系,改善患者情绪,增强患者处理问题能力,增强患者自信。

对于患者存在的抽动症状,可以选择使用习惯逆转训练、韵律训练、放松疗法等进行治疗。最新系统综述显示,习惯扭转训练可有效治疗 Tourette 综合征和慢性运动与发声抽动障碍,综合行为干预可有效治疗 Tourette 综合征。

(三)药物治疗

药物治疗包括针对抽动症状的药物治疗和针对共患疾病的药物治疗。应综合患者的症状、年龄、躯体情况等予以选择。

1. 针对抽动的药物治疗

(1)氟哌啶醇:该药治疗抽动效果较好,有效率为 70% ~ 80%。起始剂量为每日 0.5mg,睡前服。如疗效不显,无明显不良反应,可每周增加 0.5mg,一般日量为 0.5 ~ 6mg。服用期间应注意该药的不良反应,及时予以处理。

(2)哌咪清:该药疗效与氟哌啶醇相当。起始剂量为 0.5 ~ 1mg,睡前服。如疗效不显,无明显不良反应,可每周增加 1mg,一般日量为 1 ~ 10mg。该药镇静作用及锥体外系反应均较轻,但约 10% 患者出现心脏传导阻滞,故应注意监测心电图变化。

(3)泰必利:该药疗效弱于氟哌啶醇,但不良反应较小。宜低量起始,常用剂量为每次 50 ~ 100mg,每日 2 ~ 3 次。主要不良反应有头昏、无力、嗜睡等。

(4)可乐定:该药为 α_2 肾上腺素能受体激动剂,可使约 30% ~ 40% 的患者症状得到明显改善。该药尚可治疗注意缺陷多动障碍,因此,特别适用于共患注意缺陷多动障碍的抽动障碍患者。该药包括口服制剂和皮肤贴剂。使用口服制剂时,起始剂量为每日 0.05mg,如疗效不显,无明显不良反应,可每 7 天增加 0.05mg,一般日量为 0.05 ~ 0.3mg,分 2 ~ 3 次服用。使用皮肤贴剂时,20kg < 体重 ≤ 40kg 者,每周外用 1mg;40kg < 体重 ≤ 60kg 者,每周外用 1.5mg;体重 > 60kg 者,每周外用 2mg。该贴剂使用方便,并可连续 7 天向体内恒速释放药物,血药浓度较稳定,药效发挥更充分,不良反应较口服剂型小。可乐定不良反应较小,部分患者出现过度镇静,少数患者出现头昏、头痛、乏力、口干、易激惹,偶见体位性低血压、心动过缓。长期大量服用停用时宜渐停药,以免引起血压急剧增高。

此外,还有报道利培酮、阿立哌唑、奥氮平、喹硫平、氟西汀、氯硝西泮等治疗抽动障碍也有一定疗效。

知识框 8-1 新型抗精神病药物在抽动障碍治疗中的应用

新型抗精神病药自问世以来,逐渐被用于抽动障碍的治疗。目前有系统数据证明有较好疗效的药物主要有利培酮、阿立哌唑等。崔永华、郑毅(2005)对照研究了 132 例难治性 Tourette 综合征患者,应用利培酮治疗有效地改善了难治性 Tourette 综合征的运动、发声抽动和综合损害,疗效肯定,副反应相对较轻。另有双盲安慰剂研究显示,阿立哌唑可有效治疗儿童少年 Tourette 综合征,患者对药物耐受良好。还有系统综述和 meta 分析显示,阿立哌唑治疗 Tourette 综合征,疗效与氟哌啶醇相当,锥体外系不良反应显著低于氟哌啶醇。

尽管新型抗精神病药出现迟发性运动障碍的风险明显低于经典抗精神病药,但是仍然可能导致锥体外系不良反应,体重增加也较为常见,还有可能出现其他系统的不良反应,并有可能导致月经失调。因此,使用新型抗精神病药也应该注意监测和及时处理各种不良反应。阿立哌唑对月经无影响。

---

2. 针对共患病的药物治疗

(1)共患强迫障碍:对于共患强迫障碍的抽动障碍患者,可合并使用舍曲林或氟伏沙明等药物予以治疗。美国 FDA 已批准舍曲林用于 6 岁以上强迫障碍儿童、氟伏沙明用于 8 岁以上强迫障碍儿童的治疗。

（2）共患注意缺陷多动障碍：对于抽动障碍患者共患的注意缺陷多动障碍，首选托莫西汀进行治疗，也可选用可乐定或胍法辛。如疗效不显著，可选用抗抑郁药。对于注意缺陷多动症状较重、经上述治疗效果较差者，国外报道在使用氟哌啶醇或利培酮治疗抽动症状的基础上，合并哌甲酯以改善注意缺陷多动症状。

（3）共患其他精神障碍：对于抽动障碍患者共患的其他精神障碍，如：心境障碍等，可根据患者的具体情况，在治疗抽动障碍的同时，选择合适的药物予以相应治疗。

无论选择何种药物治疗抽动障碍患者的共患病，均应注意合并用药时药物间的相互作用及药物不良反应。应尽可能选择药物间相互作用少、不良反应小的药物，并监测和及时处理各种药物不良反应。

（四） 其他治疗

对于严重的、难治性 Tourette 综合征，可以考虑选择深部脑刺激（deep brain stimulation，DBS）进行治疗。有 Meta 分析显示，该方法可有效改善药物治疗效果差的难治性 Tourette 氏综合征患者的症状。

关于脑电生物反馈治疗抽动障碍的疗效，研究结果尚不一致，需进一步研究探讨。

（刘 靖 郑 毅 崔永华）

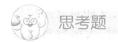 思考题

1. 简述抽动的概念及其分类。
2. 简述抽动障碍的概念、分类、各亚型主要临床特点。
3. 简述抽动障碍各亚型的诊断要点及其预后。
4. 简述抽动障碍的常见共患病。
5. 简述抽动障碍的治疗方法。
6. 简述抽动障碍的病因及发病机制。

第九章

破坏性、冲动控制及品行障碍

破坏性、冲动控制及品行障碍(disruptive,impulse control and conduct disorders)包括了一组以情绪和行为自我控制(self-control)障碍为特征的疾病,如:对立违抗障碍(oppositional defiant disorder)、间歇性暴怒障碍(intermittent explosive disorder)、品行障碍(conduct disorder)、纵火狂(pyromania)、偷窃狂(kleptomania)等。破坏性、冲动控制及品行障碍在男性中多见,且首次发病年龄大多在儿童和青少年期,很少有对立违抗障碍和品行障碍起病于成年期。不同类型的破坏性、冲动控制及品行障碍之间存在着一定的发展性关系,如大多数品行障碍的患者之前符合对立违抗障碍的诊断,又如对立违抗障碍是品行障碍、焦虑障碍和抑郁障碍的危险因素。但是,这种发展性的关系并不绝对,大多数对立违抗障碍的患者最终并不会发展为品行障碍。

第一节 对立违抗障碍

对立违抗障碍(oppositional defiant disorder,ODD)是儿童期常见的心理行为障碍,主要表现为与发育水平不相符合的明显的对权威的消极抵抗、挑衅、不服从、敌意等行为特征。一般没有严重的违法或侵犯他人权利的社会性紊乱或攻击行为。对立违抗障碍儿童的亲子关系、师生关系、同伴关系受到了显著的破坏,这些行为特征决定了患者对家庭、学校和社会的影响远较其本人的感受为重。

一、流 行 病 学

对立违抗障碍在男孩中多见,儿童期男女的比例约为 1.4 : 1,患病率在 1% ~ 11% 之间,平均为 3.3% 。

二、病因和发病机制

总体上认为没有一个单一的因素会导致对立违抗障碍,是遗传因素与环境因素相互作用的结果,即一个具有生物学易感性的个体,在环境中遭受到各种有害性因素及保护性因素,部分个体在这些因素的交互作用下逐步发展为对立违抗障碍。

(一) 个体生物学因素

虽然对立违抗障碍有明显的家族聚集性,但是目前的遗传学研究还没有一致性的发现。一个存在明显的不服从行为的儿童往往存在着认知或情绪能力的缺陷,如有的儿童情绪调节能力没有发展好,可能会造成他的反应过度;又有的儿童存在工作记忆、任务转换、问题解决等执行功能的异常,削弱了他们完成成人指令的能力。研究发现一些生物学标记与对立违抗障碍有关,如低的心率和皮肤电导反应性、基础皮质醇水平以及 HPA 轴的反应性异常、前额叶和杏仁核功能异常等,但是这些生物学标记是否具有特异性还不清楚。

（二）环境因素

父母养育方式的过于严厉、不一致、忽视等现象在对立违抗障碍的儿童青少年家庭中比较常见。

三、临床表现

对立违抗障碍的基本特征是频繁且持续的愤怒或易激惹情绪、好争辩或挑衅的行为模式以及怨恨。对立违抗障碍的症状可能起初时仅仅在一个场景下出现，通常是在家庭内，严重患者的症状可以在多种场景下出现。症状的广度可以作为对立违抗障碍严重程度的一个指标。

1. 对立、违抗性行为与愤怒、敌意的情绪　对立违抗障碍的儿童在童年早期其父母或主要抚养人就经常会抱怨难带、不好哄，特别容易出现不听话、烦躁不安、脾气大等行为。学龄前期的儿童往往稍不如意就出现强烈的愤怒情绪和不服从行为。学龄期的儿童则常以故意的、被动的、令人厌烦的行为频繁地表达对父母、兄弟姐妹及老师的反抗和挑衅，并时时对他人怀恨在心。经常与父母或老师对着干，不服从权威与规则，常因一点小事而发脾气，与成人争辩，强调客观理由，往往为了逃避批评和惩罚而把因自己的错误造成的不良后果归咎于旁人，甚至责备他人。有时对立违抗障碍的儿童会用隐蔽的、被动的方式表达对权威的挑战和敌对的情绪，如进食障碍、睡眠障碍、遗尿或遗粪等。

2. 学业及社会功能受损　当对立违抗性行为出现在家庭内的时候，会严重干扰正常的家庭生活秩序，给家长带来痛苦。出现在学校时，患者往往出现对学习无兴趣，经常故意拖延和浪费时间，找借口不做作业、遗漏作业或晚交作业，最终影响学业。同时由于患者常烦扰、怨恨、敌视他人，造成他们与家长、教师交流困难、与同伴相处困难，社会适应能力明显受损。

3. 伴发问题　对立违抗障碍的患者常常伴有其他的精神心理疾患，如注意缺陷多动障碍、心境障碍、品行障碍等。如在一项社区调查中显示，对立违抗障碍的儿童中有 14% 共病注意缺陷多动障碍、14% 共病焦虑障碍、9% 共病抑郁障碍。

【典型病例】

宋某，5 岁，男孩，父母带其就诊的主要原因是脾气大，父母养育困难。父母表示宋某非常不听话，强调理由，经常在家里大发脾气，动不动就很生气的样子，好像从小就是如此。比如最近的一次，父母规定吃饭的时候不能看电视，但是他根本就不听，反复提醒没有用之后妈妈很恼火就对他说："你再不关电视，周末就不带你出去玩了"，结果他大发脾气，把饭菜弄了一桌子，还怪妈妈不讲理不守信用。类似的情形在家里经常出现，尤其是早晨起床、晚上在家玩或者让其洗澡时，常表现出不听话、与父母顶嘴、狡辩、甚至发生冲突。父母总觉得他是故意地与家里人作对，拿他毫无办法，为此十分苦恼。

诊断：对立违抗障碍。

四、病程及预后

大多数对立违抗障碍的患者在学龄前就表现出突出的对立行为，但大多到小学阶段才被诊断。儿童期被诊断为对立违抗障碍的患者，之后可能会被诊断为共患注意缺陷多动障碍、焦虑障碍或抑郁障碍。约三分之一的对立违抗障碍会发展成品行障碍，约 40% 的对立违抗障碍成年后发展为反社会人格障碍。总体上，起病年龄越早、病情越严重的患者远期的结局越差。

五、诊断与鉴别诊断

（一）诊断要点

1. 起始于儿童期，以频繁且持续的愤怒或易激惹情绪、好争辩或挑衅的行为模式以及怨恨为主要临床表现，无更严重的违法或冒犯他人权利的反社会性或攻击性行为。

2. 上述症状与发育水平明显不一致，行为对学习、社交或其他重要的功能领域带来负面影响，也让与其直接接触的他人感到痛苦。

3. 对小于 5 岁的儿童,行为应该在大部分时间都有发生,至少持续 6 个月。对 5 岁或 5 岁以上的孩子,对立违抗性行为应该每个星期至少出现一次,至少持续 6 个月。

（二）鉴别诊断

1. 注意缺陷多动障碍 虽然约 40% 的注意缺陷多动障碍的儿童共病对立违抗障碍,但两者更多单独地存在。注意缺陷多动障碍的患者的核心问题是注意缺陷与多动-冲动,由此而带来的学习相关的问题更多,而对立违抗障碍儿童的学习问题则是由于其故意的、不服从行为所致。

2. 品行障碍 一般说来品行障碍的症状要比对立违抗障碍严重得多,如存在说谎、偷窃、攻击他人、破坏等严重违反社会规则的行为,可以鉴别。

3. 正常的青春期"逆反" 正常的青少年也会出现不服从等对抗性行为,与对立违抗障碍的区别首先在于频率与持续性,其次在于严重程度。诊断对立违抗障碍时需严格把握诊断标准中的频率、强度标准以及行为对他人的干扰程度。

六、治疗与康复

（一）心理治疗

心理治疗对对立违抗障碍有效。对立违抗障碍孩子的问题行为会影响家长的情绪和心理健康,家长们也经常由于感到孩子的行为是故意的、有害的,且自己被孩子所控制而带孩子来就诊。家长培训是有效地减少儿童破坏性行为的方法之一,重点包括:增加家长的正向性行为、减少过度严厉的家庭管理方法。

（二）药物治疗

研究表明治疗注意缺陷多动障碍的药物,如盐酸哌甲酯、托莫西汀以及安非他命等可用于注意缺陷多动障碍共病对立违抗障碍的治疗,药物可以同时减少注意缺陷、多动-冲动诊断以及对立违抗性症状。少量的研究报道,可乐定也用于注意缺陷多动障碍共病的对立违抗障碍。

第二节 间歇性暴怒障碍

间歇性暴怒障碍(intermittent explosive disorder,IED)作为一个正式的诊断名称,最早出现在 1980 年的美国精神疾病诊断与统计手册-第 3 版(DSM-Ⅲ)中。是一种以与情景不相符合的、突发的、无法控制的、极端的暴怒为特征的行为障碍。这种冲动与攻击性往往是不能预知的、反应过度的,与现实本身或与其所受到的挑衅不成比例。

一、流 行 病 学

间歇性暴怒障碍大多数始于儿童晚期或青少年期,很少始发于 40 岁之后,尚缺乏系统的流行病学资料。以往认为间歇性暴怒障碍很少见,但是近期国外的一些基于社区的流行病学研究发现间歇性暴怒障碍的患病率并不低。美国间歇性暴怒障碍的年患病率约为 2.7%,终身患病率约为 5.4%,男性多于女性,约为(1.4~2.3):1。

二、病因和发病机制

（一）生物学因素

家族性研究显示间歇性暴怒障碍具有家族聚集性。McElory 等报道间歇性暴怒障碍的一级亲属中有 32% 也患有间歇性暴怒障碍。双生子的研究表明,"冲动、攻击性"相当程度上受到遗传的影响。神经生物学研究已经清楚地揭示攻击性行为与 5-羟色胺系统的关系。目前的神经生物学研究认为间歇性暴怒障碍患者的 5-HT 功能异常,尤其是边缘系统(前扣带回)和眶前额叶皮层等区域。

（二）社会心理因素

间歇性暴怒障碍患者与正常人群相比，其心理学特征具有敌意归因偏向性高、负性情绪反应大、情绪不稳定性高、情绪强度大等心理特点。虽然人们普遍认为童年的创伤史与成年后的攻击性行为相关，但是关于创伤与间歇性暴怒障碍关系的研究很少。一项南美人群的社区调查显示，童年创伤性经历与间歇性暴怒障碍的发生密切相关。

三、临床表现

间歇性暴怒障碍的发作最常见于受到一个很小的挑衅之后，发作形式为快速发作，没有或者有很短的前驱期，发作持续时间一般少于 30 分钟。部分患者情绪爆发之前可能会有紧张等情绪上的变化。主要表现为语言攻击、有破坏性的或无破坏性的财产攻击、有伤害的或无伤害的身体攻击。间歇性暴怒障碍的患者在发作间隙、平时的行为并没有严重的语言或财产上的攻击性行为。发作造成了患者精神上的痛苦，同时也损害了患者的社会功能和人际关系，甚至造成了法律上或经济上的麻烦。

间歇性暴怒障碍的患者往往有很高比例的共患其他精神疾病。如其伴发抑郁障碍或焦虑障碍的比例是普通人群的 4 倍；共病物质滥用的比例是普通人群的 3 倍；间歇性暴怒障碍与双相障碍也存在着密切的关系，有临床观察报道两者共病的比例接近 60%，从发作年龄来看，间歇性暴怒障碍的发作年龄平均要比双相障碍早 5 年。临床研究还发现，约有 44% 的间歇性暴怒障碍患者有其他冲动控制障碍的病史，两者同时共病的比例约为 7.3%。

【典型病例】

张某，15 岁，男，父母带其就诊的主要原因是他反复暴怒、情绪失控。父母反映小时候张某的行为最多就是调皮一些，没有其他特别的。大了之后反而让人感到是一个内向、带点腼腆的孩子。但是让人苦恼的是他经常为很小的事情失控、大发脾气，让人感到莫名其妙，他自己过后也觉得没有必要。比如，一次父母喊他吃饭关电脑，他会突然发怒，大喊大叫、捶墙、踢门甚至想尽办法撕扯自己的头发，有时也会谩骂诅咒父母，完全失控的样子。一般一场脾气会发几分钟或十几分钟，不超过半小时。这样的情况，越来越频繁，近一年来几乎每周都有 2~3 次发作。

诊断：间歇性暴怒障碍。

四、病程及预后

一般说来，间歇性暴怒障碍的发作呈间歇性，但其核心特征会持续很多年，表现出慢性、持续性病程。

五、诊断与鉴别诊断

（一）诊断要点

1. 实足年龄至少 6 岁（或相当于该发育水平），一般起始于儿童晚期或青少年，以与情景不相符合的，突发的、无法控制的、极端的暴怒为特征。包括 3 个月平均每周 2 次以上的言语攻击或 12 个月内 3 次以上的行为攻击的爆发。

2. 这种反复爆发所表现出来的攻击强度，远远超出了社会心理压力可能引起的强度。爆发不能被预测，也不是为了达到一些具体的目标。反复的攻击爆发给个人带来显著的痛苦，或者引起了功能的损害。

3. 间歇性暴怒障碍可以在注意缺陷多动障碍、品行障碍、对立违抗障碍、孤独谱系障碍的基础上诊断，当患者反复冲动攻击爆发明显超过其在这些疾病的常见表现时，即可作出诊断，以便引起临床的高度重视。

（二）鉴别诊断

在间歇性暴怒障碍的鉴别诊断中，最值得讨论的是当症状学与其他精神疾病的症状重叠时怎么处理。DSM-5 系统中明确建议当患者的症状能够用其他障碍更好地解释时，应该不作间歇性暴怒障碍的诊断。如符合抑郁障碍、双相障碍、精神病性障碍的患者同时也符合的间歇性暴怒障碍的症状学标准时，不应该作间歇性暴怒障碍的诊断。当然，如果情感的爆发是由于躯体疾病、药物或毒品的影响时也不应该作间歇性暴怒障碍的诊断。而在 6～18 岁的儿童青少年中要特别注意，如果冲动的情感爆发是发生在某种适应障碍的背景下时，也不应该作间歇性暴怒障碍的诊断。

1. 破坏性情绪失调障碍　破坏性情绪失调障碍与间歇性暴怒障碍不同之处在于破坏性情绪失调障碍的患者在情感爆发的间歇期仍处于持续的负性情绪状态之中，几乎整天都有易激惹、愤怒的情绪。破坏性情绪失调障碍的首次发作年龄应该在 6 岁之后、10 岁之前，18 岁之后首次发作的不应该诊断为破坏性情绪失调障碍。

2. 反社会型或边缘型人格障碍　这两类人格障碍除了具备各自的行为特征之外，也会表现出反复的、冲动攻击性行为，但是其冲动攻击性行为爆发时的强度要低于间歇性暴怒障碍的患者。

六、治疗与康复

（一）药物治疗

随机双盲对照研究显示，氟西汀治疗间歇性暴怒障碍有效，约 65% 的患者可以降低攻击的程度，29% 达到临床缓解。研究发现丙戊酸钠、奥卡西平可以减低患者的冲动性。

（二）心理干预

有研究表明约 70% 的间歇性暴怒障碍患者使用认知行为治疗（CBT）有效，33% 可以达到临床缓解。认知行为治疗可以显著减轻患者的冲动和攻击性、愤怒情绪以及自动化的敌意思维。间歇性暴怒障碍的认知行为治疗常常包括放松性训练、认知重建和应对技巧训练。研究还认为认知行为治疗治疗间歇性暴怒障碍的机制与药物治疗并不相同，如果联合使用效果更佳。

第三节　品行障碍

品行障碍（conduct disorder）是指儿童、青少年期出现反复的、持续性的攻击性和反社会性行为，这些行为违反了与其年龄相应的社会行为规范和道德准则，侵犯了他人或公共的利益，影响了儿童青少年自身的学习和社会功能。品行障碍是一种严重的外向性行为障碍，包含了严重的攻击性和反社会性两大特征。

一、流 行 病 学

2010 年管冰清等以 DSM-Ⅳ为诊断标准在 5～17 岁的湖南省中小学生中进行调查，报告品行障碍的时点患病率为 1.41%。美国品行障碍的年患病率为 2%～10%，平均为 4%。普遍认为，不同种族、不同国家间品行障碍的患病率并没有显著的不一致，都表现为从儿童期到青少年期患病率逐渐增加、男性多于女性的分布特征。

二、病因和发病机制

品行障碍的病因概括地说是由遗传等生物学因素与环境因素经过复杂的交互作用所致。

（一）生物学因素

品行障碍的双生子和寄养子的研究表明品行障碍有很高的家庭遗传性，遗传度为 40%～70%。品行障碍可能存在神经发育的缺陷，因为品行障碍患者中有出生时缺氧、早产、低体重儿、伴有精神发育迟滞、注意缺陷、有神经系统软体征的比例均高于普通人群。神经生化研究显示中枢 5-HT 功能降低的个体对冲动的控制力下降,更容易出现违抗和攻击性行为。神经影像学研究表明品行障碍患者的前额叶皮层的结构可能存在异常。神经生理学提示,品行障碍患者的电生理指标可能存在异常,如心率慢、低的唤醒度等。

（二）社会心理因素

近年来的研究特别关注冷酷无情特质(callous-unemotional traits,CU)与品行障碍的关系,认为冷酷无情特质是品行障碍重要的早期标记变量,也是重要的心理特征。环境因素中可分为有害因素和保护性因素两大类。

1. 有害因素　品行障碍的有害因素可以来自个人的,也可以是来自家庭的、社会环境中的。危险因素包括:①早期的反社会行为;②反社会的同伴;③社会联接少;④物质滥用;⑤男性;⑥反社会性的父母。其他的有害因素还包括:家庭的社会经济水平低、亲子关系不良;自身存在发育障碍以及躯体疾患、有活动水平高、冒险性、冲动和注意力短等心理特质、对学习无兴趣和成绩差等。

2. 保护性因素　事实上即使有些孩子暴露在各种有害因素中,并没有出现品行障碍。临床上发现品行障碍的保护性因素同样十分重要。现有研究表明品行障碍的保护性因素有:①个体因素,女性、高智商、正性的社会认知、心理复原力强、焦虑等都是品行障碍的保护性因素;②环境因素,与成人间温暖支持性的关系、家庭中正向的社会价值观、各种积极的课外活动、经济平等、国家层面的社会支持、良好的社区环境和服务等都是品行障碍的保护性因素。

三、临床表现

1. 临床特征　包括攻击性和反社会性两组。

（1）攻击性行为:表现为对他人的人身或财产的攻击。男性患者多表现为躯体性攻击,女性则以语言性攻击为多。例如,挑起或参与斗殴,采用打骂、折磨、骚扰及长期威胁等手段欺负他人;虐待弱小、残疾人和动物;故意破坏他人或公共财物;强迫他人与自己发生性关系等。当自己情绪不良时常以攻击性行为方式来发泄。

（2）反社会性行为:患者表现为不符合社会道德规范及行为规则的行为。例如,偷窃贵重物品、大量钱财;勒索或抢劫他人钱财、入室抢劫;猥亵行为;对他人进行躯体虐待(如捆绑、刀割、针刺、烧烫等);持凶器(如刀、棍棒、砖、碎瓶子等)故意伤害他人;故意纵火;经常逃学、夜不归家、擅自离家出走;参与社会上的犯罪团伙,从事犯罪活动等。

2. 社会功能损害　患者的问题行为不仅给他人带来了伤害,而且造成其自身社交、学业或职业功能的明显损害。

3. 共病　品行障碍常共病注意缺陷多动障碍、心境障碍、焦虑障碍和神经发育障碍等。

【典型病例】

王某,男,13岁,初二学生。上幼儿园时家长就发现其残忍,捉弄虐待小动物。小学阶段难管教,不听话,成绩尚可。上初二后,家长多次发现其说谎、拿家里的钱,经常逃学,好几次擅自离家出走彻夜不归。还和社会上的不良少年混在一起抽烟、打架、敲诈欺负低年级学生。批评时无动于衷,仇恨父母,从不真正悔改,成绩越来越差,被学校德育处多次警告似乎也毫不在乎。

诊断:品行障碍。

四、病程及预后

部分患者在父母离异、转学或结交有品行问题的同伴以后发生品行障碍性行为,初期品行问题发生次数少,程度较轻,间断出现。若缺乏及时的干预,行为问题逐渐被强化固定,形成持续性或反复出现的问题行为,并发展成品行障碍。品行障碍和对立违抗障碍存在着一定的发展性关系,人们往往认为对立违抗障碍是品行障碍的前身或一部分,大部分品行障碍的患者有对立违抗障碍的病史,约三分之一的对立违抗障碍会发展成品行障碍,对立违抗障碍合并注意缺陷多动障碍的儿童更容易发展为品行障碍。品行障碍中约40%会发展为反社会人格障碍。研究发现,品行障碍的发病年龄越早、病情越重、社会经济地位更低、ADHD的共病率更高预后越差。

五、诊断与鉴别诊断

(一)诊断要点

1. 是一种反复的、持续的侵犯他人权利或违反社会规则的行为模式,如:欺负、威胁或恐吓他人;挑起斗殴;使用凶器(例如:棍棒,砖头,破碎的瓶子,小刀,枪械);残忍地伤害他人、虐待动物;抢劫、敲诈、持械抢劫;强迫他人与自己发生性行为;故意破坏他人的财物;破门而入他人的房子、建筑物或汽车;说谎、偷窃;经常旷课离家出走、在外过夜等。

2. 上述行为问题引起显著的社交、学业或职业功能损害。

3. 如果患者的年龄在18岁或18岁以上,要求要不符合反社会型人格障碍的诊断标准。

(二)鉴别诊断

1. 对立违抗障碍　对立违抗障碍和品行障碍都会带来与家长、老师或其他权威发生冲突的行为,但是品行障碍的行为要比对立违抗障碍严重,对立违抗障碍不会有对人或动物的攻击性行为、破坏财产和偷窃欺骗行为。同时,对立违抗障碍中的情绪调节问题如愤怒、易激惹的心境,并不包括在品行障碍的诊断标准中。当个体同时符合对立违抗障碍和品行障碍的诊断时应该同时给出两个诊断。在作出鉴别诊断或共病诊断的同时,我们也要认识到对立违抗障碍和品行障碍这两个疾病之间可能的相关性,以便更好地理解品行障碍的发生和发展。

2. 注意缺陷多动障碍　注意缺陷多动障碍的患者存在的多动和冲动特点也会导致患者的破坏性行为,但是这些行为没有违反社会规则或侵犯他人的权利,因此通常达不到品行障碍的诊断标准。如果同时符合注意缺陷多动障碍和品行障碍的诊断时应该同时给出两个诊断。

3. 抑郁和心境障碍　易激惹、攻击性行为和品行问题可能会出现在抑郁障碍、双相障碍和破坏性情绪失调的儿童青少年患者中,但是,抑郁和心境障碍的患者有明显的情绪高涨或情绪低落,行为问题只是临床表现的一部分。而品行障碍的患者在没有情绪波动的阶段仍然有伴有攻击性或者不伴有攻击性的品行问题。可以根据这些特点将两者鉴别。

4. 间歇性暴怒障碍　品行障碍和间歇性暴怒障碍都有很高比例的攻击性行为,但是间歇性暴怒障碍仅仅局限在有攻击性行为没有其他的品行方面的问题,且患者的攻击性行为常常是没有预期的、没有特别的目的的。

六、治疗与康复

(一)心理治疗

心理治疗是品行障碍干预的主要方法。有效的心理治疗需要建立家庭、学校和社区共同参与的整合式的干预方案,同时治疗需要解决环境中的一些有害因素。只有实施积极、强化的干预措施才能取得较好疗效,否则品行障碍的预后不良。

多元系统干预(multi-systemic therapy,MST)对品行障碍的干预有效。Charles M等对88例多次犯罪的青少年进行了MST的对照研究,结果发现MST治疗组4年后的重犯率为26%,而对照组高达71%。这种整合式的干预强调了需要在家庭、学校、社区的背景下充分理解品行障碍患者问题行为的功能,和这些问题行为是如何被强化的,然后再去尝试打破这些行为与环境中的链接。MST的方案一般实施需要3~5个月,除了具备系统观的特色,还注重资源取向和问题聚焦。

学校-家庭联合追踪干预(families and schools together track intervention,FAST track Intervention)是由美国品行障碍干预研究组提出的一种综合性干预措施,这是一项长期跟踪性研究。在幼儿园结束时筛选出品行障碍的高危人群,进入小学后开始干预。学校-家庭联合追踪干预跟踪干预项目的理论基础和临床策略包括：运用基础发展心理学研究的进展、理解品行障碍的危险性因素和保护性因素，整合普遍性干预和指向性干预、建立以实证研究为依据的干预模式。干预具体包含三个部分：①在学校层面上的普遍性干预。如促进可选择性思考策略课程（promoting alternative thinking strategies，PATHS）和行为咨询。②提供给高危儿童及家庭的标准化的指向性干预。包括：社交技巧训练、学业辅导、父母培训、家访等。③额外的指向性干预。根据评估为那些有额外需要的家庭和孩子提供的服务。FAST 跟踪干预的结果表明在 891 名高危儿童中，三年后干预组中有 37% 的儿童不再出现严重的品行问题、人际关系明显改善、学业成绩显著提高，而对照组仅为 27%。经典的行为治疗、认知治疗、家庭治疗以及正念训练等可以用于品行障碍的治疗。

（二）药物治疗

尚无针对品行障碍的特殊治疗药物，多数为针对共病疾病的治疗。综观现有的品行障碍的药物治疗可以发现，目前很少有设计良好的关于品行障碍药物治疗的随机对照研究，非典型抗精神病药物治疗有效的证据相对最多，丙戊酸钠或锂盐可能是第二或第三线的选择。当合并有注意缺陷多动障碍时应该考虑给予兴奋剂治疗。药物治疗时需要充分进行风险-获益分析，一方面要考虑不使用药物治疗可能带来的病情进一步发展，另一方面要考虑药物的不良反应。

（柯晓燕）

 思考题

1. 破坏性、冲动控制及品行障碍的概念及分类。
2. 对立违抗障碍的临床特征有哪些？
3. 间歇性暴怒障碍的诊断和鉴别诊断要点。
4. 品行障碍的病因及病理机制。
5. 品行障碍的治疗原则有哪些？

第十章

焦虑障碍

儿童少年在日常生活中经常可以体验到焦虑情绪，一般正常的焦虑情绪有助于提高他们的警觉性、适应能力和应对技巧。而焦虑障碍（anxiety disorders）是指儿童少年出现的一种病理性焦虑情绪，表现为对同龄人不会引起过度焦虑的事物或情景产生过度焦虑反应，焦虑持续时间过长或反复出现，程度过于严重，超过了相同文化背景下同龄人的正常情绪反应范围，同时明显影响了患者的社会功能。患病率女性高于男性。该时期出现的焦虑障碍如得不到及时有效治疗，常延续至成年，或者合并其他精神障碍，造成更严重的社会功能损害。

焦虑障碍的发病与遗传因素、环境因素、个体差异等多种因素有关。遗传方面，焦虑障碍常有家族聚集性，具有阳性家族史的后代患病的概率明显增加，双生子研究也证实了遗传因素的作用。环境方面，不良的家庭教养方式、负性生活事件、应激等因素常与起病有关。个体因素方面，气质特点（如负性情感或行为抑制）、不良的认知方式、不成熟的心理防御机制等也是起病的风险因素。

儿童少年焦虑障碍包括分离焦虑障碍、选择性缄默症、特定恐怖症、社交焦虑障碍等通常起病于儿童期的焦虑障碍，以及惊恐障碍、广泛性焦虑障碍等起病相对较晚的焦虑障碍。

第一节 分离焦虑障碍

分离焦虑障碍（separation anxiety disorder）指个体与依恋对象分离时产生的过度的害怕或焦虑，且与其特定发育阶段的情绪或行为不相称。依恋对象主要是母亲，其次是祖父母、父亲，或者其他抚养者。过度焦虑情绪影响了患者日常生活、人际交往和学习。虽然通常症状开始于儿童期，其表现可能贯穿整个成人期。

一、流行病学

国外文献报道儿童分离焦虑障碍是12岁以下儿童中最常见的一种焦虑障碍。平均发病年龄7.5岁，在社区样本调查7~11岁儿童患病率为3%~4%，平均患病率3.5%，其中女性4.3%，男性2.7%，平均就诊年龄10.3岁。儿童临床样本中，该障碍不存在性别差异。从儿童期到少年期和成人期，患病率呈下降趋势。国内流行病学调查的患病率分别是0.5%和2.5%。

二、病因及发病机制

目前认为该病与多种因素有关。

（一）遗传因素

分离焦虑障碍具有家庭聚集性，12%患者有家族史。父母具有焦虑特质的儿童，从小就表现出内向、害羞、胆小等先天气质特征，一般这类儿童患分离焦虑障碍的概率明显增加。国外报道，如果父母患抑郁障碍或惊恐障碍则子女患分离焦虑障碍的危险性显著增高。

(二)依恋模式

具有不安全型依恋模式和拒绝型依恋模式的儿童更容易出现焦虑障碍。这类儿童存在消极的内部工作模式,将对依恋对象的不信任泛化,从而表现出广泛的焦虑反应。依恋的安全性越低,儿童的焦虑症状越明显。

(三)教养方式

分离焦虑障碍患者较正常儿童的父母更多地采用过度控制和过度保护的教养方式,对儿童的回避行为给予鼓励,从而给予儿童的自主权更少,导致儿童因缺乏安全感而致焦虑。

(四)生活事件

分离焦虑障碍常起病于应激性生活事件,尤其是在负性生活事件之后,此类事件包括亲人或宠物的死亡、上幼儿园、转学、个体或亲人患病、父母离异等。

三、临床表现

分离焦虑障碍的核心症状是对与依恋对象分离表现出过分担心、害怕等焦虑情绪及继发的行为异常或躯体症状,与个体的发育水平不相称。同时年龄越小,症状可能越丰富。

在与依恋对象分离前后,个体常表现各种各样的过度情绪和行为反应,如烦躁不安、哭闹、反抗、随意发脾气;痛苦、伤心、无助、失望;反复恳求与依恋对象说话,渴望他们立即回家;无动于衷、冷漠、拒绝任何人的亲近。

患者还表现不现实地、过分地担心与依恋对象分离后依恋对象会遇到伤害或灾难,例如,母亲外出后担心母亲遭遇车祸而死亡。或者,患者过分担心与依恋对象分离后自己可能会发生不幸,如自己生病住进医院、外出失散、被人拐骗、被绑架或是被人杀害。总之,担心自己会失去依恋对象或再也见不到他们。

患者为了能够与依恋对象在一起而不愿意自己外出,也不愿意上学,甚至完全拒绝上学。也非常害怕依恋对象不在家或者害怕独自在家。在没有依恋对象陪同时绝不外出,宁愿待在家里。

在晚上如果没有依恋对象在身旁,不愿意上床睡觉,或要依恋对象陪伴自己才能入睡。经常在夜间起床查看是否依恋对象仍然在家或者在自己身边。绝不愿离开家到外面睡觉。有的患者会反复出现睡眠障碍,如与离别有关的噩梦,以致夜间多次惊醒。

如果预料自己即将分离或者将离开依恋对象,如马上要上学,患者常反复出现胃痛、头痛、恶心、呕吐等各种躯体症状,但并无相应的躯体疾病存在。

部分分离焦虑障碍患者同时患有其他精神障碍,其共病率约为:抑郁障碍 30%,特定恐怖症 29%,强迫障碍 10%。往往共病患者的临床症状更重,预后更差。

【典型病例】

患者,女性,5 岁。2 个月前母亲生病住院,患者被带到外婆家由亲戚照看两周。回家以后开始出现每当母亲一出门,都要问"妈妈,您会不会回来? 什么时候回家?"要得到几次肯定回答后才放心。到亲友家做客时表现紧张不安,紧随母亲身后,一步也不离开,害怕自己被丢失。在亲友家睡午觉前担心父母回家时会忘了自己,将自己留在亲友家而离去,而不敢睡午觉,而且反复叮咛母亲不要忘了带自己回家。在幼儿园经常哭泣,诉担心母亲又生病住院,或者死亡。母亲必须每天中午到幼儿园看望患者以后,患者的情绪才能略得到安抚。近期上幼儿园前常诉腹痛不适,但外院专科检查无阳性发现。

患者围生期和幼年生长发育正常。出生以后母亲辞去工作,全职抚养孩子,从小一直与母亲同床睡觉。3 岁开始上幼儿园,最初每天上午都会哭泣一两个小时,持续一个学期,以后逐渐好转。无精神疾病家族史。内科及神经系统检查无阳性发现。

诊断:分离焦虑障碍。

四、病程及预后

患者一般首次发病于上幼儿园、上学或其他原因突然离开父母或其他依恋对象以后,病程可迁延,病情波动,经过及时干预、调整教养环境,或随年龄增长症状逐渐减轻,在遇到生活常规打乱时(如转学)可再次出现症状。大多数预后良好。

五、诊断与鉴别诊断

(一)诊断要点

具有上述典型的临床表现,使患者产生有临床意义的痛苦,或导致其正常家庭生活、幼儿园或学校活动受到严重干扰。发生于18岁以下的儿童少年其病程至少持续4周以上,成年人则至少持续6个月。临床表现不是由于其他的儿童期情绪障碍、行为障碍、人格异常、广泛性发育障碍、精神活性物质依赖、精神病性障碍所致。

(二)鉴别诊断

1. 儿童正常发育相关的分离性焦虑 儿童与依恋对象分离时往往会出现短暂的分离性焦虑,如入幼儿园,送交他人照看,生病住院等,有哭闹,发脾气,抓住亲人不放等表现。正常的分离性焦虑在出生后第6、7个月开始出现,18个月时最为明显,3~5岁以后儿童能够理解暂时离开父母的真实含义,分离性焦虑的程度逐渐减轻。并且,这类焦虑情绪的程度与心理发育年龄相符合,持续时间较短,随着儿童对新环境的熟悉而减轻、消退,对儿童的正常生活和其他社会功能影响较小。

2. 儿童特定恐怖症 主要表现过分害怕特定物体或特定情景,并出现回避行为。例如,害怕去高处、乘坐电梯、黑暗地方、动物、学校等。与分离焦虑障碍的鉴别是特定恐怖症有确切的恐惧对象,即某种场景或物体,而不是害怕与亲人分离;患者只回避自己恐惧的对象,在没有面临恐惧对象时情绪正常。

3. 广泛性焦虑障碍 这类患者的焦虑情绪是持续性的,而不是在特定的场合、时间才出现,焦虑的对象也没有固定的指向性,同时伴有运动性不安和心悸、胸闷、口干、出汗等自主神经功能兴奋的症状。

4. 广泛性发育障碍 少数广泛性发育障碍如孤独谱系障碍患者可以表现出对母亲的过分依恋,如整天要母亲抱,不时抚摸母亲,用脸去亲母亲,若被拒绝就会哭闹不止。但是,孤独谱系障碍患者同时还有广泛性发育障碍的其他临床表现,如明显的语音发育迟缓及语言交流障碍,缺乏与同龄儿童的交往技巧,兴趣狭窄、行为刻板等。

六、治疗与康复

(一)治疗原则

根据患者的心理发育水平制订个体化的治疗方法。年幼患者仅采用心理治疗,年长患者或者症状较重的患者可加用药物治疗。

(二)心理治疗

1. 认知行为治疗 目前证实这是对于儿童焦虑障碍最有效的心理治疗方法,可使用个别或团体治疗的形式。认知治疗的主要内容如下:有关焦虑的知识教育;帮助患者识别焦虑的想法和情绪,认可分离性焦虑是不合理或不现实的;教会患者一些处理焦虑的技巧,如积极的自我对话、渐渐性肌肉放松技术;采用暴露治疗的方式逐渐增加离开主要依恋对象,自己独立玩耍的次数和持续的时间。

2. 家庭治疗 家庭治疗首先要了解家庭结构和功能,评估引起分离性焦虑的家庭动力学原因,纠正过度投入和不投入父母与患者之间的关系,鼓励父母强化患者的自主行为。

(三)药物治疗

因儿童少年临床用药适应证的限制,因此只有当心理治疗方法效果不佳时,才采用药物治疗。

1. 选择性 5-HT 再摄取抑制剂(SSRIs)有研究证实了这类药物在治疗儿童和少年焦虑障碍的有效性及短期使用的安全性,是分离焦虑障碍的首选药物,包括舍曲林、氟伏沙明等药物。常见副作用是食欲下降或恶心呕吐。对于少年患者,建议症状缓解后药物维持治疗 1 年。

2. 三环类抗抑郁剂　有一些研究发现丙米嗪比安慰剂更有效,特别是在合并认知行为治疗时疗效尤为明显。

3. 苯二氮䓬类药物　一般在选择性 5-HT 再摄取抑制剂和三环类抗抑郁剂起效前几周内合并使用,以尽快缓解症状。由于苯二氮䓬类药物的成瘾性,故不应长期大量使用。

(黄　颐　郭兰婷)

第二节　选择性缄默症

选择性缄默症(selective mutism,SM)最初由 Kussmall 1877 年提出,曾被称为失语症(aphasia voluntaria)或者拒言症(elective mutism),表现为患者讲话的场合及对象具有明显的选择性,且受情绪制约,症状通常持续数月,甚至数年。患者在某些场合(如家庭等)可以表现出充分的语言能力,但在某些要求进行语言交流的特定场合(如学校、社交场合等)却持续地不能说话,其发生并非由于器官功能障碍或语言理解障碍等原因引起,妨碍了患者的学业成就或社交沟通。多起病于童年早期(5 岁前)。患者常伴有显著的气质特点,如社交焦虑、胆小、退缩、固执、敏感或违抗等。该病较少见,需要进一步研究其临床分类及长期预后等问题。

一、流 行 病 学

国外研究报道选择性缄默症患病率低于1%,但由于大部分患者仅被认为是性格问题而非行为障碍等原因而并未确诊,或其症状随时间自发缓解,实际患病率可能更高。该病起病隐匿,通常在患者入学后一段时间被发现(6.5~9 岁)而确诊。不同性别间患病率无显著差异,但是由于社会对女性患者的表现容忍度更大(认为女性更加内向、安静等),男性通常更早就医。

二、病因和发病机制

选择性缄默症的病因及发病机制没有统一的结论。最早认为家庭环境因素是引起疾病的主要原因,如父母社交抑制、过度保护、专制、过度严厉或角色缺乏、创伤、离异家庭,生活环境不稳定等因素,导致难以解决的心理冲突,从而产生症状。此外,语言环境的改变(如出国等,排除尚不能流利运用新语言的儿童),由于儿童对非优势语言的抗拒,或者是因为文化冲突,儿童可表现出该类症状。父母童年期性格内向、有焦虑障碍家族史的儿童患病危险性较高,该病和社交焦虑障碍显著重叠,因此考虑本病存在一定的遗传倾向。

三、临 床 表 现

选择性缄默症主要表现为在某一需要进行语言交流的特定环境中无法说话,但在其他场合中其语言理解及表达能力均未受损。最常见的缄默场所是学校或面对陌生成人时,有的儿童可以与陌生人交流,但是面对老师时就表现出症状,有的儿童可以在电话中与人交流但面对面则不能说话。在家中通常不存在问题,患者在家人面前甚至可以表现为非常健谈,其交流对象的"选择性"通常十分明显。部分患者在家还表现出易怒、违抗、攻击等行为。

在缄默时,儿童表现为完全沉默,部分偶可发出呢喃或单音。症状表现的程度也有差异,有的在缄默的环境中表现得十分羞怯及焦虑,有的即使不能说话,也可以使用其他无言的、非语言性的方式与人交流(如某些手势、点头、微笑等)。家长则通常反映孩子从小即是如此。

最常见的共病是其他焦虑障碍,首先是社交焦虑障碍,其次是分离焦虑障碍和特定恐怖症。此外还有广泛性发育障碍,发音障碍、语言表达障碍、语言理解障碍等。此外还有遗尿症、遗粪症、强迫症、抑郁症、Asperger 综合征等,但相对较少。

【典型病例】

患者,5 岁,女性。入幼儿园起即表现为在校完全不讲话,不论是对老师还是同学,不能上课发言以及表达自己的需要,上课时即使想上厕所也不能对老师说出。虽不说话,但她对于各种班级活动都愿意参加。在家时则表现的"喋喋不休",在父母面前说话流利,声音洪亮。不能接、打电话,在公共场合显得紧张、羞怯,不与陌生人讲话,与父母讲话也变得十分小声。在学校外可以与好朋友进行语言交流,但在校时,即使与好朋友也不说话。母亲描述她在面对陌生人及陌生环境时非常害羞、焦虑,但在熟悉的环境中则显得开心及放松。就诊时表现紧张,沉默不语,紧偎母亲,医生提问时在母亲反复鼓励下仅稍以点头摇头表示,主要情况由母亲提供。母孕产期无特殊,生长发育史无特殊,未发现其他躯体及精神症状。

诊断:选择性缄默症。

四、病程及预后

选择性缄默症患者通常在 5 岁前隐匿起病,入学一段时间后因为始终不能达到学校对于儿童语言的要求,引起关注后被父母带去就医。大部分患者表现为适应某种特定环境前的一种过渡性的行为表现。该病的持续时间各不相同,远期结局尚不明确。大部分个体随年龄增长症状缓解,但部分个体仍有部分语言、行为及情绪症状延续至成人,如社交焦虑障碍的症状。及早诊断和及时干预有利于预后。

五、诊断与鉴别诊断

（一）诊断要点

1. 患者的语言理解及表达能力正常或接近正常的情况下,在某些特定场合不能讲话,而有充分的证据证明其在某些场合则可正常或几乎正常地讲话,缄默场合是固定的且可预测,且妨碍了患者的学业成就或社交沟通;持续时间至少 1 个月,但不限于入学的第 1 个月。

2. 排除广泛性发育障碍、精神分裂症、特定性言语和语言发育障碍以及童年早期分离焦虑所表现的一过性缄默等。

（二）鉴别诊断

1. 神经发育障碍、精神分裂症与其他精神病性障碍　存在上述障碍的个体可能存在社交交流的困难,不能在社交场合中恰当地讲话,但这些社交场合不具选择性,且患者存在相应疾病的其他临床表现。

2. 社交焦虑障碍　存在社交焦虑和社交回避的个体可能出现选择性缄默的症状,如两种障碍均表现突出,应给予共病诊断。

3. 言语和语言障碍　选择性缄默症患者无构音、对语言的理解以及表达障碍的证据,症状限于某种特定的社交情境,可以鉴别。

六、治疗与康复

（一）治疗原则

该病治疗较困难,目前尚无统一的治疗方案,原则上以心理治疗为主,结合语言训练,辅以药物治疗。

（二）心理治疗

1. 行为治疗　为治疗方案的重要部分,最常使用基于学习理论的行为治疗技术治疗选择性缄默症,如强化、系统脱敏技术、行为塑造等。

2. 心理动力学治疗 心理动力学治疗集中于分析并解决潜在的内心冲突,如认知行为治疗等。治疗者可尝试通过艺术及游戏治疗方式结合与患者进行交流,但治疗过程耗时,进展较慢。

3. 家庭治疗 家庭治疗过去集中于家庭的不良功能模式(该因素被认为是选择性缄默症状的产生及维持的原因)的识别以及矫正,近来则强调整合家庭成员的资源,进行儿童治疗方案的制订及执行。尽管家庭原因不再被认为首要的因素,但是如果家庭问题对儿童存在影响,则传统的家庭治疗方法仍然有必要。

（三）治疗药物

对于治疗社交焦虑障碍有效的药物可以用于治疗选择性缄默症,如氟西汀或氟伏沙明(20mg/d),药物治疗多与行为治疗结合进行。

目前多将几种治疗方法结合进行,以达到最好的治疗效果。综合的个体化治疗及教育方案需要家长、医生、教师合作以确保顺利实施。教师可以在学校里进行一般性的心理干预以降低患者的讲话焦虑,同时可鼓励学生相互交流,对患者进行语言训练、发音训练等。

（司徒明镜 黄 颐）

第三节 特定恐怖症

儿童特定恐怖症(specific phobia of childhood)指儿童持续性或反复发生的、对日常生活中某些特定的客观事物或情境(如某种昆虫、黑暗环境),产生异常的恐惧情绪,并竭力回避这些事物和情境。患者的恐惧程度超过了相同社会文化环境下、与其心理发育水平相当的个体对这些事物和情境的害怕程度,使患者产生明显的痛苦,或导致其日常生活和社会功能严重受损。

一、流行病学

特定恐怖症是儿童期常见的情绪障碍。国外流行病学调查社区患病率估计为6%~9%,亚洲、非洲等地通常较低(2%~4%)。儿童患病率约为5%,13~17岁约为16%。女性患病率高于男性。随年龄增长患病率降低。

二、病因和发病机制

由多种因素的共同作用所致,包括遗传、先天素质因素和后天的社会生活经验等因素。不同的心理理论学派则从不同的角度探索该病的发病机制。

（一）遗传及素质因素

家系遗传学研究发现,特定恐怖症患者的一级亲属患病率是正常对照组一级亲属患病率的3~6倍。双生子研究显示单卵双生子同病率高于双卵双生子。许多患者存在性格胆怯、内向、脆弱等先天素质特征。

（二）生活事件和特殊生活经历

儿童经历创伤性事件,如遭受动物攻击、经历地震灾害;目睹他人的创伤性恐惧反应;接触恐怖内容的信息,如听恐怖故事、看恐怖书籍或影视节目、玩恐怖性内容的电子游戏、父母反复强调某些动物的危险等。这些使具有胆怯、脆弱等性格特征的儿童对这些特定事物或场景产生异常恐惧而发病。

三、临床表现

儿童过分恐惧日常生活中某些客观事物和情境,但实际上这些事物和情境并不具有危险性,或者虽有一定危险性但患者所表现的恐惧大大超过了客观存在的危险程度,或者超过了社会文化背景、心理发育水平相当的儿童对这些事物和情境的害怕程度。部分儿童能够认识到自己的恐惧程度有些过分、不合理。

患者恐惧的对象有动物型(如蜘蛛、狗或昆虫),自然环境型(如雷电、黑暗、高处等),血液-注射-损伤型(如血液、针头、注射等事件),情境型(如飞机、电梯、隧道等封闭空间),以及对其他事物(例如巨响或特殊装扮的人物等)的恐惧。

上述事物或情境可立即促发患者的害怕或焦虑,为此,患者常竭力回避或逃离这些事物和情境;当不得不面对自己恐惧的对象时,立即出现极度恐惧情绪,如大声哭闹,发脾气,惊呆或紧紧拖住成人,全身发抖,并可伴有心跳加速、面色煞白、出汗、小便不能自主控制等自主神经功能紊乱的症状和体征。

由于患者的回避与恐惧引起明显的痛苦,影响了患者的正常生活、学习和社交活动。例如:不敢去登山,害怕乘坐电梯、不敢去医院看病,晚上不能熄灯睡觉等。

【典型病例】

患者,女,10岁。半年前患者听父母讲述一位亲戚的家在晚上被盗,窃贼半夜从窗台爬入,将家里的钱物洗劫一空。患者在聆听当时就表现为情绪非常紧张、害怕。以后每天傍晚天还未黑,便要打开家里的所有电灯,晚上也要开灯睡觉,若父母顺手关闭了电灯,患者便会立即大声叫喊"开灯",并感到非常害怕,甚至全身颤抖。有一次母亲未在意患者在洗手间,不经意关闭了洗手间的灯,患者在里面突然大声尖叫,冲出洗手间,然后一边大哭大叫一边打母亲、埋怨母亲关闭了灯,持续一个小时才逐渐平息。随着冬日临近患者下午放学回家时天色渐黑,若父母未下班回家,患者绝不敢独自先回家,必须在社区门卫处等待父母回家,而且每次都是要先打开家里的灯后自己方才敢进家门。

诊断:儿童特定恐怖症。

四、病程及预后

儿童特定恐怖症一般在10岁前发病,随年龄增长逐渐减轻,多数到少年期症状消失,仅约10%-15%患者其病程会延续到成人,因此预后良好。

五、诊断与鉴别诊断

(一)诊断要点

儿童对日常生活中的一般客观事物和情境产生过分的恐惧情绪,并出现回避、退缩行为,症状超过了社会文化背景、心理发育水平相当的儿童对这些事物和情境的害怕程度,严重影响了患者的生活、学习和人际交往等社会功能,患者为此而感到痛苦。病程持续6个月以上。排除惊恐障碍、强迫障碍、创伤后应激障碍、分离焦虑障碍、社交焦虑障碍等其他精神障碍的临床表现,则可作出儿童特定恐怖症的诊断。

(二)鉴别诊断

1. 精神分裂症 儿童精神分裂症患者可表现出害怕、恐惧某种特定情境或事物。但这些患者有明确的精神病性症状,恐惧的对象往往与幻觉、妄想的内容相关,经抗精神病药物治疗精神病性症状消失后恐惧情绪也随之消除。

2. 惊恐障碍 儿童惊恐障碍发作时也表现出突然极度恐惧、心悸、气促,若惊恐发作发生在某种特定情境,患者为了避免再次出现惊恐发作,常会回避这种情境。因此,有时难于与惊恐障碍鉴别。但是,惊恐发作一开始没有回避行为,只有患者多次发作以后,发现并认为自己的发作与某种情境有关以后,才有意回避这种情境。并且,除了在这种特定情境疾病发作以外,在其他场合也可能有惊恐发作。而特定恐怖症只局限于特定的情景或事物时出现的恐惧情绪,其他情况下则不会发生。据上述特点可予以鉴别。

3. 强迫障碍 强迫障碍患者,如担心被细菌感染的强迫观念或担心自己会从高楼上往下跳的强迫意向,可能有意地回避乘坐公交汽车或高处,在这些场合也有强烈焦虑、恐惧情绪。但是,强迫障碍患者的焦虑情绪来源于患者的主观体验,是自我有意强迫和反强迫的矛盾所致;而特定恐怖症患者的恐惧来源于客观现实,有明确的具体对象,脱离恐惧对象后患者的焦虑情绪则随即消失。

六、治疗与康复

(一) 治疗原则

多数儿童患者的特定恐怖症通过家长的支持和反复保证症状改善或随着年龄的增长症状缓解。对于症状改善不明显或者严重的患者,需要心理治疗,仅少数患者需要在心理治疗基础上增加药物治疗。

(二) 心理治疗

目前认为最有效的心理治疗方法是行为治疗,包括系统脱敏治疗、示范学习治疗、阳性强化治疗等。此外,还可选用认知治疗,通过纠正患者对恐惧事物或情境不恰当的认知,提高心理治疗的效果。

(三) 药物治疗

少数患者焦虑和恐惧情绪非常严重,可短暂辅以小剂量艾司唑仑、劳拉西泮等抗焦虑药物治疗。研究显示具有抗焦虑作用的抗抑郁剂,如舍曲林、氯米帕明等也有一定治疗效果。

(黄　颐　郭兰婷)

第四节　社交焦虑障碍

社交焦虑障碍(social anxiety disorder)也称社交恐惧症(social phobia),是指患者在一种或多种社交场合中过分害怕及焦虑,担心自己被关注、尴尬、被羞辱、被拒绝或冒犯他人等,并竭力回避所害怕的社交场合。患者的焦虑程度超出了社会文化环境、心理发育水平相当的个体所应有的正常界限,给患者带来明显的痛苦并影响其社会功能。儿童的这种焦虑必须出现在与同伴交往而不仅仅是与成年人互动时。

一、流行病学

国外流行病学调查社交焦虑障碍终身患病率3%～13%,其中儿童患病率1%。14～24岁患病率女性9.5%,男性4.9%。国内调查发现6～13岁儿童社交焦虑障碍患病率2.48%。普通人群中女性患病率高于男性。患病率随着年龄的增长而降低。

二、病因及发病机制

目前认为社交焦虑障碍是遗传与环境因素综合作用所致。相关因素如下:

(一) 环境因素

社交焦虑障碍多发生于父母采用抑制性或拒绝式教养方式、社会经济地位低、生活质量低的家庭。儿童期受虐待和逆境是产生社交焦虑障碍的危险因素。

(二) 人格特点

具有话少、安静、退缩、内向和怯懦等抑制行为的气质特征是发生社交焦虑障碍的重要危险因素。此外,负性思维及负面自我评价的认知模式、中间型和不成熟型防御方式与社交焦虑有关。

(三) 遗传因素

研究发现社交焦虑障碍有明显家族聚集性,先证者的一级亲属中社交焦虑障碍发生率明显高于对照组,女性社交焦虑障碍单卵双生者的同病率24.4%,双卵双生者同病率15.3%。

三、临床表现

(一) 过度焦虑、恐惧

儿童患者在与陌生人,包括同龄伙伴交往过程中表现过度焦虑和恐惧,如紧张不安、害羞、脸红、不主动说话、独处,或者过分纠缠父母、尾随父母、与父母寸步不离,或表现哭泣、发脾气。但是,患者与熟悉的亲友或同伴交往正常。患者常不能认识到自己的紧张恐惧是过分的和不合理的。

年长儿童或少年则表现为在特定的社交场合中感到非常紧张、恐惧。如感到窘迫、尴尬、被人注视或审视,很不自然,不敢抬头、不敢与人对视,沉默寡言,或过分关注自己的行为,甚至觉得无地自容,严重者可能达到惊恐发作的程度。引起患者过分焦虑的社交场合包括有异性、特定同学、特定老师、或陌生人的特定场合,也可是家庭以外的所有公共场合。有的患者在焦虑情绪严重时伴有面红耳赤、心悸、出汗、四肢或全身震颤、头痛、腹泻、尿频等躯体焦虑的表现。年长儿童或少年患者一般能认识到自己的紧张恐惧是过分的和不合理的。

(二) 回避行为

类似的社交场合几乎总能激发患者的上述反应,因此患者不愿或拒绝面对自己害怕的陌生人和社交场合。儿童可能拒绝上幼儿园或走亲访友。年长儿童或少年表现为在学校不参加抛头露面的活动,因害怕同学关注自己而不去上体育课或上课拒绝回答老师的提问,甚至因学校的厕所人多担心受到关注而不去上厕所,少数患者为了回避面对同学而完全拒绝上学。患者因为害怕在街上、到商场等地方遇见特定的人而拒绝到这些地方。如果患者被强求去面对自己害怕的社交场合,则会设法尽早离开。

有的社交焦虑障碍患者同时患有其他精神疾病,如女性更多共病其他焦虑障碍、抑郁障碍、双相情感障碍等;男性共病对立违抗障碍或品行障碍等。儿童还可共病高功能孤独症和选择性缄默症。

【典型病例】

患者,女性,10 岁,小学五年级。从小性格内向,胆怯。近 5 年来与家庭以外的人(包括同龄人)交往时表现得非常腼腆、害羞、情绪紧张。上课时非常紧张,担心老师要求自己回答问题。若被老师点名回答问题时,站起来后双腿紧张得发抖,不敢看老师和同学,声音非常低微,满脸通红。在学校因为害怕别人看见自己解便而不敢上厕所,偶尔上厕所时若遇到有人在旁边就排不出小便。不敢参加学校的班级体操比赛,为了回避这个活动,比赛当天称病在家休息一天。平时绝不敢进老师的集体办公室。家里有客人到访,便立即躲进房间,待客人离开后才出来。患者说知道自己不应该这样过分害羞,但是一遇到这些场合便无法克制自己的紧张。一年来症状越来越严重,特别是上课随时担心老师提问,无法专心听课,学习成绩由优秀下降到中等水平。围生期和幼年生长发育正常。内科及神经系统检查无其他阳性发现。

诊断:社交焦虑障碍。

四、病程及预后

在美国,约 75% 社交焦虑障碍的个体起病于 8~15 岁之间,中位起病年龄为 13 岁。多数患者缓慢起病,少数在应激事件后突然起病,病程迁延。儿童期起病患者多数随年龄增长症状逐渐减轻或消退,少年期起病者可能会持续到成年,对患者的学业、人际关系及将来就业、婚姻都可能造成严重影响。

五、诊断与鉴别诊断

(一) 诊断要点

儿童在涉及与同伴交往的一种或多种社交场合中存在持续性的、可预期的焦虑和社交回避行为,害怕自己的言行或焦虑状态会导致负性的评价。该症状的严重程度超过了相应社会文化背景、心理发育年龄容许的范围,使患者的社会交往、包括同伴关系显著受损,持续 6 个月以上。但患者在与家庭成员或非常熟悉的同伴交往时基本正常。如果患者存在肥胖、畸形等可能影响社交的躯体疾病,则这种焦虑及回避是明确与其不相关或过度的。同时患者的症状不能由惊恐障碍、其他情绪障碍、行为障碍、人格异常、广泛性发育障碍、精神病性障碍、精神活性物质所致障碍等的症状来解释。符合以上条件者可做出儿童社交焦虑障碍的诊断。

（二）鉴别诊断

1. 正常儿童的害羞(社交沉默) 儿童大约在 6 个月~1 岁时开始对陌生人产生警惕,4~5 岁开始结交朋友。处于这些发育阶段的部分儿童由于缺乏社交经验和技巧,尤其是胆小、害羞的儿童,在面对陌生人或在陌生环境中感到害羞,出现社交焦虑属于正常现象,随着年龄的增长或对环境的熟悉社交焦虑情绪会减轻,最终自然消失,不影响儿童的正常社会功能。社交焦虑障碍患者的焦虑程度超过了其所处心理发育年龄阶段所容许的正常范围,随年龄增长也不会自然消退,严重影响患者的社会功能。

2. 分离焦虑障碍 分离焦虑障碍患者的焦虑仅出现在与主要依恋对象分离时,只要有依恋对象陪同,即使与陌生人交往或在陌生的社交环境中也不会出现焦虑情绪。社交焦虑障碍患者则不论是否有家长陪同,只要在自己害怕的社交环境中都会表现出紧张焦虑和回避行为。

3. 广泛性发育障碍 广泛性发育障碍患者人际交往技巧差,与同龄儿童进行正常交往困难。但是,广泛性发育障碍儿童人际交往时不一定表现出焦虑情绪,除了人际交往障碍以外,还有言语发育障碍、刻板重复行为、兴趣狭窄等临床特征。社交焦虑障碍患者只有在与陌生人交往时出现明显焦虑,其余情况下表现正常,没有心理发育障碍的临床特征。

4. 抑郁障碍 抑郁障碍患者,特别是少年期患者,可能有社交退缩的表现。但是,抑郁障碍患者是因为兴趣减退、活动减少、自卑等抑郁障碍的核心症状而没有兴趣或不愿意与人交往,并非对社交的紧张和恐惧,加之患者有明确的抑郁心境、思维迟缓以及睡眠障碍等症状,可与社交焦虑障碍相鉴别。

六、治疗与康复

（一）治疗原则

儿童少年社交焦虑障碍应首选认知行为治疗等心理治疗方法,病情严重且使用了心理治疗效果不佳者谨慎合并药物治疗。

（二）心理治疗

在各种心理治疗方法中,认知行为治疗和团体形式的治疗效果确切,并具有长期疗效。暴露疗法、逐级脱敏法、放松训练、冲击疗法等行为治疗的疗效还未完全确定,各研究的结论不一致。

1. 认知行为治疗 包括以下要点:心理教育;认知重建、社交训练、合理自我对话(adaptive self-talk)、问题解决技巧等社交技巧训练;增加社交机会;放松训练;暴露和反应预防;家庭作业等。可采用个别和团体形式,或者以学校为基础(school-based)的形式,一般设计为 12~16 次治疗。

应根据患者的年龄来设计具体内容,如对于年幼的儿童可使用示范、角色扮演、游戏、讲故事等形式。

此外,年龄越小的患者,父母越需要参与心理治疗。帮助父母认识到他们的过度保护方式会强化患者的社交焦虑和过度依赖的行为,教会父母适当地采取奖励机制来强化患者的积极社交行为。

2. 团体治疗 团体治疗相对于个别心理治疗的优点在于:可以提供模拟的社交场景,有利于减轻对社交场景的焦虑和回避;可设计集体游戏;团体成员之间能够分享各自成功的经验,互相鼓励和促进,也能互相反馈信息,使患者更全面地评价自己的表现;便于社交技能训练。

(三)药物治疗

目前还没有充分的临床研究来证实药物对社交焦虑的治疗效果。只有在心理治疗无效的情况下才酌情加用药物治疗。可使用选择性 5-羟色胺再摄取抑制剂中的氟伏沙明、舍曲林、帕罗西汀等药物，三环类抗抑郁剂或苯二氮䓬类药物。在使用药物过程中，应密切监测和及时处理药物不良反应，保证患者安全。

（黄　颐　郭兰婷）

第五节　惊恐障碍

惊恐障碍(panic disorder)又称急性焦虑障碍或惊恐发作。是一种反复发作性的、不可预测的强烈的焦虑、躯体不适和痛苦体验，常见症状包括心悸、胸痛、喉部哽咽感、非真实感（人格解体或现实解体）、濒死感、害怕失去控制或发疯等，其发作不局限于任何特定的场合或某一类环境，在发作后 10 分钟内迅速达到高峰，持续时间短暂，发作极少超过 1 小时。发作间歇期患者持续担心再次发作，害怕因发作"失控、发疯"甚至死去，或者为回避发作做出明显的行为改变（如回避去到不熟悉的场合或者限制日常活动）。

一、流行病学

国外的调查显示惊恐障碍成年人和青少年 12 个月的患病率估计为 2%~3%。亚洲等地患病率报告更低，从 0.1%~0.8% 不等。儿童惊恐障碍并不常见，在青春期后患病率缓慢上升，在成人期达到顶峰。同成人惊恐障碍一样，女性的患病率要高于男性。

二、病因和发病机制

诸多因素参与惊恐障碍的发病，包括遗传、环境以及心理因素等。

(一)遗传因素

家系研究显示：一级亲属的患病一致率为 15%，而惊恐障碍一般人群的患病率为 5%。双生子研究发现，单卵双生子惊恐障碍的患病一致率为 50%，双卵双生子的患病一致率为 3%。提示惊恐障碍与遗传因素有关。

(二)环境因素

与其他焦虑障碍患者相比，惊恐障碍患者中有更多儿童期受虐待的经历的报告。吸烟以及与躯体健康等方面有关的应激源是惊恐障碍的危险因素。

(三)心理因素

早年的发育创伤经历，如亲密关系的丧失、期望值的显著改变等使患者处于持续性压抑、愤怒的状态，以及个体对焦虑的认知，也是导致惊恐发作的风险因素。

三、临床表现

儿童少年期起病的惊恐障碍其症状、病程、伴随症状及其伴随的精神障碍（广场恐怖症，抑郁症）与成人期的惊恐障碍类似。基本特征是严重焦虑（惊恐）的反复发作，这种突然产生的强烈的害怕或不适感不局限于任何特定的情境或某一环境，即使在安静状态下也可以出现，因而具有不可预测性。有惊恐发作的儿童报告的最常见症状包括发抖、头晕或晕厥、喉部堵塞感、心慌、心悸、气促、胸痛或胸部不适、窒息感、恶心、腹部不适、出汗、发冷或发热感、皮肤麻木或针刺感等。儿童可能会诉说害怕死亡，担心失去控制或是要发疯了，年长儿童或少年有时还会描述感觉周围环境不真实或者感觉脱离了自我。患者每次发作时出现数种上述症状，并在几分钟内达到高峰。由于患者在发作时常体验到害怕和自主神经症状的不断加重，致使患者急于离开当时其所处的场景。在发作间歇期，患者也会持续地担心再次发作,害怕再次发作时自己可能在他人面前丢脸、"疯掉"甚至死亡等。患者可能因为害怕发作时没人帮助自己,因此不敢独处;如果这些情况发生于特定情境,如公共汽车或人多的场合,患者以后可能会回避此类场合。

惊恐障碍可与多种精神疾病共病,如分离焦虑障碍、广场恐怖症、抑郁障碍、双相情感障碍、社交恐惧障碍、精神活性物质滥用等。也可与心律失常、甲状腺功能亢进、哮喘等躯体疾病并存,原因尚不明确。

【典型病例】

李某,女性,17 岁,高三学生。3 个月前,在一次晚自习后的回家路上,被一男青年抢走手机。当时患者立即出现心慌、胸闷、头昏、腿软,有 1～2 分钟的时间感觉自己即将死亡。后患者迅速被同学发现送到医院急诊科,急查心电图显示"窦性心动过速",未做特殊处理,约半小时后患者症状自行缓解出院。2 周后患者在超市购物时无明显诱因再次突发上述症状,被送至医院急诊抢救,急诊查心肌酶学正常,心电图显示"窦性心动过速",持续 20 分钟后症状自行缓解。门诊完善心脏彩超、24 小时动态心电图等均未见明显异常。后患者逐渐害怕出门,不敢独自在家、不敢进行体育活动等,诉担心再次发作时无人救助而死亡。后患者上诉症状又发作两次,每次表现相同,发作无明显规律及诱因,被送至急诊观察后自行缓解,相关检查均无明显异常。现经急诊科医生建议,来精神科就诊。

诊断:惊恐障碍。

四、病程及预后

根据国外调查,惊恐障碍的中位起病年龄是 20～24 岁。虽然该病在儿童期较少见(可能与症状报告的难度有关),但许多成人患者回忆他们症状的首次发作常可追溯到儿童期。该病病程慢性迁延,发作频率和严重程度各不相同,可能自发加重或减轻,常与其他焦虑、抑郁和双相障碍、精神活性物质滥用等共病。影响患者的社会交往、职业成就、生活质量、经济支出等。早期诊断及治疗对预后有利。

五、诊断与鉴别诊断

(一)诊断要点

患者存在一次以上突发的强烈的害怕或躯体不适感,不局限于特定的场合,具有不可预测性。例如突然发生心慌心悸、出汗、胸痛、哽咽感、头晕、恶心、非真实感、濒死感、害怕失控、"发疯"或晕倒等,数种症状出现并在几分钟内达到高峰。发作间歇期出现持续 1 个月或更长时间的:害怕再次发作以及发作可能带来的不良结果;与发作有关的行为改变(如回避锻炼或独自外出)。排除由于躯体疾病、其他精神障碍(如精神分裂症以及相关障碍、情感障碍或躯体形式障碍)或某种物质引起。

(二)鉴别诊断

1. 躯体疾病　如甲状腺功能亢进、嗜铬细胞瘤、心肺疾病等。患者的惊恐发作并非某种躯体疾病的直接生理后果,相关实验室检查及体格检查有助于明确。

2. 物质所致的焦虑障碍　惊恐障碍的症状发作并非是某种物质所致的直接后果,但如果患者的症状在物质使用范围之外持续发作,可考虑惊恐障碍的诊断。

3. 其他焦虑障碍　如分离焦虑障碍患者的焦虑只发生在与依恋对象分离时。特定恐怖症患者的害怕和担心有明确的对象,而且会对恐惧对象回避。缺乏惊恐障碍的其他症状表现如不可预期性。以上可予鉴别。

4. 精神分裂症　有些精神分裂症等其他重型精神障碍会伴有惊恐障碍的症状,但是惊恐障碍患者没有妄想等思维障碍,且呈发作性病程,发作间期除对再次发作的担心之外,无任何异常,与精神分裂症持续性病程不同,可与精神分裂症相鉴别。

六、治疗与康复

（一）治疗原则

儿童少年惊恐障碍既有生物学方面的改变，又有心理方面的问题。因此对于惊恐障碍的治疗既要以药物控制惊恐发作，又要通过心理治疗缓解患者的心理压力，改善不良认知，建立适应性行为。

（二）心理治疗

1. 认知行为治疗　让患者找出躯体症状与惊恐发作之间的关系，重建正确的认知，让患者了解到这些症状虽然很痛苦，但并不是由器质性疾病造成的。其痛苦主要由一些心理上的原因造成的，比如心悸、胸闷不适是对紧张事件的一种夸大的反应，通过认知行为治疗改变患者对症状的错误解释。通过认知调整和逐级暴露相结合，减少患者的恐惧和回避。

2. 松弛训练　目的是消除患者躯体上和精神上的紧张。主要为想象放松训练，指导患者作简单的想象放松训练，分个体或集体放松训练。训练指导语如："现在我们来做放松训练，请调整一下坐姿，很舒适地靠在沙发上，闭上双眼，深呼吸，使躯体和精神都得到放松……"在进行数次后，大多数患者都能掌握松弛训练的方法，因而可在让其感到紧张的情境中或睡前进行自我松弛训练。

3. 家庭治疗　进行家长健康教育，鼓励多和孩子交流，要善于发现和赞扬孩子的优点和能力，多给患者情感支持，并尽可能地为患者提供一个有利于其身心健康的学习生活环境，这样将有利于促进患者的康复。

（三）治疗药物

常用的药物有选择性 5-HT 再摄取抑制剂（SSRIs）如氟西汀（20～40mg/d）、舍曲林（50～200mg/d）等，必要时可根据患者情况短期合并小剂量苯二氮䓬类药物。药物治疗有效后应维持治疗至少 8～12 个月，维持治疗期间可尝试缓慢减量，如症状复发则应恢复原有治疗剂量；病程长、反复发作者可考虑维持治疗 2～3 年。

（司徒明镜　黄　颐）

第六节　广泛性焦虑障碍

广泛性焦虑障碍（generalized anxiety disorder，GAD）是以无法控制的对诸多事情过度担心和紧张为特征的一种精神障碍。儿童患者常表现为对自身的未来、同伴关系、社会对自己的认可、自己的行为和能力以及是否被他人所接受等的担心。常导致患者成绩下降、与同伴关系不良、老师评价降低等社会功能受损。这些患者成年后会出现社交能力低下，继续接受教育的能力和工作能力受影响以及其他精神问题。

一、流行病学

广泛性焦虑障碍的起病年龄跨度较大，多在青春期之后起病，患病率儿童少年低于成人。国外调查普通社区青少年患病率为 0.9%，成年人为 2.9%。女性患病率约为男性的 2 倍。

二、病因和发病机制

（一）遗传因素

家系研究发现焦虑障碍儿童的父母患焦虑症、抑郁症、社交恐怖症、广场恐怖症者较多。双生子研究发现，单卵双生子的患病一致率显著高于双卵双生子。广泛焦虑障碍的遗传度约为 30%，提示与遗传有关。

（二）家庭因素

不良的家庭环境因素可能会导致焦虑，如父母过度保护、期望值过高、过分强调成功或对儿童过于放纵。一些应激性事件，如父母离异、父母去世等常与广泛性焦虑障碍的出现有关。焦虑儿童的家长倾向于把不确定的情境理解为具有威胁性的,他们存在更多的负性认知,长此以往,儿童也会产生同样的焦虑反应,这些家长通常鼓励儿童回避困难的事情。因而,家长的行为可能导致儿童的焦虑。

(三) 气质

儿童的气质与焦虑障碍的发生有密切的关系。在婴儿期哭泣过多、过于好动的个体,到了儿童期则显得内向、谨慎、害羞、胆小,到了学龄期更不愿意接触新环境。具有行为抑制气质的孩子在一个新的环境中往往表现为"抑制、回避、胆怯"的行为特征。行为抑制气质可能是儿童发展为广泛性焦虑的潜在危险因素。害羞的儿童与不害羞的儿童相比,更容易有焦虑症状。

三、临床表现

儿童广泛焦虑障碍的临床表现同成人相似。包括难以控制的、不切实际的担心和焦虑、运动性不安、自主神经功能紊乱等症状。焦虑的内容在不同年龄群体中有所差异,儿童少年更多会担心自己的学业成绩或者能力、自己的表现、他人对自己的评价,或者一些灾难性的事件,比如战争或者自然灾害等。这些担心的程度、持续时间以及出现的频率都超过了通常的程度。同时患者可能出现紧张、坐立不安、易烦躁、易和他人发生冲突、感觉疲倦、肌肉震颤或酸痛、注意力不能集中、感觉头脑一片空白、夜间入睡困难或者眠浅易醒等症状。由于儿童的语言发育尚未完善,难以很好地表达内在的不安体验,年幼儿童往往表现为发脾气、爱哭闹、诉说躯体不适等,经常需要安抚,给家长的感觉是"难以安抚的孩子"。上述症状使患者感到痛苦,无法专注于其他任务,从而影响其学业成绩、社会交往等方面的功能。

广泛性焦虑障碍常与其他焦虑障碍、抑郁障碍等共病。

【典型病例】

患者,女性,13 岁,初一学生。半年前患者进入初中后感学习压力大,逐渐出现控制不住担心,害怕成绩下降后被家长批评、老师同学看不起自己,担心将来考不上好的高中、大学,担心自己任何事情都完成不好等,脑子里整天思考上述问题。同时阵阵感觉心慌、呼吸困难、坐立不安、手抖、出汗、皮肤紧绷感等不适。夜间入睡困难,睡前仍反复担心,白天感疲倦,上课时无法集中注意力听讲,常丢三落四,学习成绩明显下降,无法坚持上学遂请假在家。患者既往体健。个人史:自幼生长发育正常,学习成绩中等。病前性格内向,自我要求高,在意他人对自己的看法。父亲因工作常出门在外,主要与母亲生活,母亲对其管教严格,经常批评,极少鼓励。家族史:母亲患有"广泛性焦虑障碍"。

诊断:广泛性焦虑障碍。

知识框 10-1　考试焦虑

考试焦虑(test anxiety,TA)是指个体面临考试而产生的过分紧张担心的消极情绪和相关的行为反应。女性常多于男性,且在不同的社会、地理、文化背景中普遍存在(但是由于不同的社会文化间价值体系等方面的不同,病因及症状表现间可能存在差异)。考试焦虑不仅会影响个体的学业表现及成就,长期的考试焦虑容易引起紧张、恐惧、烦躁、抑郁等负性情绪,威胁个体的身心健康,对其认知、情感、心理状态及人格等都造成损害,一直是心理学家、教育学家以及其他儿童少年工作者所关注的问题。由于我国的教育体制以及社会对考试的重视态度等原因,学生中该问题较为普遍。

目前该问题的产生原因存在不同的理论,总体来说,考试焦虑不仅与学生的学习成绩好坏或家长老师的要求高低相关,更与学生的性格特点、认知模式、学习及考试技巧、家长的教育方式、学校的教学评价方式等有很大关系。治疗上则多采用认知行为治疗、松弛治疗、系统脱敏疗法等。

四、病程及预后

　　广泛性焦虑障碍的起病年龄可能较其他焦虑障碍更晚,病程多呈慢性,症状随时间可能加重或减轻,但是完全缓解的概率较低。发病越早的个体可能伴随更多的共病,造成更多的社会功能损害,因此,需要进行早期诊断和治疗。

五、诊断与鉴别诊断

(一) 诊断要点

　　儿童至少在6个月的大多数时间中,对许多事件反复出现过分的、泛化的紧张或担心(焦虑),个体难以控制,并伴随至少一项的:坐立不安或紧张、容易疲倦、注意力不能集中或头脑空白、易激惹、肌肉紧张、睡眠障碍的症状。这些症状不能用其他精神障碍、躯体疾病或精神活性物质使用所解释。导致患者主观痛苦或者社会功能出现损害。

(二) 鉴别诊断

　　1. 惊恐障碍　惊恐障碍的特点是发作具不可预测性和突然性,患者常有濒死感,而终止也迅速。与广泛性焦虑障碍相比,惊恐障碍发作突然、时间短、程度强烈,在发作间歇期,除了担心再次发作外,无其他异常。而广泛性焦虑障碍的担心是持续性的,担心对象具有广泛性。

　　2. 强迫障碍　患者的强迫思维是一些侵入性的、违背患者意愿的想法、冲动或者画面,在意识层面上强迫和反强迫同时并存,带有自我抵抗和自我失谐的特征。而广泛性焦虑障碍患者的焦虑是预期性的,指向未来事件的过度担忧。

　　3. 抑郁障碍　焦虑是抑郁障碍的常见症状,广泛性焦虑也常伴随抑郁症状。临床上通常根据这两种症状的严重程度以及症状出现的先后顺序诊断。

　　4. 躯体疾病　由于广泛性焦虑障碍涉及许多躯体症状,需要与躯体疾病相鉴别。包括甲状腺功能亢进、嗜铬细胞瘤等。详细的病史收集、相关实验室检查以及体格检查有助于明确诊断。

六、治疗与康复

(一) 治疗原则

　　目前公认的治疗目标是改善或消除症状(体征)、恢复社会功能、降低复发(再发)率和改善预后。目前倾向于采用心理治疗和药物治疗相结合的综合干预措施。

(二) 心理治疗

　　1. 认知行为治疗　认知行为治疗是治疗儿童少年广泛性焦虑障碍的常用心理治疗手段。认知治疗是通过采取一系列的策略纠正患者的错误认知,通过疏泄情感,调整行为(认知)模式,从而改变情绪反应,控制异常的焦虑情绪。认知行为治疗适用于已能独立思考理解问题的儿童。具体方法包括:松弛、呼吸训练及注意转移等自我控制技术,生物反馈技术;各种松弛技术;控制焦虑及应对应激的策略训练;根据患者以往的生活经历,制订短期的有助于放松和分散注意力的治疗计划;使用逐级暴露法使患者逐步能够面对焦虑的情景和问题等。

　　2. 家庭治疗　家庭治疗是将整个家庭成员或部分家庭成员作为治疗对象,帮助患者父母认识患者的疾病发生原因,改善亲子关系,解决与调整家庭内部的矛盾与冲突,干预父母的焦虑,去除家庭内部对儿童焦虑不利的因素,从而有效地缓解和治疗儿童焦虑症。

　　3. 游戏治疗　由于年幼儿童的语言表达不成熟,认知水平处于发育过程中,领悟能力有限,不适合认知治疗,可以用游戏治疗代替。游戏是治疗者与儿童沟通的桥梁,在游戏治疗中,让儿童自由自在地参加游戏活动,不良情绪得到充分的疏泄,缓解焦虑水平。在游戏治疗中,治疗者还能观察儿童行为,增进与儿童的交流,了解儿童内心的真实想法,为心理治疗提供有效信息。

　　4. 小组(集体)治疗　儿童能在小组中找到归属感、被认同感,与同龄人在一起互相支持和帮助,能够减轻焦虑情绪,改善社交技能和解决问题的能力。

（三）治疗药物

药物治疗通常包括抗焦虑药和抗抑郁剂,特别是对不适合进行心理治疗的儿童,具有重要的作用,但对 6 岁以下的儿童,因年龄较小,一般在选择和使用各种药物时要慎重。

抗抑郁药是目前治疗焦虑障碍的首选药物,如三环类抗抑郁药、选择性 5-羟色胺再摄取抑制剂（SSRIs）等。常用的有 5-羟色胺再摄取抑制剂氟西汀、帕罗西汀、舍曲林等。抗焦虑药如苯二氮䓬类药物是减轻躯体症状、消除紧张和警觉性增高、改善睡眠最常用的有效药物,可短期小剂量合并使用。

一般来说,多种形式的治疗方法联合应用对儿童少年焦虑障碍的治疗是最适宜的治疗。由于广泛性焦虑障碍的慢性、波动性的病程特点,需要长程治疗。

（司徒明镜 黄 颐）

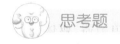 思考题

1. 分离焦虑障碍的临床表现是什么？
2. 社交焦虑障碍的治疗原则是什么？有哪些治疗方法？
3. 惊恐障碍要与哪些疾病相鉴别？

第十一章

强迫及相关障碍

强迫及相关障碍在美国精神障碍诊断和统计手册第五版（DSM-5）中包括强迫障碍、躯体变形障碍、囤积障碍、拔毛癖、皮肤搔抓障碍，以及物质/药物或躯体疾病所致的强迫及相关障碍。这组疾病的临床表现、病理生理机制、治疗方法等均有不少相似之处。本章主要介绍以下三种精神障碍。

第一节 强迫障碍

强迫障碍（obsessive-compulsive disorders，OCD）是以强迫思维（obsessions）和强迫行为（compulsions）等强迫症状为主要临床表现的精神疾病。强迫症状的特点是同时存在有意识地强迫和反强迫，即患者无法控制地反复出现某些观念和行为，但同时患者认识到这些现象是异常的，违反自己意愿的，极力去抵抗和排斥。强迫和反强迫的强烈冲突使患者感到焦虑和痛苦，导致学习、生活和人际交往能力下降。但是，某些年幼儿童患者，有时不一定能认识到症状是不合理的或异常的。

一、流行病学

美国调查儿童强迫障碍患病率1%～2%，18岁前终身患病率2%～3%。英国5～15岁人群时点患病率0.25%，其中90%未接受治疗。儿童期男性患病率大于女性，男女患病比例3:2。少年期男性和女性患病率相等。国内尚缺乏确切的流行病学调查数据。

二、病因及发病机制

目前确切病因未明，主要与以下因素有关。

（一）遗传

儿童强迫障碍患者的一级亲属强迫症患病率12%，儿童强迫障碍先症者亲属中强迫症风险24%～26%。目前已经发现常染色体1q,3q,6q,7p,9p等位点与强迫症相关。

（二）脑基底节-额叶系统异常

结构性和功能性脑影像学发现强迫障碍患者的边缘系统、额叶-基底节结构和功能异常。

（三）神经递质

强迫障碍患者5-羟色胺功能异常，对儿童青少年强迫障碍的研究发现血小板5-羟色胺转运体的密度减少。此外强迫障碍还可能与多巴胺等其他神经递质异常有关。谷氨酸受体相关的基因也与强迫症相关。

（四）环境因素

围生期吸烟和饮酒环境暴露、免疫调节相关的疾病可能是促发因素。链球菌感染后强迫障碍可能急性起病或原有症状加重。儿童少年患者具有胆怯、拘谨、要求自己完美无缺、优柔寡断等心理特点。有的患者起病与受严厉批评、学习负担过重、转学、父母离异等心理因素有关。

三、临床表现

（一）强迫思维

反复出现的无实际意义的想法或想要做一件事情的冲动。

1. 强迫怀疑或担心　患者对自己言行的正确性反复怀疑。如出门后怀疑门窗是否关好、铅笔是否放到文具盒中等。因为不能确定是否妥善而反复检查以求得到肯定结果。在反复检查过程中患者知道已经做了多次全面检查应该放心，但同时又仍不能确信，为此焦虑不安。儿童患者最常见的表现是担心被细菌感染或被肮脏物污染，因此患者反复洗涤或回避去公共场所。其次是担心自己或父母发生死亡或生病等灾难性事件、自己是否伤害了别人的感情。青春期患者容易出现有关性方面的症状内容。

2. 强迫性穷思竭虑　患者反复思索日常生活中一些缺乏实际意义的问题或自然现象，如"羊为什么吃草""人为什么长两只眼睛一个鼻子"等。明知毫无意义，浪费时间，但又非要去想，无法摆脱。

3. 强迫回忆　患者不由自主地反复回忆过去经历的某件事件。如回忆2个月以前考试化学做第二题的过程，或某次与某个同学谈话的情景。患者知道这些都是过去的日常小事，不值得反复回忆，但是无法终止。

4. 强迫想象　患者反复想象发生了某件事情。例如，反复地想象蚊子飞进自己的嘴里去了，自己踩死了一只小猫，实际上这些事情从未发生。

5. 强迫意向　患者反复体验到一种强烈冲动要采取某种违背自己意愿的动作或行动，但实际上患者从未付诸行动。例如，站在教室窗前时出现从窗口跳下的冲动，看到异性同学时想拥抱的冲动。

有的患者为了减轻强迫思维可继发某些强迫行为。例如，患者担心被细菌感染回家后立即反复洗手。

（二）强迫行为

患者反复作出一些无实际意义的动作和行为。

1. 强迫检查　患者反复核实检查是否做好了某件事情。例如，睡觉前反复检查卧室门是否关好，扔到垃圾桶的废纸是否是作文本，作业的答案是否有误。有时反复检查是为了减轻强迫性怀疑所引起的焦虑，但实际上这些行为并不能消除自己的怀疑。

2. 强迫计数　患者对某一类物品反复计数，虽然知道无此必要但却欲罢不能。例如，上下楼梯时反复计数楼梯的级数，看书时反复数某页的字数。

3. 强迫洗涤　患者反复多次地洗手、洗澡、洗衣服、擦拭家具。有的患者因使用清洗剂过多造成双手皮疹、皮炎也在所不惜。多数患者存在担心传染疾病等强迫思维，试图通过洗涤来消除强迫思维带来的焦虑情绪，但却事与愿违。

4. 强迫询问　患者重复向别人询问同一个问题，即使已经得到明确回答仍然询问不止。有的患者存在强迫怀疑或担心，试图通过反复询问消除疑虑。例如，患者担心自己说错话，伤害了同学，反复询问同学"我的话伤害了您吗?"。

5. 强迫性仪式动作　患者必须按照固定不变的顺序和内容来完成某些活动。例如，进家门时前进三步，再后退一步，并要如此重复8次方可进门。如果在活动中有一点差错，则要退出家门，从头做起，必须准确无误完成全套动作方才罢休。

有的儿童患者试图掩饰自己的强迫症状,有的要求父母参与强迫仪式活动,或要求父母对自己的强迫观念反复做保证。儿童患者往往不具备典型的临床表现。

【典型病例】

患者,14岁,女性。从小做事认真,一丝不苟,成绩在班上名列前茅,现在就读于重点中学初二年级。因反复担心被精液弄脏半年而就诊。患者自述1年前在公交车上被一位年轻男性无意碰到大腿内侧,事后也未在意。但是,最近半年经常想这位男性的精液是否接触到了自己的阴部,导致怀孕。特别是上课或作业等安静环境时反复思考这个问题,不能专心上课和写作业。在家经常询问家长"我是否会怀孕?"家长给予否定回答以后可以暂时安心下来,但是不到半个小时又会出现这个疑问。为此,她专门查阅了与女性怀孕相关的生理知识,知道从科学角度思考,自己不可能受孕,但仍然反复出现这个疑问。半年来学习成绩明显下降,情绪焦虑,经常对父母发脾气。躯体检查正常。精神检查:接触主动,求治欲望强烈。自述这个想法很荒唐,没有科学依据,非常希望"脑子"里面不要再出现这个想法来打扰自己的学习和生活。情绪焦虑,有时忍不住问陪同就诊的母亲"我会怀孕吗?"未发现其他精神症状。

诊断:强迫障碍

(三) 共患疾病

儿童少年患者50%共患其他精神障碍。严重而持续的强迫观念和强迫仪式动作常伴焦虑和抑郁症状。儿童少年强迫障碍患者30%~50%曾经或目前合并其他焦虑障碍,其中广泛性焦虑和分离性焦虑较常见,20%~70%共患心境障碍,17%~40%合并抽动症状。强迫障碍发病年龄越早,与抽动障碍共病者越多。在强迫障碍患者及其一级亲属中拔毛癖较其他人群更多。神经性厌食和贪食患者也常有强迫症状。在强迫障碍少年患者中约30%同时表现精神分裂症的症状。

当患某些躯体疾病或神经系统疾病时可能出现强迫障碍,如肿瘤、病毒性脑炎、脑外伤、舞蹈症和其他基底节疾病。大剂量使用中枢兴奋剂可能短暂出现强迫行为。

四、病程与预后

在全部强迫障碍患者中约1/3在10~15岁起病。儿童强迫症发病年龄范围7.5~12.5岁(平均10.3岁),确诊年龄范围12~15.2岁(平均13.2岁)。

多数患者缓慢起病,少数急性起病。病程常反复迁延,导致不同程度的社会功能损害,40%儿童和少年期起病患者的强迫症状在成年早期缓解或减轻。发病年龄早,症状严重导致需要住院,症状有关性、宗教、囤积等内容的患者症状持续时间更长。病程长、合并其他精神障碍、首次治疗效果差的患者预后较差。长期随访研究发现远期预后良好,对学业没有明显影响。

五、诊断与鉴别诊断

(一) 诊断要点

1. 典型的强迫思维或强迫行为 症状具有以下特征:患者知道这些现象是自己的思维或行为,不是别人强加的,也不受外界影响;知道这些表现是异常的或不合理的。患者自己竭力克制或试图摆脱,但往往不能奏效。症状反复出现,使患者感到焦虑、痛苦或很不愉快,或者耽误作息时间、妨碍学习或社交活动、自己及家庭成员的正常生活。但某些病程长,或者年龄较小的儿童,不一定有自我克制的现象。

2. 病程两周以上,且在病程中多数时间存在症状。

3. 排除精神分裂症、心境障碍及其他精神障碍。

知识框 11-1 儿童强迫谱系障碍

在精神病学临床研究中发现一些精神障碍,如病理性赌博、偷窃癖等,都具有强迫障碍的某些特点,于是将这些精神障碍统称为强迫谱系障碍(obsessive-compulsive spectrum disorders, OCSD)。随后发现一些主要起病于儿童少年期的精神障碍也具有这些共同特点,所以有学者提出了儿童强迫谱系障碍(obsessive-compulsive spectrum disorders in children)这一名称。儿童OCSD 除强迫障碍、拔毛癖、皮肤搔抓障碍以外,还包括咬指甲,吮吸手指,舔口唇,划指甲等刻板性运动障碍,有研究者认为儿童抽动障碍,进食障碍以及注意缺陷多动障碍等都可归入到强迫谱系障碍之中。这组精神障碍具有一些相似的特点:亲属中强迫谱系障碍的患病率较普通人群高;病理生理学发现这组精神障碍与 5-羟色胺神经递质异常有关;起病与心理因素有关;具有重复、刻板、不能随意控制等临床特点;多数患者还合并其他一两种强迫谱系障碍,如强迫障碍合并抽动障碍,刻板性运动障碍合并注意缺陷多动障碍;采用认知行为治疗和治疗强迫障碍的药物有一定疗效;病程一般较迁延。精神病学家期望将这组精神障碍作为一组疾病谱来看待,以便在研究过程中发现一些有科学价值的病因、发病机制、治疗等方面的规律。

(二)鉴别诊断

1. **精神分裂症** 精神分裂症患者可能有一些反复询问、洗手或仪式动作等表现,但患者并不为此苦恼,无主动克制或摆脱的愿望,无治疗要求,同时还存在精神分裂症的其他特征性症状。强迫障碍患者则能始终保持现实检验能力,知道自己的行为不合理,试图去克制。

2. **抑郁障碍** 强迫障碍患者的症状常使患者不快乐、甚至非常痛苦,继发抑郁症状。这些患者的强迫症状先于抑郁症状出现,在治疗强迫障碍过程中随强迫症状的减轻抑郁症状消失,可与抑郁障碍相鉴别。相反,某些少年期重性抑郁障碍者常有反复出现的、深感痛苦的强迫性思想、穷思竭虑或强迫行为。若强迫症状与抑郁障碍同时出现或出现在抑郁发作之后,随着对抑郁障碍的治疗强迫症状也随之缓解,则应当诊断为抑郁障碍。

3. **恐惧性焦虑障碍** 两种疾病均具有焦虑情绪。恐惧性焦虑障碍患者的恐惧对象来源于客观现实,有明确、具体对象,在面临恐惧对象时焦虑情绪特别强烈,脱离恐惧对象后焦虑情绪明显减轻。强迫障碍患者的焦虑情绪来源于患者的主观体验,焦虑情绪是自我强迫和反强迫的矛盾所致。

4. **抽动障碍** 有时强迫性仪式动作与抽动症状相似,临床上鉴别较为困难。鉴别要点是强迫性仪式动作是为了减轻强迫思维继发的焦虑情绪,而抽动症状的出现往往没有主观原因。

5. **脑器质性精神障碍** 某些中枢神经系统器质性疾病患者可能出现强迫症状,但是患者的神经系统症状、体征及相关辅助检查阳性结果都有助于与强迫障碍相鉴别。

6. **儿童期重复动作或仪式行为** 在儿童发育过程中,特别是 4~10 岁儿童,可能出现类似强迫症状的表现,如走路数格子,反复多次折叠整理手绢、睡觉前必须要反复把被子铺平。这些行为不妨碍儿童的正常学习和日常生活,自己也无克制的意愿,往往随年龄的增长而自然消失,据这些特点与强迫障碍相鉴别。

六、治疗与康复

(一)治疗原则

对于强迫症状及其焦虑情绪程度较轻,对社会功能影响小的患者,暂时不需要特殊治疗,密切随访。对症状严重的患者采用心理治疗合并药物治疗的综合治疗方案。

(二)心理治疗

包括心理教育、支持性心理治疗、家庭治疗和认知行为治疗等方法。

1. **心理教育** 适合于患者和家长,教育内容主要是强迫障碍的相关知识,使他们了解疾病的特点、治疗方法和疗程、预防复发的方法,提高治疗过程中的依从性。

2. **支持性心理治疗** 给予患者支持、安慰和鼓励,帮助患者建立治疗疾病的信心,达成治疗联盟(详见心理治疗相关章节)。

3. **家庭治疗(family therapy)** 分析患者及其家庭成员之间的心理动力学关系,关注互动性联系,指导家庭成员改变负性的互动关系,达到减轻患者的强迫症状和焦虑情绪的目的。

4. **认知行为治疗(cognitive- behavioral therapy, CBT)** 研究证实这是儿童少年强迫障碍的首选心理治疗方法,能减轻或消除患者的强迫症状,改变患者的强迫性格。主要有以下三种方法。

(1)认知治疗:患者常有一些歪曲的认知,如夸大自己的责任,过分思虑、过高评价现实的威胁、道德上的内疚感等,治疗的目的是改变患者的这些错误认知。因为儿童少年处于认知发展过程中,在使用时要根据患者心理发展水平来设计。适用于强迫性穷思竭虑等症状,一般需要合并其他治疗方法。

(2)暴露和反应预防治疗(exposure and response prevention, ERP):这是一种采用逐级暴露和自我实施的反应预防(self- imposed response prevention)技术的行为治疗方法。暴露疗法使患者面对引起焦虑的物品和环境,反应预防是使患者推迟、减少或放弃能减轻焦虑的行为。适用于担心被污染或被感染等强迫思维、强迫性计数、强迫意向和强迫性仪式行为患者,一般需 12 次会谈和更长时间的家庭作业才能显效。

(3)松弛训练:作为在暴露治疗过程中减轻焦虑情绪的方法。

(三)治疗药物

主要有 SSRIs 类药物舍曲林和氟伏沙明,三环类抗抑郁剂氯米帕明等。应从小剂量开始,缓慢增加剂量,6~8 周达到治疗剂量,10~12 周才能充分显效,少数患者治疗 3 个月才显效。若 10~12 周治疗后仅部分疗效可换用药物。治疗儿童少年强迫障碍治疗剂量范围舍曲林 50~200mg/d,氟伏沙明 50~300mg/d,氯米帕明 25~200mg/d。多数患者使用平均剂量可达到最佳疗效,大剂量不一定能增加疗效,反而可能增加药物副作用。

(四)疗程

关于药物治疗和心理治疗的疗程目前还没有定论。建议在症状缓解后持续用药 1 年,当病情稳定后逐渐减少药物剂量,酌情停药,在减少药物剂量过程中应当继续坚持心理治疗。若停药后有 2~4 次以上复发,则必须长期维持治疗。

(五)康复

在治疗结束后第 1 月、第 3 月、第 6 月和第 1 年分别随访,预防复发。此外,强迫障碍患者大多都具有要求自己十全十美、刻板、谨小慎微的性格特点,因此家庭和学校的要求不要过分严格,给儿童更多的个性发展空间,培养儿童随和、豁达的个性,有助于预防强迫障碍。

第二节 躯体变形障碍

躯体变形障碍(body dysmorphic disorder)是一种对想象的或轻微外表缺陷的先占观念。这种先占观念不仅给个体带来显著的痛苦,还可能导致学业、社会交往等社会功能的损害,并且这种观念不是其他精神障碍的临床表现。目前临床使用的 ICD-10 诊断分类中,躯体变形障碍归于躯体形式障碍一类。2015 年 DSM-5 将该病归入强迫谱系障碍。

一、流 行 病 学

躯体变形障碍在美国普通成人的时点患病率 2.4%,皮肤病患者中现患率 9%~15%,整形手术患者中现患率 7%~8%。强迫障碍患者中的发生率 8%~37%,社交焦虑障碍者中 11%~13%,拔毛癖患者中 26%,非典型重度抑郁症患者中 14%~42%。但是,在儿童少年中的患病率尚不清楚。有报道 14～19 岁 566 名青少年样本中躯体变形障碍的患病率为 2%。对成年躯体变形障碍患者的研究报告提示很多患者从儿童和青春期开始即出现躯体变形障碍症状,多数患者在就诊时的症状已经持续了 6 年以上。

二、病因和发病机制

躯体变形障碍的病因,目前尚无定论。与下列因素有关:

(一)环境及心理因素

童年期被忽视,遭受躯体和性虐待,缺乏家庭温暖和支持,或者因外貌或能力被嘲弄、欺负、孤立,同伴关系不良。从发展心理学观点,躯体变形障碍通常起病于青春期,这个阶段的少年尤为关注外貌和体型,他们可能因为自己的轻微外貌和体型缺陷而出现焦虑。

(二)遗传和生理因素

躯体变形障碍患者中 5.8% 一级亲属也患有躯体变形障碍。躯体变形障碍患者的一级亲属发病风险比普通人高 4 倍。研究结果表明选择性 5-羟色胺再摄取抑制剂(SSRIs)治疗躯体变形障碍有效,推测与 5-羟色胺功能失调有关。

三、临 床 表 现

(一)先占观念

躯体变形障碍的核心症状是对想象或轻微外表缺陷的先占观念。大多数患者关注的部位比较明确,也有患者只是含糊不清地认为自己丑陋,如太柔弱、不够苗条、不够强壮等。身体任何部位都可能成为过度关注的焦点,如皮肤、毛发、体型、第二性征、躯体肌肉。女性患者比较关注面部五官、胸部和臀部的大小,男性患者则较多关注头发稀少或脱发、体型瘦小、生殖器短小,有的患者认为身体的多个部位都有缺陷。国外对儿童少年躯体变形障碍的研究发现,少年患者最常见的过度关注部位是皮肤(61%)和毛发(55%)。有的躯体变形障碍患者由于感到羞愧或尴尬,避免向医生和他人描述自己的"缺陷"的具体细节。

(二)掩盖和修饰行为

很多患者采用各种方式来掩盖自己的缺陷。如化妆、特定发型、穿着某种式样衣服或帽子等修饰方式,或通过过度举重、肌肉训练、特定体位、特殊的行走方式等。很多患者存在耗时的仪式性行为,如在镜前反复查看缺陷部位、反复征求朋友或家人对自己外表的评价,期望得到这些部位是"正常"的保证。有的患者还会将自己的"缺陷"部位与别人进行比较。部分患者反复搔抓皮肤或经常就诊于皮肤科,还有患者经常去整形科,对自己认为的缺陷部位做手术矫正,甚至多次整容手术。少数患者甚至自己采用某种自伤方法来纠正"缺陷",例如锉掉牙齿来改变下颌的形状。

(三)焦虑和抑郁情绪

患者感到自己对身体的关注难以控制,极其焦虑、痛苦。即使通过以上各种掩盖缺陷的方式仍不能减轻对身体的过度关注和痛苦,很多患者并发抑郁情绪、自伤和自杀行为。儿童少年患者中 21% 出现自杀企图。患者认为自己有身体缺陷,感到非常羞耻或尴尬,避免社会交往。所以在首次精神科就诊时不会主动诉说自己的身体变形症状,反而主诉抑郁,焦虑或其他精神症状。

(四)自知力

大部分患者认为自己的身体缺陷确实存在,研究发现 27%～39% 患者对身体缺陷的坚信程度达到妄想。多数患者都有先占观念,认为别人随时关注自己的身体缺陷,并为此被别人嘲笑。

(五)共患病

抑郁症和自杀是最常见的共患病,其次是焦虑障碍(尤其是社交焦虑障碍)和强迫性障碍。女性患者可共患进食障碍,男性患者更易共患物质滥用或物质依赖。

【典型病例】

患者,男,15岁,初二学生,因认为自己脸上"长满痤疮"而不"光彩"就诊。患者于1年前开始非常关注自己脸上的痤疮,每天早晨上学前反复在镜前端详面部,观察痤疮是否又多了一些,若自己认为多了一两颗,便感到非常沮丧。经常用小刀挖痤疮,有时导致面部出血。晚上放学回家后第一件事也是到镜前观察脸上的痤疮。随身带有小镜子,在学校也经常躲到厕所去偷偷掏出镜子观察脸上的痤疮。经常去各个医院的皮肤科看病,每个医生都告诉他痤疮不严重,不需要特别治疗,但是患者认为医生都是安慰自己而已,实际上自己的痤疮非常严重。感到因为脸上的痤疮非常不"光彩""自己抬不了头",每天忧心忡忡,无心学习,成绩逐渐下降。半年前认为脸上的痤疮太难看,自己无法面对学校同学和老师而拒绝上学。就诊时可见患者面部有少许痤疮。精神检查时患者却认为自己脸上痤疮"太多了",自诉每天一刻也不停地想脸上的痤疮,在镜前一看到自己脸上的痤疮便心情不好,根本没有心思上学。若父母劝说"没关系,不要太关注",自己便大发脾气。

诊断:躯体变形障碍。

四、病程及预后

躯体变形障碍通常12~13岁起病,回顾性研究显示平均起病年龄16.0 ± 6.9岁,呈慢性渐进性病程。4年的前瞻性研究发现20%完全缓解,4年内复发率42%,患者的症状越严重缓解率越低。未接受治疗的躯体变形障碍患者的症状将持续数年,甚至数10年,且多数患者的症状会随病程发展而加重。18岁前起病者出现自杀企图和共患病比例较高。躯体变形障碍的远期预后不良,患者成年后的学业、人际关系、工作、家庭角色等功能均受到影响。

五、诊断和鉴别诊断

(一)诊断要点

患者存在对想象的或轻微外表缺陷的先占观念,即过分关注外表上可见的在别人看来不明显的或轻微的一个或多个缺陷或不足。为此,患者继发性出现一些重复的行为(比如反复照镜子、过度修饰及重复询问以寻求保证)。先占观念导致了患者极度痛苦,或影响正常的学习、生活、社交等社会功能。患者的先占观念和行为症状不能用进食障碍等其他精神障碍予以解释。

(二)对儿童和少年患者的诊断把握

诊断儿童少年躯体变形障碍有一定困难。特别是从青春期开始,对自己外貌的关注明显增多,区分躯体变形障碍与正常心理发育过程中关注外貌对于诊断至关重要。通过对儿童少年及其父母进行仔细的问诊有助于诊断。父母提供躯体变形障碍患者经常花几个小时在镜子前检查或修饰,以至于耽误上学、写作业和社交活动,或经常找借口去洗手间检查自己的外貌,还有的患者假装生病而逃避上学。患者也诉说由于自己过度关注外貌导致难以集中注意学习,成绩下降,或者致使自己焦虑、抑郁。当这些过度关注外貌以及相关的行为造成患者明显苦恼,社交、学业或整体社会功能损害,可诊断躯体变形障碍。

(三)鉴别诊断

1. **强迫症**　躯体变形障碍患者全神贯注于对外貌的忧虑和"强迫观念"有相似之处。两者的重要不同是患者的所持观念的性质不同,躯体变形障碍的先占观念只限于身体及外貌缺陷,自我感觉是丑陋和不可爱的,与心境障碍和自杀企图的共病率高。强迫障碍的强迫观念内容广泛,往往是恐惧、担心受到伤害和危险。

2. **社交焦虑障碍**　躯体变形障碍和社交焦虑障碍患者都回避社会交往。但是躯体变形障碍回避社交的原因之一是害怕自己的"缺陷"被引起注意,二是如照镜子、打扮等重复行为耗费时间过多而耽误了社交时间。社交焦虑障碍的患者回避社会交往的原因可能是因为外貌的真实缺陷或其他非外貌的原因感到担心、害怕、尴尬,也没有重复、耗时的行为。

3. 重性抑郁障碍　许多躯体变形障碍患者出现抑郁症状,并且因自己为外貌缺陷感到耻辱感或尴尬,患者就诊时不主动诉说躯体变形障碍症状,因此很容易被误诊为抑郁症。二者之间重要的区别是躯体变形障碍过分关注自己外貌,而和抑郁症患者往往较少关注,甚至忽略自己的外貌。此外,抑郁症患者少有与外貌相关的重复行为。并且,即使抑郁症对自己外貌缺乏自信,也仅仅出现在抑郁发作期间,抑郁症状缓解之后患者对外貌的自信恢复。

4. 进食障碍　躯体变形障碍和进食障碍患者都有对外貌的过分关注以及体象障碍,仪式行为也是两种疾病的常见症状。但是,进食障碍的体象障碍往往仅限于体形和体重,而躯体变形障碍患者对外貌关注多样化,并且回避社交交往。

5. 精神病性障碍　多数躯体变形障碍患者自知力不全,坚信他们身体有缺陷,不能认识到他们认为的外貌缺陷实际上很轻微或根本不存在。患者也常有关系妄想,认为别人在嘲笑或谈论自己的外表缺陷。与其他精神障碍不同,躯体变形障碍的妄想和行为都围绕着对外表的关注。其他精神病性障碍还有其他内容的幻觉、妄想,以及情感和行为异常。

六、治疗与康复

(一)治疗原则

目前缺乏一致性对躯体变形障碍的治疗规范。但是,治疗原则是以心理治疗为主,对症状严重者在心理治疗基础上酌情、权衡利弊使用药物治疗。

(二)心理治疗

1. 认知行为治疗(cognitive-behavioral therapy,CBT)　有效率70%~80%,研究证实CBT对回避行为、仪式行为以及自杀行为有效的。

2. 人际关系心理治疗(interpersonal psychotherapy,IPT)　对于患者存在被虐待和欺负所带来的长期人际关系问题,以及社交焦虑等问题有效。IPT能让患者学习更多有效策略去应对不良的人际关系,减少对身体的关注。

(三)药物治疗

至今中国及美国食品及药品管理局没有批准任何一种药物治疗躯体变形障碍,更没有适合18岁以下儿童少年患者的药物。因躯体变形障碍归属于强迫相关障碍,对于心理治疗效果差、症状严重、社会功能受到严重影响的患者,可选用适合于治疗儿童少年强迫障碍药物,如舍曲林和氟伏沙明(参见本章强迫症相关内容)。

第三节　拔　毛　癖

拔毛癖(trichotillomania)指患者反复、不自主地抓拔自己的毛发行为,多见于儿童和青少年。此病于1889年由法国皮肤科医生Hallopeau首次报道,20世纪50年代开始才引起精神医学界的关注。ICD-10及DSM-Ⅳ分类和诊断标准均将其归为冲动控制障碍(impulse-control disorder)。最新的DSM-5将拔毛癖归属到强迫及相关障碍。

一、流行病学

至今无确切流行学资料。Christenson等报道按DSM-Ⅲ-Ⅳ拔毛癖的诊断标准,在2534名大学生中,其终身患病率为0.6%。仅根据本人的主诉症状,女性患病率达3.4%,男性达1.5%。社区对青春期人群的调查发现,终身患病率为1%,时点患病率0.5%。在1000名儿童精神障碍者中有5例为拔毛癖。到社区心理卫生中心就诊的1368名儿童中7人被诊断为拔毛癖。因脱发到皮肤科就诊的59例13岁以下儿童中6例为拔毛癖。到儿科就诊的500名儿童中3例为拔毛癖。儿童拔毛癖常发生在独生子女或长子女。幼儿至少年期均可发病,儿童患病率没有性别差异,少年期以后患病率的性别差异十分显著,女性患病率是男性的 5～10 倍。症状可长期存在持续至成年,但儿童期的患病率是成人期的 7 倍。

二、病因和发病机制

确认的病因和病理机制还不清楚,相似于强迫症。有文献发现拔毛癖患者的一级亲属中强迫症出现率较正常人群高。在拔毛癖患者家族史研究中,发现患者的一级亲属有脱发史,但两者的关系尚需进一步探讨。部分患者发病前有导致情绪焦虑紧张的心理因素。例如,儿童入幼儿园、上小学、父母因病住院等事件致使突然被迫与父母分离,因学习困难而感压力过大,受老师批评,遭父母打骂等。拔毛癖患者在病后当焦虑紧张情绪明显时,拔毛发行为的出现频率和严重程度也增加。家庭因素与发病及症状持续有关。研究发现拔毛癖女性少年患者的主要家庭模式是父亲与孩子接触少、履行父亲职责不够或父亲在家庭中显得被动消极,母亲情绪不稳、优柔寡断或对孩子过分严厉。

三、临 床 表 现

(一)拔毛发行为

表现为患者反复地冲动性拔除自己的毛发,有的采用抓弄、捻毁、撕断、铅笔头摩擦、剪刀等方式去除或截断毛发。患者明知这种行为不合适,是对自身的伤害,却难以克制。最常见的拔毛部位是手容易伸及的额、颞部头发,其次为枕、顶部头发,也有拔除眉毛、睫毛的患者,少数患者甚至拔除腋毛或阴毛。还有患者用手将毛发撕断,或用剪刀将毛发剪断,被称为断毛癖(trichokyptomania)。多数患者自诉缺乏清楚的合理的动机而拔毛发。有的患者诉说拔毛发行为发生前有强烈的拔毛发欲望或紧张感,拔毛发以后感到轻松或满足。如果自己或他人试图阻止,则感到心里很不舒服。年幼患者为避免父母指责否认自己的拔毛发行为。年龄较长的一些女性患者,由于害羞也否认自己的拔毛发行为,并采用化妆修饰、戴帽子等方式来遮盖毛发缺损的部位。比如,拔眉毛者将前额的刘海往下梳理遮住缺损的眉毛。拔毛发行为常发生在卧床休息、阅读或看电视等较安静的时候。

(二)毛发缺失

由于反复的拔毛发行为,且拔毛部位始终比较固定,所以最终导致受累区明显的毛发稀疏或完全缺失。在毛发缺失部位也可有毛发再生,但再生的毛发仍又被拔除。这样导致这些部位毛发缺失。所以,部分患者以毛发缺失为主诉而就诊于皮肤科,也有的因为眉毛和睫毛的缺失而到眼科就诊(图11-1/见文末彩图11-1、图11-2/见文末彩图11-2)。

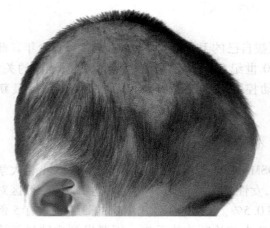

图 11-1 拔毛癖患者

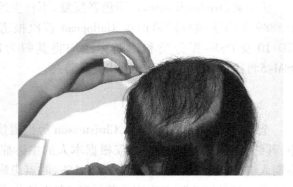

图 11-2 拔毛癖患者

（三）共患疾病及其他心理生理问题

拔毛癖患者中抑郁障碍和焦虑障碍终身患病率分别为55%和57%,约13%有强迫障碍。其他常见的共病有强迫症、皮肤搔抓障碍等强迫谱系障碍,咬指甲、舔口唇等刻板性行为,抽动障碍、神经性厌食、自伤行为,少数患者吞食自己拔下的毛发(称为异食癖)。

智力测验显示部分患者的智商低于正常值,儿童行为量表评估提示患者有情绪和行为问题,其他心理测验发现患者自我评价降低,具有内向、敏感、胆怯的性格特点。

少数拔毛癖患者吞吃被拔下的毛发,导致恶心、呕吐、厌食、便秘、胃肠胀气、腹痛和口臭等消化道症状或贫血等并发症,严重者甚至可能出现肠出血、肠梗阻、肠穿孔、急性胰腺炎或阻塞性黄疸等急腹症并发症。

【典型病例】

患者,女性,8岁。因母亲发现患者头顶部"脱发"1年半首次到皮肤科就诊,使用促进毛发生长的药物后,部分毛发长出,但患者仍拔除毛发,被皮肤科医生转诊到精神科。患者自述3年前(5岁,上幼儿园中班时)开始用手指头绞头顶部头发,2年前(6岁)开始拔头发,多在空闲时出现拔头发行为,一般用右手,有时用左手。1年半以前母亲发现患者头顶部明显毛发缺失,面积约3cm×4cm大小。患者说经常有拔毛发的想法,拔了以后感到很舒服。如果自己不拔掉头发或受父母阻止而未实施行动,则感到心里很不舒服。无其他疾病史,无精神疾病家族史。围生期正常,从小生长发育无明显异常。上幼儿园后,老师发现患者反应较慢,经常受批评和歧视。上小学后做作业速度很慢,成绩较差。但母亲否认患者智力较一般儿童低。就诊时患者能回答医生提出的问题,述说自己拔头发前后的心情,但交谈中显得紧张。韦氏智力测验智商67,语言智商66,作业智商69。诊断为拔毛癖,轻度精神发育迟滞。

四、病程及预后

拔毛癖多发病于儿童和少年期。起病隐匿,长期拔毛发行为致使毛发缺失后才被家长发现和就诊。病程持续时间长,症状反复波动。在情绪紧张、抑郁,或女性患者月经初潮前及月经期前后症状可能加重。也有季节性拔毛癖的病例报道,即患者仅在一年中的某个季节出现症状。

随年龄增长,多数患者的症状减轻或消失,少数患者的症状可持续到成年。多数远期预后良好,共患其他精神障碍者预后较差。

五、诊断与鉴别诊断

（一）诊断要点

1. 儿童少年反复出现拔毛发行为,导致毛发减少或缺失。

2. 明知患者自己的行为不当,试图部分减少或停止拔毛发行为,但自己难以克制。年幼儿童可能没有自己主动克制拔毛发行为的想法。

3. 确认患者的拔毛发行为和毛发减少不是皮肤疾病所致,也不是继发于妄想、幻觉等其他精神症状。

（二）鉴别诊断

1. 儿童其他精神障碍所伴有的拔毛发行为　孤独症谱系障碍、智力低下患者可以表现有拔毛发行为,精神分裂症患者可能在幻觉或妄想的影响下出现拔毛发行为。但这些患者除了此症状外,同时还有相应精神障碍的临床表现,与拔毛癖相鉴别。

2. 皮肤科、眼科或妇科等躯体疾病所致的毛发脱落　与拔毛癖患者不一样,躯体疾病所致毛发减少或缺失不是主动的拔毛发行为所致。通过仔细的病史询问、相应的临床检查和实验室检查,可发现各种疾病相应的临床症状和体征、阳性的实验室检查结果。

六、治　疗

(一) 治疗原则

拔毛癖以心理治疗为主。若拔毛发行为频繁发生,对躯体造成的伤害较大,或者伴有明显焦虑和抑郁情绪,可合并抗抑郁剂治疗。有明显皮肤等躯体损伤的患者接受相应专科的对症治疗。

(二) 心理治疗

首先应消除与发病相关的心理因素,采用支持、再保证(reassurance)等支持性方法缓解焦虑情绪,建立治疗信心和依从性。心理治疗师应根据患者的病因、症状和家庭背景,选择最恰当的心理治疗方法。

1. 习惯逆转训练(habit reversal training, HRT)　这是实证研究证实有效的首选心理治疗方法。该方法是认知行为治疗的一种,根据以下心理学原理:拔毛发行为是患者对特殊场景或特殊事件的条件反应,但患者常不能清楚认知这些诱发因素。HRT首先让患者明确诱发因素,然后指导患者学习并使用其他方式应对诱发因素。行为治疗(behavior therapy)让患者学会与拔毛发行为相对抗的方法。例如,当欲拔毛发时立即做另一种活动,或者想象自己毛发正常时的形象,做深呼吸、放松全身肌肉、改变体态等松弛练习。

2. 其他心理治疗方法　兴奋控制技术(stimulus control techniques)、暴露与反应预防(exposure and response prevention, ERP)。家庭治疗(family therapy)可以改变不良的教养方式和家庭环境。

(三) 药物治疗

1. 选择性5-羟色胺再摄取抑制剂(selective serotonin reuptake inhibitors, SSRIs)　临床用于治疗抑郁障碍、强迫障碍和焦虑障碍,研究发现对于拔毛癖有效。用于拔毛发症状严重、伴有明显焦虑情绪、共患其他强迫谱系障碍和抑郁症患者。虽然已有文献报道舍曲林(sertraline)、氟伏沙明(fluvoxamine)和氟西汀(fluoxetine)治疗儿童拔毛癖有效,但是这三种药物均未获得治疗拔毛癖的适应证。

2. 氯米帕明(clomipramine)　属于三环类抗抑郁剂。有双盲对照研究发现氯米帕明治疗拔毛癖有效,但未获得治疗拔毛癖的适应证。对于拔毛发症状严重,共患其他强迫谱系障碍和抑郁症患者可选用。治疗初期可产生口干、多汗、视力模糊、震颤、尿潴留等抗胆碱能样副作用。大剂量用药偶见心脏传导阻滞、心律不齐、癫痫等,用药过程中应定期做心电图检查。

(郭兰婷)

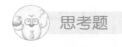 思考题

1. 儿童少年强迫障碍的主要临床表现有哪些?
2. 躯体变形障碍的诊断要点是什么?
3. 拔毛癖患者的治疗原则是什么?有哪些可选择的治疗方法?

第十二章

创伤及应激相关障碍

创伤及应激相关障碍指一组主要由心理、社会（环境）因素引起异常心理反应而导致的精神障碍。引起这类精神异常的发生，影响临床表现和疾病过程的有关因素，大致可归纳为三个方面：一是应激性生活事件或不愉快的处境；二是患者个体的易感性；三是文化传统、教育水平及生活信仰等。应激性生活事件常引起情绪反应或某些精神异常，但其严重程度并未达到抑郁症或焦虑症的诊断标准。国外认为本病较常见，尤其在会诊联络精神病学中，但无精确的统计数据。患者中男女两性无明显差异；也有报道在成年人中以女性多见，女男之比约为2：1。

第一节　急性应激障碍

急性应激障碍（acute stress disorders，ASD）又称为急性应激反应（acute stress reaction），是由急剧的、异乎寻常的心理因素（又称应激性事件）作为直接的发病原因，患者在遭遇到心理因素后立刻（通常1小时之内）发病的精神障碍，常表现为不同程度的意识障碍，伴有强烈恐惧体验的精神运动性兴奋、或精神运动性抑制、甚至木僵。病程多短暂，一般持续数小时至1周，通常在1个月内缓解，其病程与预后与及早消除精神因素有关。

一、流行病学

急性应激障碍可发生在各年龄期，多见于青壮年，男女发病率无明显差异。但有关急性应激性反应的流行病学研究比较少，儿童少年群体中患病率尚不清楚。有研究报道，暴力犯罪的受害者在受到伤害后发生率大约为19%，严重交通事故的幸存者中，其发生率为13%～14%。

二、病因及发病机制

许多不同性质的应激性事件都可能诱发急性应激障碍。急性应激障碍出现与否以及严重程度与应激事件本身、社会文化背景、个人的人格特点、心理素质、教育程度、智力水平、生活态度、既往经历、应对方式和当时的身体状态等因素密切相关。

三、临床表现

（一）意识障碍

患者多表现为意识清晰度下降、注意范围狭窄、定向力障碍，自言自语，内容零乱，表情紧张、恐怖，动作杂乱、无目的，或躁动不安、冲动毁物，有的可出现片段的幻觉。事后不能全部回忆，称心因性意识模糊状态。比如有些人听到亲人去世的消息后当场昏过去，醒后不知道发生了什么事情，不认识周围的亲人，不知道身在何处。这种神志不清有时候会持续几个小时，也有的能持续几天。

（二）精神运动性兴奋

以伴有强烈恐惧体验的精神运动性兴奋为主要表现,行为带有一定的盲目性。患者表现为激越、愤怒,伴有冲动、毁物等行为。少数患者在强烈的精神刺激作用下,出现情绪兴奋、欣快、言语增多,并有夸大特点,内容与精神因素有关,易被人理解,有时亦可出现伤人、毁物行为,多数伴失眠,称心因性躁狂状态。

（三）精神运动性抑制

以伴有情感迟钝的精神运动性抑制为主的表现。患者表情茫然或麻木、行为退缩、少语少动、甚至出现缄默状态、严重的可出现对外界刺激毫无反应的木僵状态。

（四）情感障碍

如焦虑、抑郁情绪。焦虑和抑郁几乎都会发生,焦虑是对威胁性体验的反应,抑郁则是对丧失的反应。

（五）自主神经亢奋症状

如心动过速、出汗、面色潮红、手抖、不自主震颤等。

（六）遗忘

患者常常不愿意去想与应激相关的事件,对相关话题避而不谈,有的甚至不能回忆起应激性事件,产生遗忘。

一般情况下,上述症状往往在 2～3 天内(常可在几小时内)如果应激性环境消除,症状迅速缓解,如果应激源持续存在或具不可逆转性,症状一般可在 2～3 天后开始减轻。通常在一周内可缓解,预后良好。

【典型病例】

患者,女性,11 岁,小学五年级学生。在某日下午放学的路上,患者在路边等妈妈,妈妈骑电动自行车过马路时,被突然闯红灯的一辆汽车撞飞了出去,结果车毁人亡。血淋淋的场面就发生她面前,把她吓呆了,尖叫一声随即昏厥。当即被路人被送到医院后,表情呆滞,处于茫然状态,继而不动不语,呆若木鸡,对外界刺激无相应反应,呈木僵状态。

诊断:急性应激障碍。

四、病程及预后

急性应激障碍是对严重应激事件的反应,一般在应激事件发生后 1 小时内发病,在心理因素被消除后 48 小时内症状可逐渐减轻,甚至消失。该病预后良好,缓解完全,如若病程超过 4 周,应诊断为其他应激障碍。

五、诊断与鉴别诊断

（一）诊断要点

1. 异乎寻常的应激源的影响与症状的出现之间必须有明确的时间上的联系。症状即使没有立刻出现,一般也在几分钟之内。症状具有以下特征:伴有强烈恐惧体验的精神运动性兴奋,行为具有一定的盲目性;伴有情感迟钝的精神运动性抑制、木僵;可有一定程度的意识障碍,如意识模糊、意识范围狭窄。

2. 病程短暂,如果应激性环境消除,症状迅速缓解;如果应激持续存在或具有不可逆转性,症状一般在 24～48 小时开始减轻,并且大约在 3 天后往往变得十分轻微。

3. 发病期间社会功能明显受损。

4. 不包括那些已符合其他精神科障碍标准的患者所出现的症状突然恶化。但是,既往有精神科障碍的病史不影响这一诊断的使用。

5. 排除分离(转换)性障碍、抑郁障碍、器质性精神障碍以及非成瘾物质所致精神障碍。

（二）鉴别诊断

1. 分离（转换）性障碍 分离（转换）性障碍的发病虽然也有明显的心理因素,但其发生、发展与心理因素的关系不如急性应激反应密切。患者具有明显的自我为中心、做作、夸大及富有情感色彩等性格特点。有时可由暗示诱发,也可由暗示缓解。并有反复发作倾向。

2. 抑郁障碍 急性应激障碍可以表现为情感迟钝的精神运动性抑制,但其症状历时短暂,无反复发作。而抑郁障碍以持续心境低落为主,病程相对较长,且有晨重暮轻的变化规律,与应激事件无明显内在联系,且有反复发病倾向。

3. 器质性精神障碍 器质性精神障碍虽然可以表现为精神运动性兴奋或精神运动性抑制等症状,但其症状具有昼轻夜重的特点,精神症状是在躯体疾病的基础上发生的,会随着躯体疾病的加重而加重,随躯体疾病的好转而减轻。而本病则不具有上述特点。

4. 非成瘾性物质所致精神障碍 有非成瘾性物质进入体内的证据,并有理由推断精神症状是由非成瘾性物质所引起,故可与急性应激障碍相鉴别。

六、治疗与康复

（一）治疗原则

急性应激障碍的处理即心理危机干预。治疗干预的基本原则是及时、就近、简洁。治疗干预的基本方法是心理干预为主、药物治疗为辅。

（二）心理治疗

包括解释性心理治疗、支持性心理治疗以及认知行为治疗等方法。

1. 解释性心理治疗（explanatory psychotherapy, EPT） 建立良好的医患关系,引导患者正确认识和对待致病的心理因素,帮助患者分析个性存在的缺陷以及克服缺陷的途径与方法。

2. 支持性心理治疗（supportive psychotherapy, SPT） 运用简单明了、通俗易懂的语言对患者做适宜的解释与保证,给予患者鼓励和安慰,帮助患者减轻症状和痛苦,使之建立治疗疾病的信心,促进康复。

3. 认知行为治疗（cognitive-behavioral therapy, CBT） 通过行为矫正技术改变患者不合理的认知观念,治疗不仅仅针对症状本身,而应与患者的认知过程联系起来,在两者之间建立一种良性循环。常采用的方法有：

（1）认知治疗：患者常常存在一些不合理的信念和歪曲的认知,过高地评价现实的威胁,过低地评价自己的能力和可利用的社会支持。通过认知治疗改变患者认知上的错误,建立新的认知。

（2）系统脱敏法：通过渐进性暴露于日益恐惧的刺激情境以逐步消除恐惧反应的治疗方法。其基本原则是交互抑制,即在想象或呈现恐惧刺激的同时,让患者做出抑制焦虑或恐惧的反应——松弛,松弛反应便可削弱或破坏应激事件同恐惧反应间的联系。

（3）放松训练：是通过一定的程式训练学会精神上及躯体上的放松的一种行为治疗方法,其主要目的是在系统脱敏治疗中减轻焦虑情绪。

（三）脱离环境

尽可能离开或更换环境,避免再次接触应激环境,有助于症状缓解。

（四）药物治疗

药物主要是对症治疗的,但在急性期也是采取的措施之一。适当的药物可以较快地缓解患者的抑郁、焦虑、恐惧、失眠等症状,便于心理治疗的开展和奏效。

常用的药物有镇静催眠药和抗焦虑药,如地西泮、氯硝西泮、艾司唑仑。一般用药时间不宜过长,以免长期用药造成的依赖现象。剂量视病儿具体情况而定,初次用药剂量不宜过大。

（五）康复

加强心理健康教育,培养儿童健全的人格和积极的应对方式,提高儿童对应激事件的应对水平。

同时减少剧烈的、持续的心理因素均可起到预防的作用。

第二节 创伤后应激障碍

创伤后应激障碍(post-traumatic stress disorder,PTSD)又称延迟性心因反应(delayed psychological reaction),是由于受到异乎寻常的、突发性、威胁性或灾难性应激性事件或处境,导致个体延迟出现和长期持续存在的精神障碍。其基本特征是持续的警觉性增高、反复出现与创伤有关的体验、对于与创伤事件相似或有关的情境产生回避行为等。反复发生的闯入性创伤性体验的重现和不自主地反复回想是PTSD最具特征性的症状。

导致儿童患PTSD的创伤性事件主要包括:自然灾害及人为灾难如地震,战争与恐怖性事件;慢性躯体疾病;家庭暴力(如儿童躯体及性虐待,被忽视等)。对于儿童青少年而言,创伤性事件会影响其情绪调节,社会技能等的发展。而其影响的程度则与创伤性事件发生的时间及性质有关。

一、流 行 病 学

PTSD的终生患病率为1%~14%,高危人群研究发现PTSD的患病率为3%~58%,女性约为男性的两倍。关于儿童青少年PTSD的流行病学研究非常少,群体研究显示大约13%~43%的儿童青少年经历过至少一次的创伤性事件。在这些儿童青少年中,约3%~15%的女孩,1%~6%的男孩最终成为PTSD患者。一项针对490位青少年的研究显示,女性PTSD的发生率为3%,男性PTSD的发生率为1%。另一项针对3860位学龄前儿童的研究显示学龄前儿童PTSD的发生率为0.1%。一项荟萃分析显示,在经历创伤性事件的2600位儿童青少年中,36%的儿童青少年最终成为PTSD患者。其中大于12岁的青少年的患病率为27%,而小于7岁的儿童的患病率为39%。

二、病因和发病机制

PTSD病因较为复杂,涉及遗传、神经生物改变以及心理社会因素等。上述各种因素在PTSD发生中,都不是单独起作用的,而每一种因素又在PTSD发生中起着或轻或重的作用。

(一)应激源

PTSD存在的必要条件是异乎寻常的应激性事件。这类事件可以是经受重大的灾难、躯体受到攻击、被暴力性侵犯、受到歧视,也可以是与父母分离、考试失败等。这类事件中的患者不一定直接受到躯体伤害或人身威胁,也可以是目击者或事件卷入者。

(二)遗传因素

具有一定遗传易感素质的个体即使遇到较低强度的应激事件也可能导致应激性障碍。双生子研究表明,创伤后应激障碍易感性的差异部分来自于遗传。有学者曾对4042对患创伤后应激障碍的男性双生子进行调查,结果表明遗传因素对创伤后应激障碍的所有症状均有影响,其中核心症状的33.3%可由遗传因素解释。

(三)神经内分泌因素

大多数的研究发现PTSD患者血促肾上腺皮质激素释放激素(CRH)较正常人明显地升高,PTSD患者可能存在CRH的脱抑制,而CRH能激活蓝斑去甲肾上腺素能系统,增加交感神经系统活性,控制CRH水平可能对PTSD高警觉症状的治疗有意义。目前认为PTSD患者可能存在糖皮质激素受体(GR)的敏感性增强以及GR介导的负反馈增强。

(四)心理学因素

1. 人格特征 研究显示内向性格的个体在经历创伤性事件后患应激障碍的可能性比较大。曾有学者用艾森克人格问卷对交通事故受害者进行调查,结果发现具有神经质倾向的个体有较高的焦虑程度,而焦虑程度与创伤后应激障碍的发生有较高的相关性。

2. 认知模式 创伤性事件发生后,个体是否患有 PTSD,以及是否会发展成慢性 PTSD,与个体的认知模式有关。人们在遭受创伤性事件后,认知受到破坏或加强,个体对灾难类型的认知结构,创伤记忆的重组,都会影响到受害者对创伤事件的夸大的负性评估,也会加大其创伤后应激障碍发生的危险性。

3. 社会支持 研究表明,社会支持能减少 PTSD 的发生。创伤性事件后,如得不到足够的社会支持,会增加 PTSD 的发生几率;相反,对社会支持的满意度越高,PTSD 发生的危险性则越小。

4. 社会文化因素 在地区冲突严重、社会经济不发达、医疗卫生条件比较差的区域 PTSD 的患病率明显增高。在不同社会文化环境中,人们对精神障碍的态度会有所差异,这种差异将直接影响着人们的应对方式。如车祸后的 PTSD 患者忍受着极大的精神痛苦,却很少有人主动向精神科医生求治,致使疾病没有得到及时救治。另外,童年的创伤,特别是家庭暴力也是 PTSD 常见的病前易感因素。

（五）其他因素

创伤后应激障碍发生还与气质类型、神经类型有关。年龄（儿童易感）、性别（女性易感）、精神疾病史、既往的创伤性经历等也与 PTSD 的发生有关。

三、临床表现

创伤后应激障碍的核心症状有三组,即:闯入性症状、回避症状和激惹性增高症状。但是,儿童与成人的临床表现不完全相同,且年龄愈大,重现创伤体验和易激惹症状也越明显。成人大多主诉与创伤有关的噩梦、梦魇;儿童因为大脑语言表达、词汇等功能发育尚不成熟的限制常常描述不清噩梦的内容,时常从噩梦中惊醒、在梦中尖叫,也可主诉头痛、胃肠不适等躯体症状。研究指出:儿童重复玩某种游戏是闪回或闯入性思维的表现之一。值得注意的是,PTSD 会阻碍儿童日后独立性和自主性等健康心理的发展。

（一）闯入性症状

表现为无法控制地重复回忆创伤性的经历和体验。这种反复回忆使患者痛苦不堪,一方面难以控制回忆的时间和次数,另一方面引发患者的痛苦体验,就像再次经历创伤性事件一样。表现为以下几种形式:

1. 症状闪回 在无任何因素影响下,经常不由自主地回忆受打击的经历,重新表现出创伤性事件发生时所伴有的各种情绪反应和生理反应。

2. 错觉幻觉 出现片段的错觉和幻觉,使患者又仿佛完全置身于创伤性事件发生时的情景。

3. 相关事件触景生情 患者接触与创伤性事件相关联或类似的事件、情境或线索时,出现强烈的心理痛苦和生理反应。如与事件有联系的活动、纪念日、各种相近似的场景等都会触景生情。有时会反复再扮演创伤性事件,玩与创伤有关的主题游戏。

4. 反复噩梦 患者常常出现与创伤性事件相关联的、内容非常清晰的梦境,常常从梦境中惊醒,醒后主动回忆梦中中断的情景,并产生强烈的情感体验。

（二）回避

表现为回避与创伤性事件有关的事情和场景,以及对一般事物的麻木反应,反映出患者努力想在情感上和生理上远离创伤。也有的儿童会表现为分离性焦虑、黏人、不愿意离开父母。

1. 回避相关事物和场景 避免谈及与创伤性事件有关的话题,回避能够引起恐惧回忆的事件和环境,不愿提及相关事件,避免相关交谈,出现相关的"选择性失忆",似乎希望将这些痛苦的经历从记忆中抹去。

2. 缺乏情感体验 创伤性事件发生后,一些患者对周围环境的刺激反应迟钝,情感淡漠,与他人关系疏远,患者自己也感觉到难以对任何事物感兴趣,很少考虑计划未来,听天由命,甚至感觉度日如年、生不如死。

（三）警觉性增高

患者长时间处于对创伤性事件的警觉状态,做好随时"战斗"或"逃离"的准备,在创伤性事件发生后的第一个月最为明显。表现为：

1. **失眠**　难以入睡或易醒，甚至从梦境中突然惊醒，欲继续去做事件发生时没有做完的事情。

2. **易惊吓**　遇到与创伤性事件相似的环境或提及与创伤性事件有关的内容很容易受到惊吓，出现惊恐反应，表现为表情紧张、面色苍白、手抖、出冷汗等，有的出现激越行为。

3. **注意力下降**　患者似乎整日陷入沉思状态，不知道周围人在做什么，与其交谈常常前言不搭语，心不在焉。做事情也难以集中注意力，做做停停，丢三落四。

由于儿童言语表达以及思维逻辑的发展尚未成熟，有时无法清晰地表达自己的感受，症状不一定典型。如学龄前儿童常表现为目光呆滞、躁动不安、睡眠失调、害怕夜晚、发展退化、时时尾随成人等。学龄期儿童则表现为不愿上学、易激惹、冲动攻击行为、注意力下降、各种躯体不适、害怕夜晚、黏人等。少年患者的症状与成人相似，比较典型。

（四）共患疾病

共病现象在 PTSD 患者中十分常见，有研究显示，在儿童青少年的 PTSD 患者中，约 80% ~ 90% 的患者同时共患有至少一种其他精神障碍。常见的共患病为抑郁障碍，焦虑障碍及物质滥用等。青少年共患病与成人患者接近。而儿童患者则以行为问题多见。

1. **抑郁障碍**　PTSD 与抑郁障碍的共病率较高。心理和生理反应从不同途径引发抑郁症状，尤其是发生与神经系统有关的躯体创伤更容易产生抑郁症状。

2. **焦虑障碍**　常见的焦虑障碍为惊恐发作和特殊恐惧。

3. **物质依赖**　PTSD 与物质依赖的共病率很高，常见的依赖物质为镇静、催眠药物和酒精。最初这些物质可以为患者改善 PTSD 症状，促进睡眠，使患者摆脱病痛的折磨。随着这些物质的长期使用，患者安于现状，逃离现实，麻痹自己。一旦停止使用这些物质，导致患者警觉性增高，加重 PTSD 症状，为摆脱痛苦不得不继续使用，产生物质依赖。

知识框 12-1　儿童青少年症状与其年龄存在相关性

值得注意的是，儿童青少年症状与其年龄存在相关性。学龄前儿童可能不出现上述症状的全部，即不一定满足 PTSD 的全部症状，却出现了明显的社会功能受损，且以行为症状最为突出。在青少年中，其症状与成人相似。以抑郁及焦虑情绪最为突出。儿童创伤后的反应可能不同于成人，常出现惧怕、睡眠障碍、对学业缺乏兴趣、退化或行为问题，如爱打架滋事等，或躯体症状，如头痛、腹痛等。成人大多主诉与创伤有关的噩梦、梦魇，儿童因为大脑语言表达、词汇等功能发育尚不成熟等因素的限制常常无法叙述清楚噩梦的内容，时常从噩梦中惊醒、在梦中尖叫，也可主诉头痛、胃肠不适等躯体症状。Wilfred 研究指出：儿童重复玩某种游戏是闪回或闯入性回忆的表现之一。Perry 等强调，当遭受创伤时，低龄儿童开始的反应是警觉性增高，这是向照看者发出的寻求注意和帮助的信号，但如果没有得到帮助，随着创伤或威胁的继续存在，儿童接下来的反应就是固定或凝固，然后是分离或放弃。Yule 认为儿童青少年异于成人 PTSD 的表现有解离式的重现经验、睡眠困扰、噩梦、分离困难、焦躁易生气、语言表达困难、注意力与记忆困难、对特定事物的害怕，对于被忽视而缺乏干预的儿童期创伤，会在成人期重复出现而产生成人期的心理困难，如焦虑症、解离性经验、边缘型人格障碍、多重人格等精神症状。学前儿童的表现为：急躁、呆滞、睡眠失调与畏惧黑夜、退化、黏人；学龄儿童的表现为：拒绝上学、在家或学校出现攻击行为、在同伴中退缩、注意力下降、成绩下降、胃痛、头痛、害怕睡觉、黏人；前青少年期与青少年期的表现为：自伤行为、自杀观念、问题行为、分离症状、丧失现实感、物质滥用。

四、病程及预后

创伤后应激障碍一般在创伤性事件发生后不久即开始发病,有的经过一段时间间隔后才开始发病。如果受害者再次经历创伤性事件,即使事件不严重,也易复发。大部分患者在 3 个月内症状缓解,部分患者症状可持续数年。

大约有半数的患者在一年中可完全康复,其他患者症状会持续更长的时间。患者发病时症状越严重,提示治疗难度就越大,症状缓解就越困难。

【典型病例】

患者,男性,12 岁,北川县某中学初中二年级的学生,是班级里的体育健将,他最大的愿望是将来能成为第二个刘翔。在汶川地震灾难中,他最亲爱的妈妈被永远地埋在了地下。一年以来,他始终难以接受这个现实,经常忽然就想起妈妈的点点滴滴,甚至会流泪。经常梦见妈妈,而一旦梦见妈妈,就会在几天内都很伤心,也很痛苦。心情总受到妈妈去世这件事的影响,而这种影响似乎又很隐秘的。有时候不知道怎么的就想到相关的事情,心情很差,什么都不想做! 通常都是自己默默伤心,很多个晚上把被子都哭得湿透了。

诊断:创伤后应激障碍。

五、诊断与鉴别诊断

(一)诊断要点

1. 在异乎寻常的、严重的创伤性事件作用下发生,创伤性事件作为精神因素有足够的强度。

2. 在时间上与创伤性事件密切相关,症状出现于创伤性事件发生后,持续时间超过 1 个月。

3. 临床症状以反复重现创伤性体验为主,表现为不由自主地回忆受打击的经历,反复出现与创伤性事件有关的噩梦,反复出现错觉或幻觉,患者接触、面临与创伤性事件相关联或类似的事件时出现强烈的心理痛苦和生理反应。持续的警觉性增高,睡眠浅或易醒,注意力下降,情绪易激惹,过分地担惊受怕等。与创伤性事件有关的事情极力回避,不去想有关的人和事,避免参加能引起痛苦回忆的活动,甚至出现"选择性"遗忘。

4. 排除抑郁障碍、其他应激障碍。

(二)鉴别诊断

1. 抑郁障碍 PTSD 常在严重的、具有威胁性的创伤性事件发生之后出现,可有闪回、回避及警觉性增高等症状,以焦虑、痛苦、易激惹为主,情绪波动性不大,症状亦无晨重暮轻的节律改变。抑郁障碍虽有促发的生活事件,但仍以抑郁心境为主要表现,并有晨重暮轻的节律改变,故可与抑郁障碍相鉴别。

2. 急性应激障碍 发病都是由于严重的应激性事件发生后出现,急性应激性反应在应激性事件发生后数分钟至数小时内发病,以精神运动性兴奋或抑制表现为主,症状历时短暂,通常在 1 个月内症状缓解。PTSD 一般在应激性事件发生后数日至数月内发病,多数患者症状持续存在 3 个月以上,完全缓解在 1 年以内。

3. 适应障碍 适应障碍虽然是在一定的生活事件和环境变化时产生的,但其人格基础在发病过程中起重要作用,多表现为情绪症状,随时间推移,应激因素消除,症状可自行缓解。

六、治疗及康复

(一)治疗原则

使患者远离应激源,减少与应激性事件类似的环境与物品给患者带来的负面影响,除非治疗需要,避免与患者谈及与应激性事件有关的事情,根据病情需要及时给予危机干预、心理治疗和药物治疗,多数情况下需要联合治疗。

（二）心理治疗

根据目前的循证医学,心理治疗是根治 PTSD 最为有效的方法,常用的治疗方法有远离应激源、心理教育、支持性心理治疗、集体治疗、认知行为治疗、眼动脱敏再加工以及游戏疗法。

1. 远离应激源　远离危险因素是治疗的开始,如果患者仍然暴露于创伤性事件中,诸如家庭、周围的暴力、虐待、创伤性环境以及无家可归时,会遭受更大的创伤。

2. 心理教育　心理教育主要目的是教会患者应激处理技术。主要包括渐进的肌肉放松训练,思维控制,积极想象及深呼吸等。患者学习这些技术主要用于控制他们的焦虑情绪,这对其有效治疗是非常关键的。

3. 支持性心理治疗　为患者提供情绪上的支持,鼓励患者讲述受创伤的经历,使患者尽快度过与应激相关的情绪反应阶段,帮助患者建立治疗疾病的信心。

4. 集体治疗（group treatment）　通过患者之间相似经历的讲述,进行经验交流,促进相互理解,建立自信,达到温和的治疗效果。

5. 认知行为治疗（cognitive-behavioral therapy,CBT）　这是应用较多的心理治疗方法。通过认知行为矫正技术的应用,努力改变患者的想法和行为。暴露疗法（exposure therapy）是认知行为治疗的一种形式,在可控制的情况下,让患者回溯事件的细节,帮助其面对和控制以前无法抵抗的恐惧情绪。CBT 是治疗儿童 PTSD 较为常用且有效的方法。它可以针对 PTSD 三大核心症状（闯入性症状,回避性症状,高警觉性症状）进行治疗。心理教育是 CBT 治疗的基础。通过逐级暴露治疗回避性症状。认知过程可以帮助患者纠正错误认知模式。如患者经常因为创伤性事件而自责,在 CBT 治疗中,对事件进行客观评估,从而让患者换个方式进行思考。纠正其过度自责、羞愧等心理。

6. 眼动脱敏再加工（eye movement desensitization and reprocessing,EMDR）　大多数学者认为这是 CBT 的一种演变形式。是一种将暴露和认知治疗与眼动结合起来的干预形式。要求患者复述创伤事件的情景同时视觉跟随治疗师手的运动而前后运动。有研究显示与标准的 CBT 干预相比较,短期的 EMDR 能较好的改善 PTSD 症状。

7. 游戏疗法（game therapy）　游戏就如同儿童的语言,运用游戏作为儿童治疗的互动媒介是最自然的一种方式。游戏能够满足儿童的愿望,掌握创伤事件和使受压抑的敌意冲动得到发泄,借助游戏的互动过程可以得到关于他们创伤记忆和经验的信息。

（三）药物治疗

药物能减低 PTSD 的焦虑、沮丧、忧伤和情感麻木,缓解睡眠障碍。

对于焦虑、抑郁症状,以及伴有睡眠障碍患者可选用具有镇静催眠作用的新型抗抑郁药或抗焦虑药物。

（四）疗程

关于 PTSD 心理治疗和药物治疗的疗程目前尚无定论。建议在症状缓解后仍应巩固治疗至少 3 个月,对于症状比较严重的,持续存在超过 1 年的,巩固治疗时间应更长一些。在停药过程当中逐渐减药直至停药,避免突然停药造成的症状复现。

（五）康复

1. 防止复发　在症状完全缓解、治疗结束后,患者仍需定期复诊、随访,防止再次遇到类似的应激性环境病情复发。

2. 减少应激事件　通过对社会环境的改善,生活方式的改善等,减少应激性事件对患者的影响。

3. 增强个体应对应激事件的能力　从小培养健康的人格和坚强的意志,提高心理素质,正确对待生活中的挫折。对一般人群普及心理卫生知识,对高危人群进行必要的干预措施。

第三节　适 应 障 碍

适应障碍(adjustment disorder)是指由于明显的生活改变和环境变化等生活事件(life events)而产生的以轻度烦恼和情绪失调症状为主,并伴一些行为变化的精神障碍。儿童少年常见的生活事件有:与父母分离、移居、转学、升学、留级、患有重病以及家庭经济状况不良等。

一、流 行 病 学

适应障碍的患病率缺乏确切的流行病学资料。在美国的医院中患病率为5%,儿童患者发病情况缺乏统计学资料。在其他国家的情况可能会有所不同,如在英国,适应障碍患者是在社区接受治疗。国内尚未有确切的流行病学调查数据。

二、病因及发病机制

发病往往与患者经历的生活事件的严重程度、个体的心理素质以及应对方式等有关。尽管严重的生活事件是发病的必要条件,但并非所有经历相同处境的人都会患有适应障碍。因此,个体易感性也是重要的发病因素,这种易感性存在个体差异,在一定程度上可能与病前的生活经历相关。

三、临 床 表 现

发病大多在生活事件发生后1个月内出现,以情绪和行为变化为主要表现。

（一）情绪症状

以抑郁为主和以焦虑为主两种表现形式。

1. 以抑郁为主　表现为情绪不高、无望感、对日常生活失去兴趣、自责、心境低落等,常伴有睡眠障碍、体重减轻以及激越行为等。

2. 以焦虑为主　表现为焦虑不安、注意力不集中、惶惑不知所措、紧张不安、胆小害怕、易激惹等。可伴有呼吸急促、心慌和震颤等躯体症状。

（二）行为症状

以品行障碍为主和以行为退缩为主两种表现形式。

1. 以品行障碍为主　常见于青少年,表现为对他人利益的侵犯或不遵守社会准则和章程,如无故逃学、经常说谎、打仗斗殴、离家出走、损坏公物以及物质滥用等。

2. 以行为退缩为主　常见于儿童患者,表现为孤僻离群、吸吮手指、经常尿床、不注意卫生、生活无规律。

【典型病例】

患者,女性,9岁,小学三年级学生,自幼性格内向、不善交往,自尊心强,做事认真。因父亲在北京工作而从河南老家转学至北京一所小学上学。在转到新学校的第一天,因回答问题错误被老师当众批评,下课后被同学笑话口音不好听。之后经常出现头晕、头痛、烦躁不安,并常因这些不适而隔三差五在家休息。在某综合医院按"神经衰弱"治疗疗效不佳。近十多天来症状加重,表现情绪低落,抑郁话少,回避社交,不愿与人交往,饮食欠佳,情绪不稳,易发脾气。经家人劝导,患者心情难以好转,不上学在家休息烦躁情绪稍好一些,但不愿出门。

诊断:适应障碍。

四、病程与预后

适应障碍患者一般在生活事件发生后的1个月内发病,症状持续存在1个月以上,生活事件消除后,症状持续时间不超过6个月,预后良好。也有少数患者症状持续若干年。

五、诊断与鉴别诊断

（一）诊断原则

1. 严重的生活事件与患者的病前性格对发病均起重要作用。

2. 存在情绪和行为改变的症状。如忧虑、烦恼、焦虑、抑郁等情绪症状;或者以品行障碍、行为退缩、生活无规律、不注意卫生等行为症状。可存在生理功能改变的症状,如睡眠欠佳、食欲减退、体重减轻、不自主震颤等表现。

3. 在生活事件发生后1月内发病,但病程不超过6个月。

4. 排除抑郁障碍、其他应激相关障碍和品行障碍等。

（二）鉴别诊断

1. 抑郁障碍　适应障碍患者可表现为情绪不高、生活兴趣丧失、自责等抑郁症状,但其发病与严重的生活事件密切相关,症状未严重到可以诊断抑郁症的程度,应激源消失后症状亦会逐渐减轻,并且没有抑郁障碍的那种晨重暮轻的表现。而抑郁障碍有反复发作倾向,故二者可相鉴别。

2. 其他应激相关障碍　急性应激性反应在应激性事件后数小时内发病,以精神运动性兴奋或抑制表现为主,历时短暂,通常1个月内症状缓解。PTSD一般数日至数月内发病,有明显的闪回、回避与警觉性增高等症状,症状持续3个月以上。适应障碍其人格基础在发病过程中起重要作用,多表现为情绪障碍和行为改变,随时间推移,应激因素消除,症状可自行缓解,故可相鉴别。

3. 品行障碍　适应障碍患者可存在品行障碍症状,但其应在应激事件后1月内发病,但病程不超过6个月。而品行障碍的异常行为是逐渐发展起来的,病程应在6个月以上,故可相鉴别。

六、治疗及康复

（一）治疗原则

主要是消除生活事件,治疗目前存在的症状,并对预防提供必要的指导。治疗应采取心理治疗与药物治疗相结合的方法。

（二）心理治疗

常采用的心理治疗有心理健康教育、支持性心理治疗及家庭治疗。

1. 心理健康教育　邀请患者及其家长共同参与,教育内容为适应障碍的有关知识,使他们了解疾病的特点、发病原因以及治疗方法。共同探讨消除应激事件及生活改变的有效途径,提高患者治疗的依从性。

2. 支持性心理治疗　运用简单明了、通俗易懂的语言对患者做适宜的解释与保证,给予患者鼓励和安慰,指导他们如何学会如何克服困难、适应环境。尤其是在学习遇到困难时,积极寻找适合自己克服困难的有效方法。帮助患者减轻症状和痛苦,使之建立治疗疾病的信心,促进康复。

3. 家庭治疗　分析患者及其家庭成员之间的相互影响关系,以及患者存在的症状与家庭之间的相互联系,指导家庭成员朝着有益于患者康复的方向发展,以达到缓解患者病症的目的,促进家庭成员关系和睦。

（三）药物治疗

药物只能作为对症治疗使用,根据具体情况应用镇静催眠药、抗焦虑药物和抗抑郁药物。以低剂量短程为宜,在药物治疗的同时进行心理治疗。治疗儿童少年适应障碍常用的药物有艾司唑仑、舍曲林等。常用剂量为艾司唑仑0.5~2mg/d,舍曲林25~100mg/d。

（四）疗程

目前尚无定论。一般认为,药物治疗只适合对症治疗,不宜长期应用,在症状好转后应逐渐减药至停药。心理治疗作为适应障碍的有效治疗方法,治疗时间应不低于6个月,以促进患者全面康复。

（五）康复

在治疗结束后的第 1 个月、第 3 个月、第 6 个月进行随访,防止复发。若症状持续时间超过 6 个月,提示应考虑诊断为其他精神疾病。一些长期的、不严重的生活事件可能会导致患者症状的轻度的、长期的存在。因此采取积极有效的预防措施,是促进患者全面康复的关键。

（崔永华）

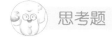 思考题

1. 急性应激障碍的定义。
2. 急性应激障碍的临床表现。
3. 创伤后应激障碍的定义。
4. 创伤后应激障碍的诊断要点。
5. 适应障碍的临床表现。

第十三章

分离障碍及躯体症状相关障碍

第一节 分离障碍

分离障碍(dissociative disorders)又称癔症(hysteria)或歇斯底里,是机体部分或全部丧失对过去记忆、身份意识、即刻感觉以及身体控制正常整合的一种功能性障碍。本障碍发病受明显的心理社会因素影响,病前存在特定的人格特征,症状具有夸大、做作、富有情感色彩等特点。可由暗示诱发,也可由暗示缓解或消除,并有反复发作的倾向。

一、流行病学

分离障碍的患病率国内外报道不一。国外报道女性终身患病率为3‰~6‰,男性低于女性;国内对儿童少年分离障碍的报道不多,尚缺乏流行病学调查数据。本障碍年长儿较幼儿多见,多发病于青春期,女性高于男性,农村高于城市。在我国部分地区有儿童、青少年集体发作的情况。

二、病因及发病机制

(一)病因

1. 遗传因素　有关分离障碍的遗传病学研究迄今尚无定论。有关双生子研究提示本障碍有遗传倾向,家系调查统计结果亦支持分离障碍与遗传有关。

2. 人格特征　具有表演性人格特征者易患分离障碍。表演性人格特征表现为:自我为中心、暗示性强、情感丰富、有表演色彩、富于幻想。国外还有心理发育不成熟的特征的描述。

3. 躯体因素　临床发现患有神经系统器质性损害的个体有发生分离性障碍的倾向。如颞叶局灶性病变、散发性脑炎、脑外伤等可出现分离性障碍发作,还有人发现脑干上段水平器质性损害也可出现分离性障碍的症状。

4. 心理因素　心理应激因素是导致发病的主要原因。一般起病较急,常在直接的应激性事件的影响下发病,起因多为儿童日常生活中的应激事件,如受到惊吓、不能正确对待批评、受到委屈、亲人死亡以及躯体和性的虐待等都可能是分离性障碍发生的重要原因。有心理发育障碍的儿童也容易发生分离性障碍。

5. 社会文化环境因素　主要表现在对发病形式和临床症状的影响。如家庭生活环境与学校之间文化上的差异、团体成员间相互影响,可导致团体成员的集体发作。另外,迷信、疲劳、社会变迁、应对能力较差、文化程度低等都是易引起本病发作的不利因素。

(二)发病机制

分离障碍的发病机制目前尚不清楚,较有影响的研究有以下几种:

1. 意识分离理论　认为意识状态的改变是发病的基础。随着意识的分离,正常的认知功能受损,自我意识减弱,暗示性增高。当个体遇到应激性事件时,就会出现类似动物在危机状态下的本能反应,兴奋性反应如狂奔、乱叫、情感爆发等;抑制性反应如木僵、失语、失聪、瘫痪等;退化性反应如童样痴呆等症状。

2. 巴甫洛夫学说 认为发病是由于有害因素作用于神经类型属于弱型的人,使皮层和皮层下之间功能分离或不协调。在外界应激事件作用下,皮层保护性抑制,皮层下功能亢进,出现各种症状。

三、临床表现

分离性障碍临床表现多样化,有以下几种表现形式。

1. 分离性遗忘 主要表现为突然出现记忆丧失,丧失的通常是与自己密切相关的,近期发生的,给患者带来痛苦的应激事件。

2. 分离性身份障碍 又名双重人格或多重人格,患者存在两种或多种完全不同的身份状态,失去了对自己的全部记忆,以另外一种身份进行日常活动。有时两种(多种)身份交替出现,相互转换,这种转换往往与应激事件密切相关。

3. 分离性恍惚状态与附体状态 主要表现为意识范围狭窄,注意集中于受刺激的应激事件,如把身边的人当做是与自己吵架的人。有的出现意识蒙眬,不认识身边的亲人,在室内乱走,兴奋不安,冲动打人等。有的大喊大叫,号啕大哭,面露恐惧,出现短暂的昏厥。处于恍惚状态的患者其身份会被鬼神或死去的人替代,声称自己是某个鬼神或某个死去的人,称为分离性附体状态。

4. 分离性情感爆发 在幼儿期表现为原始情绪反应,如在应激性事件之后号啕大哭、肢体乱动及冲动行为、屏气、面色苍白或青紫、大小便失控等。有的表现为在地上打滚、撕扯衣物、四肢抽动等。学龄儿童和青少年常表现为焦躁不安,哭闹,又说又唱等,内容均与应激性事件有关。发作时间长短不一、与周围人对其的关注程度有关,发作后有遗忘。

5. 分离性精神病 为分离性障碍中最严重的症状。表现为行为紊乱、思维联想障碍、片段的幻觉妄想以及人格解体症状。一般持续时间较长,但不超过3周,缓解后无残留症状。

【典型病例】

患者,女性,14岁。3个月前因课间与同学打架受到老师批评,回家后出现胡言乱语,内容多与鬼神狐仙有关。如"我是孤魂野鬼,你得找个人超度我"。把妈妈叫成老师。听到狐仙说"咱俩交个朋友吧,给我过节烧些纸"。别人说哪里有什么狐仙,患者就大声哭闹,在地上打滚,表情痛苦,泪流满面。父母劝说安慰她,约半个小时后入睡,醒后部分回忆,说刚才是狐狸钻到自己脑子里了。有时突然点上一支烟,以狐仙的口吻说话,待烟抽完,患者就双手紧扣,让别人拍一下头顶,说"狐仙走啦",恢复常态。家属多次带其找巫医治疗无效,反复发作,人多场合下尤为严重,每次发作表现均类似,且时间短暂。

诊断:分离障碍。

四、病程与预后

分离障碍可见于任何年龄,以青春期多见,女性多于男性。本病如在合理教育和有效治疗下,一般预后良好,约60%～80%的患者在1年内自然缓解,有反复发作的倾向。

五、诊断与鉴别诊断

(一)诊断要点

1. 在发病上与应激性事件的发生有明确的联系。
2. 病前存在一定的性格基础,具有表演性人格特征。
3. 表现为遗忘、身份障碍、恍惚状态、附体状态、情感爆发、人格解体及精神病性症状。
4. 暗示与自我暗示在症状的发生及消退中起到不可忽视的作用。

5. 排除癫痫痉挛发作、应激相关障碍及精神分裂症。

（二）鉴别诊断

1. **癫痫痉挛发作** 癫痫痉挛发作时无明显诱因，发作前可有先兆，发作时意识丧失，痉挛发作持续时间短，发作有一定规律。常伴有大小便失禁，发作后完全遗忘。而分离性障碍抽搐发作不具有上述特点。

2. **应激相关障碍** 应激相关障碍与分离性障碍发病前同样具有一定的应激性事件作为诱因。急性应激障碍可存在精神运动性抑制、木僵等表现。但其木僵是在急剧的应激事件下迅速发生的，情感反应消失，不能躲避危险，多伴有焦虑、抑郁等表现。PTSD、适应障碍均在应激事件发生后数日至数月发病，没有意识障碍，症状变化也较少，病程较长，反复发作者较少。

3. **精神分裂症** 分离性障碍有时可表现为思维、情感及行为紊乱症状，这种症状是在应激性因素作用下迅速发生的，其症状与应激性因素密切联系，其思维、情感及行为紊乱症状也不像精神分裂症患者那样荒谬离奇。分离性障碍病程有反复发作倾向，多数患者缓解彻底，预后良好。

知识框 13-1 集体性分离障碍

在少数情况下，分离障碍可在一部分人群中"流行"，称为集体性分离障碍，也称作流行性癔症（epidemic hysteria）或群体性癔症。这类流行最容易发生在一起生活的群体或公共场所之中，如学校、幼儿园、影剧院等，多见于情绪不稳定的青少年，尤其是青春发育期的女性。由于儿童少年心理发育尚不成熟，缺乏独立思考辨别的能力。当面对突发事件时，承受能力较差，容易发生。通常情况是存在对某个群体现实性、持续性的威胁而使恐惧、焦虑，群体当中具有高度暗示性、表演性和人们关注的中心人物无法摆脱恐惧、焦虑的困扰，开始出现分离性障碍，随后在其他暗示性强的个体中也出现分离性障碍。在这种恐惧、焦虑气氛的影响下，那些暗示性低的个体受到影响，也相继出现类似的症状。集体性分离障碍表现形式多样，常见的是晕厥或眩晕，也有的出现痉挛发作或肢体瘫痪。患者缺乏支持主诉或阳性症状的实验室或其他辅助检查的证据，无器质性病变。这类发作大多历时短暂，表现形式相似。在治疗时应将患者，特别是初发病者，予以一一隔离，分别给予对症处理，以免众多患者聚在一起，互相暗示而促使病情加重。我国曾有一些在校学生发生集体性分离障碍的报道。一些学者认为，中世纪时发生的"舞蹈狂"可能是在宗教狂热影响和暗示下，引起的集体性分离障碍。

参考读物：

Bartholomew R, Wessley S. Protean nature of mass sociogenic illness: from possessed nuns to chemical and biological terrorism fears. Br J Psychiatry, 2002, 180(4): 300-306.

六、治疗与康复

（一）治疗原则

治疗应遵循"急则治其标，缓则治其本"的原则。急性发病初期暗示及药物治疗，往往会收到"立竿见影"的效果。对该病的根本治疗，应以心理治疗为主，主要的方法有支持性心理治疗、暗示疗法、分析性心理治疗、行为治疗等。

（二）心理治疗

1. **支持性心理治疗** 医生应以诚恳、和蔼的态度认真对待患者，以消除其不安情绪，鼓励患者说出存在的问题，共同寻找症结所在，帮助患者分析疾病产生的原因，使其建立治愈疾病的信心。

2. **暗示疗法** 是分离性障碍治疗最有效的方法之一。用语言暗示患者，经过治疗会取得良好的效果,同时配合物理和药物治疗。这种方法适用于暗示性强或急性期患者,往往会收到良好的效果。

3. 改变环境　脱离发病环境,建立良好的治疗环境,为改善症状,发挥治疗作用创造条件。

4. 分析性心理治疗　通过心理分析寻找出患者症状背后的真正原因,这些原因往往是患者意识不到的内心冲突。当这些被压抑的内心冲突被患者意识到后,就会觉得那些事物非常幼稚可笑,治疗也就接近成功。一般分析性治疗每周 1 ~ 2 次,每次大约 40 分钟,10 ~ 15 次为 1 个疗程。

5. 行为治疗　多采用系统脱敏法进行治疗。通过系统脱敏疗法,使原来那些能诱使发作的应激性因素逐渐失去诱发作用,从而达到减少甚至预防复发的作用。对暗示治疗无效的患者可以进行尝试。

6. 针灸治疗　对痉挛性发作、嗜睡状态、木僵状态等都可取得疗效。一般取人中、合谷、百会、内关、涌泉穴等。

(三) 药物治疗

目前尚无治疗分离性障碍的特效药物,药物治疗主要是对症治疗。

1. 在应激事件影响下急性起病的患者,多表现出恐惧、焦虑症状,可给予小剂量抗焦虑药如地西泮、阿普唑仑等,但不宜长期、大量使用。

2. 对发作时情绪过于兴奋、躁动不安的患者可给予氟哌啶醇或者地西泮注射治疗,多数患者入睡转醒后兴奋症状即消失。少数兴奋症状没有消失的可短期使用抗精神病药物治疗。

(四) 疗程

目前尚无定论。心理治疗的疗程依据疗法的不同有所差异,暗示治疗适宜急性期治疗,行为治疗以及分析性心理治疗远期疗效往往优于近期疗效,应给予患者 1 ~ 2 个疗程的治疗。药物治疗仅适宜急性期,在症状缓解或者消失后即可逐渐减药直至停药。

(五) 康复

分离障碍有反复发作的倾向,对于患者要争取一次性治愈,以免迁延一生。为防止复发应指导患者及时缓解压力,正确对待应激事件,避免对应激事件出现的强烈的情绪反应。家庭和学校教育应让患者逐渐认识到自己性格上的缺陷,建立健康的性格。患者应学会正确处理人际关系以及面对所遇到的应激性因素给予积极的应对,鼓励患者不断进行自我矫正,才是避免复发的正确途径。

第二节　躯体症状障碍

躯体症状障碍(somatic symptom disorders)又称躯体形式障碍(somatoform disorders),其主要特征是患者具有非常痛苦或导致重大功能损害的躯体症状,同时具有关于这些症状过度和不恰当的认识。患者对自己的疾病过度担心,反复陈述躯体症状,夸大自己的躯体感受,对躯体症状感到痛苦,注意力多集中在自己的躯体症状上,明显影响到自己的日常生活和学习。这类患者初多就诊于儿科或非精神科。

一、流　行　病　学

躯体症状障碍是 2013 年《美国精神疾病诊断标准》(第 5 版)(DSM-5)由躯体形式障碍改称的,无论是从定义,还是从诊断标准两者都有不同,因此目前关于躯体症状障碍的流行病学资料尚未见到。既往国外曾在 14 个国家联合进行调查,发现 2.8% 人群患有躯体形式障碍,在基层保健机构及综合医院就诊人群中,躯体形式障碍患者占就诊患者人数的 16.7%。国内学者调查发现,城市儿童躯体形式障碍发病率为 0.33%,农村儿童发病率为 0.26%,与国外的有关报道数据差异很大,可能是使用的诊断标准和对本症的认识不同所致。

二、病因及发病机制

躯体症状障碍的确切病因不明,考虑与以下因素有关。

1. **高水平的生理唤醒** 研究认为躯体症状障碍的发生与个体倾向于关注自己的躯体症状有关,患者比正常人表现出更高的生理唤醒水平。同时该病的发生与个体在认知上的偏差有关,对自己的身体状况过度关注,夸大症状的严重程度,把躯体不适扩大化。

2. **个性特征** 研究发现,患有躯体症状障碍的患者多具有多疑、固执、对健康过分关心的性格特点,他们多把注意力集中在自己的躯体不适上,导致感觉阈值降低,更易产生各种躯体症状。

3. **认知歪曲-情绪-行为的恶性循环** 由于患者过度关注自己的躯体症状,导致感受性增强,扩大躯体症状对自己健康的威胁程度,出现焦虑、恐惧不安、烦躁等不良情绪,不良情绪的发生促使生理唤醒水平进一步提高,躯体症状加重,导致恶性循环。另外,患者安于患者角色,正常活动减少,有更多的精力关注躯体症状,也会促使躯体症状感受加重。

4. **心理因素** 心理动力学认为婴幼儿时期的恐惧、焦虑以及某些需要,在没有得到合理表达和满足时,便潜抑下来。在以后遇到挫折和压力时,那种潜抑在潜意识里的感受就会重现,使患者感受到一种非理性的、神经质的躯体不适和焦虑。

5. **社会文化因素** 由于社会文化取向不太接受个体情绪的公开表达,关怀和照顾更倾向于那些有躯体症状的人,因此躯体症状可成为患者操纵人际关系,免除某种责任和义务,对待社会生活各方面困难处境的一种方式。此外,一些国家对精神病患者持有偏见和歧视态度,变相鼓励人们表现为躯体症状而不是精神症状。

三、临 床 表 现

表现为反复出现的、经常变化不定的以躯体不适为主的症状。症状可波及身体的各种组织和器官,常导致患者反复就医,社会功能明显下降。常见症状为:

1. **疼痛** 部位不确定的各种疼痛,可以是头痛、颈痛、胸痛、腹痛及四肢痛等。疼痛一般不强烈,情绪好时疼痛可能会减轻或消失。

2. **胃肠道症状** 表现为反酸、嗳气、恶心、呕吐、腹胀、便秘、腹泻等症状,一些患者可能会对某种食物感到不适。

3. **呼吸循环症状** 表现为胸闷、气短、心悸等。

4. **泌尿生殖症状** 表现为尿频、排尿困难、生殖器或周围疼痛等。

5. **神经症状** 表现为共济失调、肌无力或瘫痪、吞咽困难或咽部梗阻感等。

【典型病例】

王某,男性,18岁,某大学一年级学生。平素性格内向,谨小慎微,做事认真,学习成绩良好。半年前患者同寝的一个室友因患肝炎,休学在家治疗,患者感到非常震惊:自己和那位同学一起生活,有时一起打球、下棋,有时甚至一起吃饭,听说肝炎会传染的,自己会不会也被传染上肝炎。以后对肝区的感觉特别敏感。一天他突然感觉肝区不适,立刻紧张起来,想到自己是不是也患上了肝炎,听说肝炎患者不喜欢吃油腻食物,平时自己并不反感,不知道现在怎样?于是开饭时他特意买了一份红烧肉。面对油腻腻的红烧肉,患者一点食欲也没有,勉强放在嘴里一块,感到特别恶心,立刻又吐了出来。他立刻意识到自己一定是得了肝炎,仔细体会肝区的感觉,觉得阵阵疼痛,感觉特别沮丧,好像自己大祸就要临头,整个晚上都在想这件事,一夜未眠。次日早早去医院进行检查,结果乙肝抗体阳性。医生说其是有抗体,可能以前接种过乙肝疫苗,没有患肝炎。患者则认为自己都有肝炎了,还说没事,有事就晚了。于是整日忧心忡忡,认为自己已经被传染上肝炎了,也不敢告诉同学,不知道怎么办才好。其后患者经常去各家医院进行检查,结果那些医生都说没有"乙肝"。患者认为自己的病情可能不是很严重罢了。但又一想,自己还很年轻,万一严重呢? 于是,患者经常要求医生给其开药,医生不给处方就自己去药店买药吃。夜间睡眠欠佳,白天无精打采,注意力也不集中,经常待在宿舍休息,不参加学校的活动,对什么事情都不感兴趣,学习成绩也明显下降。

诊断:躯体症状障碍。

四、病程与预后

在儿童少年患者中急性发病者预后良好,缓慢起病者,症状持续存在超过 1 年的,提示治疗效果欠佳,预后较差。

五、诊断与鉴别诊断

(一) 诊断要点

1. 躯体症状　存在 1 个或多个躯体症状,使个体感到痛苦,社会功能以及日常生活受到明显损害。表现为对躯体症状过度关注,与健康相关的过度担心,与实际情况不符;对通常出现的生理现象或异常感觉过于关心;反复进行医学检查,检查结果阴性及医生解释不能打消其疑虑,对症状和健康表现出较高水平的焦虑。

2. 病程　有的躯体症状可能不会持续存在,但有的症状可能持续存在,甚至超过 6 个月。

3. 排除其他精神障碍　如抑郁障碍、精神分裂症和偏执性精神病等疾病。

(二) 鉴别诊断

1. 焦虑障碍　躯体症状障碍患者常伴有焦虑,但引起焦虑的原因有所不同。恐惧障碍是恐惧客观存在物体或环境,焦虑来自客观现实;广泛性焦虑的焦虑无明确对象,是对未来没有发生的事情的担忧;惊恐发作常突发心悸、胸痛、濒死感,担心失控,病程短暂,间歇期相对正常;强迫障碍的焦虑来自患者的主观体验,焦虑是自我强迫和反强迫的矛盾表现,故可相鉴别。

2. 抑郁障碍　躯体症状障碍可存在抑郁症状,但是抑郁情绪是对自己健康状况的担心,是害怕自己患有严重疾病的担忧,是继发。患者的抑郁症状不具有晨重暮轻的特点,故可相鉴别。

3. 精神分裂症　患者可存在疑病观念,并可发展成疑病妄想。这些患者的疑病症状古怪离奇,不为人们所理解,并且存在其他精神病性障碍,如思维联想障碍、情感不协调、无自知力、无主动求治的愿望等,故可相鉴别。

六、治疗及康复

(一) 治疗原则

心理治疗和药物联合治疗更为有效。

(二) 心理治疗

包括建立良好医患关系、支持性心理治疗、认知行为治疗以及认知分析治疗。

1. 建立良好医患关系　由于躯体症状障碍的患者反复陈诉躯体症状,坚持把这些症状归咎于躯体疾病,医生模棱两可的解释、含糊不清的说明,无效的治疗常引起患者的失望与不满。因此,建立良好的医患关系对这类患者尤为重要。

2. 支持性心理治疗　对患者的痛苦体验,医生应做到无条件地接纳,既接纳患者的症状,也接纳患者对躯体不良的感知,接纳患者对疾病的抱怨,表达对患者的关心,鼓励、安慰。当患者认为医生理解他的感受与想法时,就会敞开心扉,信任医生,从而更愿意配合治疗。

3. 认知行为治疗　目前认为认知行为治疗是躯体症状障碍最有效的治疗方法。治疗包括:

(1)明确治疗目标:通过评估、询问技术,帮助患者认识问题的实质,从而减少躯体症状。

(2)接纳患者症状:对患者痛苦体验医生应完全接纳,并在此基础上表达医生的关心,鼓励患者说出自己的疑虑和想法,与患者一起讨论症状的生物学机制和精神病学含义。

（3）探讨正常焦虑与躯体症状的联系：患者的焦虑多伴有自主神经功能亢进，是对身体感觉注意的增强。医生在评估基础上，建议患者考虑健康的焦虑同躯体症状的关联。不要求患者放弃自己的观点。

（4）识别并矫正不合理的信念：要鼓励患者说出自己的疑虑和想法，寻找患者存在于意识深处的不合理信念，用辩论技术对不合理信念提出质疑，建立新的、合理的认知观念。

（5）改变回避性行为模式：要说明对心理社会应激可有不同的应对行为，让患者澄清问题，面对现实，接受挑战。过度的医学检查、重复的保证，只会强化躯体症状。医生要鼓励患者尝试积极的应对，改变以往回避问题的消极应对行为。

4. 认知分析治疗（cognitive-analytic therapy，CAT）是另外一种有效治疗手段，将认知治疗和心理分析的方法结合起来。治疗师和患者一起积极寻找导致患者躯体症状的内在冲突，帮助患者识别并解决这些冲突。CAT 治疗时程通常较短，是一种有效且比较受欢迎的治疗方法。

（三）药物治疗

躯体症状障碍患者常有焦虑、抑郁以及人际敏感等问题，药物治疗是十分必要的，以达到早期控制症状，改善不良情绪的目的。可选用选择性 5-羟色胺再摄取抑制剂或其他抗抑郁药，常用的药物有舍曲林等。治疗开始应从小剂量开始，视患者具体情况逐渐增加治疗剂量，症状完全缓解后方可逐渐减量。伴有焦虑症状的可使用地西泮或阿普唑仑，症状减轻后就可减药或者停药。这类药物不宜长期服用。

（四）疗程

目前尚无定论。心理治疗的疗程依据疗法的不同有所差异，认知行为心理治疗以及认知分析治疗远期疗效往往优于近期疗效，应给予患者 1~2 个疗程的治疗。药物治疗仅适宜急性期，在症状缓解或者消失后即可逐渐减药直至停药。若患者症状持续存在 1 年以上，建议长期用药治疗。

（五）康复

在治疗结束后随访，并给予必要的心理治疗，巩固疗效，防止复发。约 1/3~1/2 的患者可获得满意的疗效，仍有一半以上的患者有复发倾向。因此培养健康的人格，提高患者对生活事件的应对能力，是防止复发的有效方法。若干预措施得当，大多数儿童可在成年前得到康复。

第三节 转 换 障 碍

转换障碍（conversion disorder）既往是癔症的一种类型，多在应激事件影响下，如生活事件、内心的矛盾冲突等作用于易感个体，导致大脑神经功能不协调，而出现各种躯体症状，目前属于躯体症状相关障碍的一种类型。本障碍发病受明显的心理社会因素影响，病前存在特定的人格特征，并有反复发作的倾向。

一、流 行 病 学

转换障碍患病率国内外报道不一。国外有关资料统计本障碍的终身患病率，女性为 3‰~6‰，男性低于女性；儿科和儿童精神科病房转换障碍占住院患者的 3%~13%，儿童精神科门诊转换障碍占就诊患者的 1%~3%。本障碍在儿童期男女患病率相当，但是在青春期以后女性明显高于男性，经济不发达高于发达地区。

二、病因及发病机制

1. 遗传因素　转换障碍有一定的遗传基础，国内报道其一级亲属患病率为 3.15%，加权平均遗传率 60%，有明显家族聚集倾向。提示遗传因素在转换障碍中发挥重要的作用。

2. 心理因素　心理应激因素是导致发病的主要原因。多数患者是在应激事件下急性发病，如被嘲笑侮辱、被打骂虐待、受到老师批评、受到委屈、父母离异、父母争吵等。心理学家认为转换症状是患者遇到挫折生活经历的一种适应方式，通过病后获益行为而使症状得到强化持续，在以后遇到挫折时再次出现。

3. 社会文化环境因素　在家庭教育上，父母过度溺爱儿童使孩子变得任性，一旦遇到挫折缺乏应有的承受能力，主要表现在对发病形式和临床症状的影响。在经济落后地区，由于教育水平比较差，文化程度低，在这里生活的人更容易受迷信和偏见的影响。

三、临床表现

临床表现多种多样，表现为各种躯体症状障碍，多见神经系统运动障碍和感觉障碍，也可表现为躯体以及内脏功能障碍，常见的类型有：

1. 痉挛发作　痉挛发作又称为假性癫痫发作（pseudoseizures），常在情绪激动或受到暗示时突然发作，发作无一定形式，表现为四肢挺直、肢体抖动、抽搐或角弓反张，发作过程中有时伴以肢体的各种动作或挣扎状，捶胸，抓人等，历时数分钟到数十分钟不等。也可以表现为局部肌肉抽动或阵挛。

2. 感觉缺失　触觉和痛觉的缺失、复视、失明、失聪、失音或其他形式的语言障碍，如口吃、耳语、声嘶等。

3. 运动缺失　协调或平衡功能受损，瘫痪或局限性无力，出现吞咽无力或咽部有异物感，失声以及尿潴留。

4. 各种躯体症状　如头痛、腹痛、呕吐、心悸、气促以及过度换气等。

【典型病例】

患者，女性，16岁。患者某周末与同学逛街，见到地摊有卖老头乐不倒翁的（一晃动不倒翁，老头便发出"哈哈、哈哈哈哈"的笑声），感觉非常喜欢，就买了下来。回到宿舍后爱不释手，就连晚上睡觉也放在枕边。适逢她们住在宿舍一楼，正当宿舍里的女孩子都进入梦乡的时候，突然房间里传来一男性"哈哈、哈哈哈哈"的笑声，而且笑个不停（患者在睡梦中不小心碰到了不倒翁）。患者听到笑声从睡梦中惊醒，以为房间内进入了图谋不轨的人，感到特别恐惧，不自主地发出惊喊声。同寝的女孩听到男人的笑声以及患者的惊喊声，以为发生了性侵害事件，感到毛骨悚然，亦都发出不自主的尖叫，躲藏在被子里，不敢去看。患者当即感到下肢不能动弹，想起床逃离却动不了。其他同学见到此种情况也相继出现表情呆滞、下肢瘫痪等症状。

诊断：转换障碍。

四、病程与预后

转换障碍可见于任何年龄，以青春期多见，女性多于男性。大多数就诊于儿科或急诊科的急性发作患者会很快得到康复。本病如在合理教育和有效治疗下，一般预后良好。然而病程长于1年的患者症状可能会持续多年。

五、诊断与鉴别诊断

（一）诊断原则

1. 在发病上与应激性事件的发生有明确的联系。

2. 存在1个或多个感觉或运动缺失症状。

3. 存在的临床症状与公认的神经疾病或躯体疾病不一致。

4. 存在的临床症状不能用躯体疾病或其他精神障碍来解释。

5. 排除器质性疾病、癫痫大发作、应激性障碍。

（二）鉴别诊断

1. **器质性疾病** 转换障碍可存在感觉障碍及运动障碍，如失语、失明、瘫痪、行走不能等，但其所致的上述症状无与之相应的神经疾病体征，如"失明"时行走能绕过障碍物，"失聪"时对外界声音有反应，故可相鉴别。

2. **癫痫痉挛发作** 癫痫痉挛发作时无明显诱因，发作前可有先兆，发作时意识丧失，痉挛发作持续时间短，发作有一定规律。常伴有大小便失禁，发作后完全遗忘。而转换性障碍抽搐发作不具有上述特点，故可相鉴别。

3. **应激相关障碍** 应激相关障碍与转换障碍发病前同样具有一定的应激性事件作为诱因。急性应激障碍可存在精神运动性抑制、木僵等表现。但其木僵是在急剧的应激事件下迅速发生的，情感反应消失，不能躲避危险，多伴有焦虑、抑郁等表现。PTSD、适应障碍均在应激事件发生后数日至数月发病，没有意识障碍，症状变化也较少，病程较长，反复发作者较少，故可相鉴别。

六、治疗与康复

（一）治疗原则

治疗应遵循综合治疗的原则。急性发病初期暗示及药物治疗，往往会收到"立竿见影"的效果。对该病的根本治疗，应以心理治疗为主。在治疗过程中，医生的态度应当是同情的，积极的，应既能使患者症状迅速消失，又能使患者及其亲属不失颜面。同时，还需要对治疗过程进行医学评估。

（二）心理治疗

1. **针对父母进行治疗** 在转换障碍的治疗过程中，针对家长的治疗有时比针对患者的治疗更重要。应避免家长给予患者的不良暗示，劝阻家长对患者症状的过度关注，不做过多的医学检查，避免当着患者的面谈论病情。患者病情一旦缓解，应鼓励其上学或参与到日常生活之中。合理应付应激事件，避免让患者卷入诉讼当中，以免触景生情，使症状反复或加重。

2. **暗示疗法** 是转换障碍治疗最有效的方法之一。治疗前应取得患者的信任，用坚定的口吻告诉患者所采用的治疗方法的有效性。在治疗过程中配合言语暗示，治疗会取得良好的效果。这种方法适用于暗示性强或急性期患者，往往会收到良好的效果。

3. **改变环境** 脱离发病环境，建立良好的治疗环境，为改善症状，发挥治疗作用创造条件。

4. **分析性心理治疗** 由于病儿的转换症状是被压抑的冲动的转化形式。通过心理分析寻找出患者症状背后的真正原因，这些原因往往是患者意识不到的内心冲突。当这些被压抑的内心冲突被患者意识到后，就会觉得那些事物非常幼稚可笑，治疗也就接近成功。一般分析性治疗每周 1~2 次，每次大约 40 分钟，10~15 次为 1 个疗程。

5. **行为治疗** 多采用系统脱敏法进行治疗。通过系统脱敏疗法，使原来那些能诱使发作的应激性因素逐渐失去诱发作用，从而达到减少甚至预防复发的作用。对暗示治疗无效的患者可以进行尝试。

（三）药物治疗

在暗示治疗过程中可以肌内注射生理盐水或静脉注射 10% 葡萄糖酸钙可强化暗示作用。对发作时情绪过于兴奋、躁动不安的患者可给予肌内注射氟哌啶醇 5mg 或者地西泮 5mg。但不宜剂量过大及长期使用。

（四）疗程

目前尚无定论。心理治疗的疗程依据疗法的不同有所差异，暗示治疗适宜急性期治疗，行为治疗以及分析性心理治疗远期疗效往往优于近期疗效，应给予患者 1~2 个疗程的治疗。药物治疗仅适宜急性期，在症状缓解或者消失后即可逐渐减药直至停药。

（五）康复

转换障碍是一种易复发疾病，因此应尽快解决应激事件对患者的影响，提高患者应对挫折的能力。家长应不溺爱孩子,学会拒绝患者不合理的要求,避免对患者的不良暗示。培养儿童多种兴趣爱好,加强与同伴的交往,帮助患者培养健全的性格。

(韩惠民)

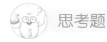 思考题

1. 躯体症状障碍的诊断要点是什么?
2. 应激性障碍与分离障碍如何区别?
3. 转换障碍的临床特点有哪些?

第十四章

精神分裂症

儿童少年精神分裂症(childhood-onset schizophrenia,COS)是指一组病因未明,起病于18岁以前,以个性改变、特征性的思维、情感和行为等多方面异常,思维、情感、行为与环境不协调为主要表现的精神障碍。患者意识清晰,智能正常,部分患者可出现认知功能损害。由于儿童精神分裂症患者词汇量有限及对内心体验描述的困难,导致其不能很可靠的描述自己的内心体验及感受。相对成人起病的精神分裂症而言,儿童精神分裂症是一个更为严重的精神疾病。自然病程迁延,多数呈复发、加重、慢性化和衰退的过程,少部分保持痊愈或基本痊愈状态。20世纪初Kraepelin观察一组起病于儿童期的精神病,称为"早发性痴呆",相当于目前所指的儿童少年精神分裂症。

一、流 行 病 学

儿童少年精神分裂症的患病率较成人低。Androutsos于2012年报道17岁以下精神分裂症的患病率约为0.16‰~0.19‰。国外亦有研究报道13~17岁儿童精神分裂症的患病率为0.23%。国内文献报道儿童少年精神分裂症患病率为0.05‰~0.08‰,起病于12岁以前较为少见。国内外的报道中大部分提示发病有一定的性别差异,男性与女性的患病率比约为1.4∶1。

二、病因及发病机制

儿童少年精神分裂症的病因迄今不清楚,尚处于探索阶段,现将各种观点归纳如下:

(一) 遗传因素

1. 家族中高发病率　Bender等1956年报道儿童少年精神分裂症患者的双亲患精神病比例较高,母亲43%,父亲40%。Werry等1994年报道美国11~12岁24例儿童少年精神分裂症患者中有精神分裂症家族史者占17%。Gottesman等2010年报道父母有一方患有精神分裂症,其后代终生患精神分裂症的风险为7%。南京1963统计的72例儿童少年精神分裂症患者中有20例(占27.8%)有阳性家族史。成人精神分裂症有阳性家族史的比例也较高,上海为22.1%,南京22.2%。以上数据显示,儿童少年精神分裂症有阳性家族史比例比成人高。

2. 双生子高同病率　在双生子研究中发现,同病率很高,单卵性双生子比双卵双生子同病概率高。Kallmann等1956年报道,单卵双生子的同病率为88.2%,而异卵双生子的同病率比单卵双生子的低得多,为22.3%。Alan等2011年提出单卵双生子的同病率为45%~60%,异卵双生子的同病率比单卵双生子的低,为10%~15%。

3. 寄养子研究　Heston 1966年将精神分裂症患者的子女从小寄养出去,设立对照组。实验组47人,其生母均为精神分裂症,对照组50人其父母均无精神病病史。结果实验组在成年后有5人患精神分裂症,4例有智力低下,而对照组无1人患病。

4. 遗传基因的缺陷与遗传方式

（1）基因缺陷：当前对儿童少年精神分裂症患者染色体进行了很多研究，1988 年美国报道，精神分裂症是由第五对染色体中的基因缺陷所引起。美国 NIMH 研究结果显示 G72/G30，GAD1 和 NRG 1 的基因多态性与儿童青少年精神分裂症相关性最高，同时该研究发现 10% 的儿童少年精神分裂症患者存在大量的基因缺陷，其中 4 例患者为 3Mb 22q11.21 缺失，3 例患者为性染色体异常，2 例患者在 16p11.2 上出现 500-kb 基因重复。

（2）遗传方式：Kallmen 1953 年提出精神分裂症是单基因隐性遗传的假设，Schield 1965 年则提出精神分裂症是单基因显性遗传伴有外显率低的假说。多基因遗传的研究也不少，认为多基因遗传是由许多基因的积累作用造成。Gottesman 和 Schield 1967 年指出精神分裂症的发生是遗传的易感素质和环境因素共同作用所致。这一观点受到较多学者的认同。1983 年曾有学者对我国辽宁铁岭和黑龙江大庆地区作有关精神分裂症研究，依据 Falconer 遗传度计算公式，发现铁岭地区精神分裂症的遗传度为 70%~80%，大庆地区为 75.7%。

遗传因素与环境因素相互之间的关系，一般认为家族中有明显遗传缺陷带有遗传素质，即遗传度高，即使环境因素不明显也可引起发病，因此推测精神分裂症是以一定的遗传因素为基础，在机体内外环境因素的影响下发病的。

许多学者认为儿童精神分裂症产生的原因与遗传因素有关的同时，也有人对遗传因素持怀疑或否定的态度。有学者认为双生子同病率之所以偏高，是因为他们围生期出现产伤的危险率比单胎高的缘故，所以并不能由同病高低评价作遗传因素。此外，多数精神分裂症患者家族中无精神病史。上海、南京统计，有家族史者分别为 32% 和 27.8%，无家族史者还是占多数。因此，病因中有关遗传因素的问题需要继续探讨。

上述研究资料充分说明遗传因素在儿童少年精神分裂症发病中的作用。

（二）环境因素

1. 家庭影响　家庭不和、父母关系紧张、家庭破裂、父母双方或一方性格怪僻或患精神疾病等，对儿童无疑会产生不良影响。Cannon 等 1993 年报道儿童长期在托养机构而与父母分离，则其发生精神分裂症的风险明显增高。Gallagher 等 2013 年研究发现，儿童青少年经历负面的生活事件和家庭缺乏沟通容易诱发精神分裂症症状的出现，其中精神分裂症的阴性症状的发生则与儿童青少年的被忽略有关；与此相反阳性症状的发生则与儿童青少年的躯体虐待和性虐待有关系。

2. 心理社会因素影响　儿童少年都是社会的成员，接触社会比成人相对单纯，但是电视信息的影响、繁重学习任务、升学竞争、理想和现实的矛盾、同学和师生间交往的冲突、就业和前途问题等，均牵系着少年儿童的心理，烦躁、紧张、压抑、苦闷的心情无法摆脱，遇上弱型性格及适应不良的素质，久而久之便可促发精神分裂症的发生。而母孕期处于应激状态，其后代患精神分裂症的风险增加，Khashan 等 2008 年研究指出在母孕期母亲的其家庭成员的死亡或者重病，会让母亲处于应激状态，其后代精神分裂症的发病风险明显增高。Varese 等 2012 年报道童年时期遭遇精神创伤事件会增加精神疾病发病的风险。

3. 环境暴露的危险因素　Brown 等 2005 年提出环境暴露的危险因素，其中包括母孕期感染、营养不良和神经毒素的吸入与神经精神障碍的发病相关，对儿童少年精神分裂症患者后期的大脑发育存在潜在的影响。Opler 等在 2004 和 2008 年研究发现母孕期暴露于铅与后代患精神分裂症的相关性明显增高。Remington 等 2006 年提出胎儿暴露于风疹、单纯疱疹病毒、弓形体病、梅毒等会导致患者出现精神发育迟滞、学习障碍等神经精神疾病。Xu 等 2009 年研究指出中国在 1959—1961 年"饥荒年"，母亲处于饥荒状态，其后代出生率明显降低而精神分裂症发病率处于高峰状态。Alan 等 2011 年提出，在母孕期早期如果母亲处于严重的饥荒状态，其后代患精神分裂症的风险增加 2 倍。Lister 等 2005 年的研究发现，在母孕期动物喂养蛋白质缺乏的饲料，则其后代大脑前额叶发育形态出现异常，同时脑细胞的树突结构出现异常变化。

4. 父母的年龄因素影响 Malaspina 等在 2001 年的一项研究指出,父亲高龄其后代得精神分裂症的风险明显增高,如果父亲的年龄是 45～49 岁,其后代得精神分裂症的风险提高 2 倍,而父亲的年龄超过 50 岁,其后代得精神分裂症的风险则提高到 3 倍。Malaspina 等在 2005 年的另外一项研究指出,母亲和父亲高龄则其后代的智商明显降低,其中父亲高龄与后代操作智商降低相关,而母亲高龄则与操作智商和言语智商的降低均相关。

（三）躯体因素

1. 中枢神经系统损伤假说 Shepherd 等 2012 年报道精神分裂症患者的大脑灰质体积和白质体积的异常是首发精神分裂症特征性的神经系统损伤的表现。Alexis 等 2012 年研究发现 9～12 岁的精神分裂症患者与正常发育同龄儿童比较,其大脑的灰质和白质体积出现明显异常。Chua 和 Whitford 分别在 2007 年的研究中报道在首发精神分裂症患者的大脑额叶、颞叶、扣带回、顶叶、枕叶和皮质下区域存在广泛的大脑白质体积减少。Fusar 等 2011 年研究发现在超高风险患精神疾病儿童青少年的大脑白质体积明显减少区域表现在:大脑左侧海马和岛叶及右侧颞上回和前额叶区域。而在成人精神分裂症患者中海马体积的减少尤为明显,其原因可能在于随着年龄的增长海马与精神疾病的关系才开始显现出来。因此海马体积的减少与成人精神分裂症明显相关,而在儿童青少年中可能表现不突出。

2. 生化代谢异常假说

（1）多巴胺活动过度活动:研究发现精神分裂症组中脑的边缘系统通路(伏隔核、嗅结节、前穿质等处)多巴胺含量比对照组为高。从患者尸检的脑标本研究多巴胺及其代谢产物含量时发现边缘系统的尾状核、伏隔核、隔部及壳部多巴胺及其代谢产物含量比常增高。神经影像学的发展更有利于我们进一步了解精神分裂症患者的神经生化的变化,如正电子发射断层摄影(PET)则为研究者检测神经系统的功能状态提供了方便。而多项 PET 与精神分裂症相关的多巴胺功能失调研究则更加证明了多巴胺的神经生化假说。Abi-Dargham 等 2000 年研究提出大脑纹状体 D_2 系统的多巴胺能状态增高可以增加阳性症状的发生。

（2）单胺氧化酶活性下降和 5-羟色胺代谢障碍的假说:Wyatt 等 1973 年对慢性精神分裂症患者血小板氧化酶(MAO)活性进行测定,发现较健康者明显为低,同时还发现患者的孪生同胞兄弟血小板 MAO 活性也降低。故认为酶活性的下降可能与精神分裂症遗传有一定的关系。北京 1979 年对 50 例精神分裂症患者血中 5-羟色胺含量观察,发现患者 5-羟色胺平均含量较健康人为低(前者 53mg/ml,后者 68mg/ml),随病情缓解而恢复正常。湖南 1982 年对精神分裂症脑脊液的 γ-氨基丁酸和谷氨酸含量测定,发现比健康对照组为低。而 γ-氨基丁酸功能不足可致抑制性神经活动不足,多巴胺功能亢进,从而导致精神分裂症的发生。

（四）个性特征

儿童少年精神分裂症患者病前个性特征多表现为孤僻、安静、内向、敏感、怕羞、退缩、思维缺乏逻辑性、好幻想等。有学者报道儿童精神分裂症中有轻度异常人格者新西兰 21%,美国 30%,其中度或重度人格异常者新西兰 52%,美国 57%。

三、临床表现

儿童精神分裂症的基本临床症状与成人相同,即表现为思维、情感、行为等多方面的障碍,以精神活动与环境不协调为特征。若儿童的智力水平越高、发病年龄越晚,与成人患者的临床表现越相似。

（一）早期症状

1. 神经症性症状 表现萎靡不振,注意力不集中,记忆力下降,头昏、头痛、晚间睡眠障碍、学习成绩下降。

2. 性格改变 多表现为性格执拗、任性、怪癖、自卑,生活懒散被动,不讲卫生,对事冷漠,粗枝大叶,有时突然大发脾气等。

3. 行为、情绪障碍　好惹是生非,恶作剧,调皮捣蛋,破坏伤人,说谎、逃学、外出游荡,常被家长误认为是品行问题被严加管教,收效甚微。有的表现焦虑、紧张,无故恐惧,哭泣,有的患者情感淡漠,低沉抑郁,傻笑等。

（二）发展期症状

1. 个性改变明显　天真活泼、待人热情儿童变得冷淡不合群、生活懒散、学习偷懒、任性执拗、个性古怪、独自关在房间里不许外人或父母入内,对父母冷淡,变得孤僻、退缩。

2. 感知觉障碍　以听、视幻觉多见。以幻想性内容为主。视幻觉色彩鲜明,内容多为恐怖性。如一例患者每晚看见从窗外伸进一个鬼怪的头,张嘴瞪眼。另一患者常双手捂眼喊叫,问其原因,说看见一条大花猪迎面向他跑来。听幻觉多是一些使患者不愉快、恐吓性内容。一患者听到月亮上姑姑呼唤他的名字,另一患者听见周围邻居在咒骂他。常有错觉出现,如把许多小黑点看见蝴蝶,一会变成娃娃脸形。看到天花板贴的壁纸,说每个花格都是骷髅头像,坚决要揭掉。也可出现感知综合障碍,如看到自己头变长了,脸变大了,面孔变丑了。

3. 思维和言语障碍　儿童少年精神分裂症患者常重复单调言语,含糊不清或自言自语,别人难以听懂。有的出现模仿言语,如问他"你几岁了",患者回答"你几岁了",再问"你叫什么名字",患者也答"你叫什么名字"。有的表现缄默不语,对他说什么均不回答。

（1）思维形式障碍:年龄稍大儿童可出现逻辑倒错、思维散漫、思维破裂等。如问患者叫什么名字,患者回答:"这边倒,那边倒,流水哗哗响,你是一个大坏蛋,春天的花儿多么好……"。如患者行为怪异,时有到厕所捞大便吃的行为,其理由是"大便为庄稼的肥料,能肥田,既能肥田就能肥人,为加强营养而要吃"。

（2）思维内容障碍:妄想是常见的精神症状,年龄较小患者,妄想内容简单,缺乏系统性。以被害妄想和关系妄想常见。其内容也较简单,主要是他们的日常活动和自己所关心的事情,如妖魔鬼怪、动物等。如患者姓"花",看花仙子电视后,以为电视暗示自己是花仙子,周围人羡慕嫉妒自己,为此要防范他人,做事处处小心,行为诡秘。也有患者坚信自己不是人,而是别的某种动物,动作行为均模仿动物,称为"变兽妄想"。有时候患者会发出一些奇怪的哭叫声,有时候会呆呆地盯着一个点看。有的患者生活在自己的世界当中,对周围发生的事情漠不关心。Bleuler 将患者的自闭症状形象的描述为:在患者的想象空间和他不喜欢的现实之间有道沟壑将两者隔开。患者沉浸在自己的世界里,并且坚定不移的认为自己的世界才是真实的,而对现实世界的感知为零。

4. 情感障碍　情感淡漠或自发性情绪波动是儿童少年精神分裂症特征性症状之一。患者表现对任何事物均无兴趣,对亲人不亲,甚至对久别重逢的父母,没有亲切的感情和表现。不与人接触,孤独一人。有的患者时而傻笑,时而哭泣。或表现无故的紧张和恐惧;或伴有激动、暴怒,或行为残暴等。

5. 意志、行为障碍　患者可出现各种各样的怪异行为,如刻板动作、模仿行为、违拗、装相以及运动性兴奋和运动性抑制等。也常有冲动、伤人、毁物等攻击性行为。比如说当你叫患者的时候,他在语言上没有应答,却在你亲他的时候张开嘴巴就开始咬你。有时候患者会出现一些刻板动作,比如说反复敲桌子、敲凳子、反复用头撞墙或者围着房间反转圈等。运动性抑制表现为不言不语,行为被动、退缩,不与同学交往,行为懒散,不肯上学。重症的表现为卧床不动、不食、不语、大小便潴留,满口唾液任其外溢也不主动咽下或吐出,夜间却能低声自语,呈亚木僵状态,但典型蜡样屈曲少见。

6. 智能障碍　年龄越小,患病对患者的心理发展,包括智能发展的影响越明显。表现为言语和思维发展停滞不前,或者言语和思维能力、待人接物能力、已养成的生活习惯、掌握的技能明显减退。

（三）临床亚型

精神分裂症有偏执型、青春型、紧张型、单纯型和未定型5种亚型。偏执型以妄想为主要临床症状，常伴有幻觉，以听幻觉较多见。青春型（又称瓦解型）以思维、情感、行为障碍或紊乱为主。例如，明显的思维松弛、思维破裂、情感倒错、怪异行为，或愚蠢行为。紧张型主要表现为紧张综合征，特别是紧张性木僵较常见。单纯型的临床特点是思维贫乏、情感淡漠，或意志减退等阴性症状，而无明显的阳性症状，社会功能严重受损，趋向精神衰退，起病隐袭，缓慢发展，病程至少2年。未定型有明显阳性症状，但都不符合其他4种亚型的经典临床表现，有时未定型是偏执型、青春型或紧张型的混合形式。儿童精神分裂症以单纯型、青春型和未定型为多，很少见偏执型和紧张型。

四、病程及预后

（一）病程

典型病程分为以下几个阶段：

1. 前驱期　指起病到出现明显的精神病性症状以前的阶段。急性起病者前驱期持续数天到数周，慢性起病者可持续数月至数年。多数患者表现为正常功能的减退，也可能表现为病前不良人格特征或行为的加重，如社会性退缩、思维怪异或偏执，学习能力减退，个人卫生或自我料理能力下降，情绪烦躁，行为怪异。部分患者有攻击性行为，物质滥用或其他行为问题。这些前驱症状使诊断的难度增加，特别是当起病非常缓慢，或者年龄在13岁以下者，很难将病前的人格缺陷和认知等发育异常与疾病发生后的前驱症状做出截然划分。

2. 急性期　以阳性症状为主，伴有明显功能减退。在治疗过程中也可能阳性症状减轻，逐渐出现阴性症状。急性期多数持续1~6个月，少数达1年，持续时间与治疗有关。

3. 恢复期　患者继续保持明显的功能减退状态，以阴性症状为主，也可保留一些阳性症状，还可能发生精神分裂症后抑郁，恢复期持续数月。

4. 残留期　阳性症状完全消失，仅有阴性症状及阴性症状所致的某些功能缺陷，持续数月以上。

少数患者尽管经过合理的治疗，但精神症状仍延续多年而不能缓解，一般都有严重的功能缺陷，需要更强有力的治疗。极少数患者病程达10年之久，在此期间每发作1次，功能缺陷的严重程度在上一次发作的基础上加重，发作间歇期病情时有波动，主要表现为阴性症状。临床上也发现极少数13岁以前发病的患者，终身仅有1次发作。

（二）预后

随访发病年龄7~13岁患者16年，57例50%明显衰退，30%社会适应能力良好，20%完全缓解，其中11例10岁前发病者的预后均差；对这些患者42年后再随访，结局基本相同。预后不良的因素有：14岁以下出现症状者，病前人格不健全或社会功能差、慢性起病、青春型。若发病年龄较晚、病前社会功能良好、智商高于平均水平、急性起病、症状明确、有情感；随访发病年龄7~13岁患者16年，57例50%明显衰退，30%社会适应能力良好，20%完全缓解，其中11例10岁前发病者的预后均差；对这些患者42年后再随访，结局基本相同。预后不良的因素有：14岁以下出现症状者，病前人格不健全或社会功能差、慢性起病、青春型。若发病年龄较晚、病前社会功能良好、智商高于平均水平、急性起病、症状明确、有情感性症状以及偏执型，则预后较良好。WHO调查（1986）发现，在发展中国家，急性起病较多见，社会支持系统较好，预后比发达国家好。

【典型病例】

某男，9岁，因言语、行为紊乱9个月入院。患者自幼由父母抚养，个性内向，胆小，害羞。患者近9个月以来出现睡眠不好，表现为入睡困难，行为孤僻，常一个人站在墙边或者墙角，经常轻声的自言自语，具体内容听不清楚。有时候皱着眉头，偶尔也会哭泣，称其他男孩子在打自己，其实没有孩子在他附近。晚上需要开灯睡觉,称长着大嘴巴红舌头的绿毛怪兽会来吃自己。喜欢双手紧紧握住,看到东西就伸手去做抓一下的动作,然后把双手放回上衣口袋里,有时候眼前没有东西,患者也会反复做这个动作,父母问他在抓什么宝贝,不予回答。病后无发热、呕吐及其他不适。尚能认识亲人,能找到家门,进食量少,夜间睡眠差。入院诊断为精神分裂症。用利培酮治疗一月后症状消失。

诊断:精神分裂症。

<h2 align="center">五、诊断与鉴别诊断</h2>

(一)诊断要点

目前,国内外都没有制定专门用于儿童少年的精神分裂症诊断标准,一般参照 ICD-10 中关于成人精神分裂症诊断标准。

症状标准如下:存在以下 1~4 项中至少一个症状,如症状不确切则需两个或多个症状。或存在 5~8 项中确切的两组以上症状群。

1. 思维鸣响、思维插入或思维被撤走以及思维被广播。

2. 躯体、思维、行动、感觉被控制、受到影响;或其他被动妄想;妄想性知觉。

3. 对患者的行为进行跟踪性评论,或彼此对患者加以讨论的幻听,或来源于身体某一部分的其他类型的听幻觉。

4. 与文化不相称且根本不可能的其他类型的持续性妄想。例如,认为自己具有超人的力量和能力,能控制天气,或与另一世界的外来者进行交流。

5. 伴有转瞬即逝的或未充分形成的无明显情感内容的妄想,或伴有持久的超价观念,或连续数周至数月每日均出现的任何感官的幻觉。

6. 思维破裂,或无关的插入语,导致言语不连贯,或不中肯,或词语新作。

7. 紧张性行为,如兴奋、固定的姿势,或蜡样屈曲、违拗、缄默及木僵。

8. "阴性"症状,如显著的情感淡漠、言语贫乏、情感反应迟钝或不协调,常导致社会功能退缩及社会功能的下降。

9. 个人行为的某些方面发生显著的持久的总体性质的改变,表现为丧失兴趣、缺乏目的、懒散、自我专注及社会功能退缩。

患者的这些精神症状持续一个月以上,排除了躯体疾病或物质滥用所致的精神障碍,则可作出精神分裂症的诊断。若病程不足一个月,应首先诊断为急性短暂性精神障碍。如果症状持续存在,到达一个月以后可改诊断为精神分裂症。

由于儿童少年的心理发育尚处于未成熟阶段以及其他的心理特点,如语言表达能力较差,词汇量较少,注意力不集中,记忆尚未发育成熟,对医生违拗或过分顺从,害怕住院而不愿说出症状等,都可能使诊断过程困难。因此,医生要从父母、教师等多方面采集病史,精神检查时应让患者感到舒服自在,耐心与患者交谈,仔细观察他们的行为、情感反应以及日常活动,再掌握好诊断标准,才能作出比较可靠的诊断。

知识框 14-1　短暂精神病性障碍

短暂精神病性障碍(brief psychotic disorder)是一组具有以下共同特点的精神障碍:妄想、幻觉、言语紊乱(例如,频繁的离题或者不连贯)、明显紊乱的或紧张的行为。这种障碍的发作持续至少 1 天,但少于 1 个月,最终能完全恢复到发病前的功能水平。而且这种障碍不能用重性抑郁障碍或双相障碍伴精神病性特征或其他精神病性障碍如精神分裂症或紧张症来更好的解释,也不能归因于某种物质(例如滥用的毒品、药物)的生理效应或其他躯体疾病。

【典型病例】

女性,10 岁,小学四年级学生。患者自幼性格内向,胆小。因"凭空视物,不能上学 8 天"来诊。患者于 8 天前因与父母分床后而突然出现不能上学,凭空看见有很多棕色的球朝自己滚来,自己抓住了一个棕色的球,这个球是实体的,是篮球 5 倍的大小,压在自己身上,让自己感觉胸闷。自己坐在桌子前做作业的时候感觉自己的身体像波浪一样在上下运动,同时能看到很多僵尸在自己周围走动,这些僵尸是红色的眼睛,尖尖的牙齿,要吃自己的脑子,因此不敢自己单独睡觉,不敢单独上厕所,时刻需要父母陪伴,夜间容易惊醒、尖叫。不敢去学校,因此在家休息。给予利培酮配合心理治疗 2 周后恢复正常。

诊断:短暂精神病性障碍。

(二) 鉴别诊断

1. **儿童孤独症**　可有伴有一些精神症状,两者有时容易混淆。鉴别要点孤独症发病年龄在 3 岁以下,以语言发育迟缓、人际交往障碍、刻板行为和兴趣狭窄为主要临床表现,药物治疗无效。精神分裂症幼年期发育正常,起病年龄多在童年期以后,主要以幻觉等感知障碍、思维破裂、词的杂拌及妄想等思维障碍为核心症状,抗精神病药物可以明显改善临床症状。若过去已经诊断孤独症或其他广泛性发育障碍,目前出现明显的幻觉、妄想等精神病性症状,持续一个月以上,符合精神分裂症标准,应同时做出两种诊断。

2. **心境性障碍**　躁狂发作的患者情感活跃,语言生动具有感染性,且与思维内容一致,与环境协调,思维内容也不荒谬离奇,病程反复发作。精神分裂症患者的幻觉和妄想内容比较怪异,为持续性病程,有精神分裂症家族史。两种疾病的这些特点是鉴别诊断的依据。

3. **精神发育迟滞**　患者从小心理发育迟缓,重度者有先天性发育异常或畸形,有神经系统体征,韦氏智力测验智商低于 70,可与精神分裂症区别。

4. **脑器质性精神障碍**　可出现精神运动性兴奋或抑制,以及幻觉及妄想,易误诊为精神分裂症。但脑器质性精神障碍必然出现如定向力障碍、意识障碍、记忆减退等相应特征性症状,并有神经系统症状和体征,脑电图和脑 CT 异常等,可与精神分裂症鉴别。

六、治　疗

(一) 治疗原则

1. 根据每个患者的具体情况制订个体化的治疗方案。

2. 治疗目的不仅要减轻或消除精神症状,还要促进患者的心理发育。

3. 参与治疗者不仅是医生,还需要护士、家长、教师的积极配合。

4. 治疗方法以药物治疗为主,同时调动心理治疗等其他服务资源。

5. 治疗前要做好必要的准备,如治疗方法应获得患者和家长的同意,充分了解患者的生理和心理发育情况,与患者接触中使用的语言和术语都应适合患者的相应年龄,确认治疗方案未违背法律条款。

(二) 药物治疗

儿童少年精神分裂症主要采用抗精神病药物。虽然儿童患者使用的药物与成人患者一样,但儿童患者与成人患者的药动学,如神经递质-受体的敏感性不完全相同,因此药物治疗的过程中要考虑到儿童的特点。

1. **用药前的准备**　首先做血常规、肝脏和肾脏功能、血电解质、心电图和脑电图、脑 CT 等检查。

其次还需要全面的神经系统检查,评估患者是否存在神经系统疾病,特别是运动障碍。其目的是掌握患者的基本情况,便于在药物治疗的过程中随时鉴别和判断患者所表现的神经系统症状和体征是药物所产生的副作用,特别是迟发性运动障碍或恶性综合征,还是治疗前已有的神经系统疾病。

2. 急性期治疗　治疗目的是减轻症状和基本控制症状,常需要 4~6 周。

虽然各种抗精神病药物有一定的相应靶症状,但目前还没有研究来证实某种药物的总体疗效明显优于另一种药物,所以选择药物除了考虑到患者的精神症状以外,主要根据是患者对药物副作用的耐受性、躯体情况、过去用药史和家族成员的用药史。以往的常规方法是首选经典药物,无效情况下再换用非经典药物。但最近几年很多研究证实了非经典抗精神病药物在儿童和少年患者中使用的有效性和安全性,因此很多儿童精神科医生将非经典抗精神病药物作为首次发作的儿童少年精神分裂症患者的首选药物或"一线"药物,而经典抗精神病药作为次选药,或在过去已确定药物对患者有效的情况下才使用。

用药剂量必须个体化。如果从未使用过抗精神病药物,开始剂量宜低;若以前有过治疗史,应参考过去的用药情况。因为抗精神病效果往往需要用药后 2~3 周才出现,用药早期快速增加剂量只会是欲速而不达,反而容易产生患者难以耐受的药物副作用。最好每周加量一次,最多一周加量两次,每次不要超过增量前药物剂量的 50%。儿童少年患者的常用治疗剂量相当于氯丙嗪 0.5~9.0mg/kg 体重,或氟哌啶醇 2~10mg/d。不提倡大剂量用药,因为研究已经证实大剂量不比常规剂量效果好,药物副作用却会明显增加。

用药初期一般都会出现一些副作用,这时要耐心倾听患者和家长的诉述,更重要的是告诉他们经过一定时间以后副作用可缓解。但如果出现急性肌张力障碍、体位性低血压及过敏反应等副作用则必须及时处理。若出现急性肌张力障碍,最好将药物剂量减小,或换用非经典抗精神病药,对儿童患者尽量少用或不使用抗胆碱药或 β 受体阻断剂,以避免这两类药物的副作用。

3. 巩固治疗　目标是巩固已经获得的治疗效果,同时使治疗措施更合理化、个体化,为长期药物治疗奠定基础。并且,还要开始积极的康复措施,使患者尽快重返学校。若能掌握好治疗剂量,在这一阶段的数周至数月内症状将还会继续好转。巩固治疗一般需要 6~12 月。在没有明显药物副作用的情况下,这一阶段的初期应维持急性期的药物剂量,才能巩固治疗效果。但是,医生常迫于家长和患者的要求,在病情初见改善后即予减量,这样容易致使症状加重或复现。

病情巩固 4~8 周后,治疗方案可稍做修改以便患者能更好配合治疗。具体方法一是尽可能单一用药,特别是对于在控制急性症状时采用了合并用药者;二是将药的调整到合理剂量,即能充分维持疗效,同时又没有或仅有很少药物副作用。

这时尤其要当心复发。临床经验和研究表明急性期后的复发较原来的发作更难治疗,往往需要更大剂量、持续更长时间才能再控制症状。因此,减量是否过多? 是否有复发? 医生对此特别需要掌握分寸,做出判断。对大部分患者而言,药物减量 25%~30% 后症状不会复发,并且可能进一步好转。但是,更改剂量的频率不要过快,最好一两周调整剂量一次。判断复发的最早、最敏感的指标往往不是精神病性症状,而是一些非特异性症状的再现,如焦虑、激越、易怒、睡眠问题等。如果出现这些症状,应将药物恢复到减量以前的剂量,维持一两个月以后,再做进一步调整。

如果在急性期使用较大剂量的经典抗精神病药物,巩固阶段减少剂量后副作用仍然比较严重,可以换用药物副作用较小的精神病药物来长期维持治疗,以提高长期治疗的依从性,防止产生迟发性运动障碍。

4. 维持治疗　这一阶段的目标是保持患者良好的治疗效果和社会功能,一般需要 12~24 个月,甚至更长。

维持期治疗与巩固治疗的着重点不相同,维持期重点是药物剂量尽可能小却能保持患者的最佳状态。要避免不必要地使用较高维持剂量而产生神经系统的长期副作用。许多患者在维持期可能要大幅度减量,但须是渐进达致。如果不减量,医生就无从得知最小维持需要量。

在维持治疗后期,医生、患者及家长都会考虑到停药的问题。首次发病的患者可能有三种情况:约25%患者疗效不好,因而不可能停药;另有25%患者不会复发或数年后才会复发,并且在未复发期间一直保持良好的社会功能,在充分维持治疗以后可停药随访;其余50%患者的病程为复发与缓解不停地交替,若不继续维持治疗多数会在停药12月内复发,需要长期维持治疗。

以往曾有过疾病发作的患者需要长期维持治疗,但难以确定维持治疗的时间,其中部分患者将终生服药。很少部分患者的每次复发程度轻,或发作间歇期较长且缓解完全,可以在病情完全缓解后停药,当精神症状出现时才开始用药。另外,精神分裂症每次发作的形式一般与第一次发作相同,若家长对患者的发作形式熟悉,可以在每次发作的前驱症状出现时立即开始药物治疗,能成功地遏制疾病的进一步发展。对这些患者可以在发作间歇期停药。

不管患者是以上哪一种情况,医生都应将精神分裂症的预后、维持治疗的利弊等知识告诉家长或患者,与他们一起共同商量,共同做出是否停药的决定。

(三) 住院治疗指征

有的患者在急性期需要住院治疗。住院治疗的优点在于患者可以接受全方位医疗服务,尽快控制症状。儿童少年精神分裂症患者的住院治疗指征如下:

1. 行为对他人构成危险。
2. 严重抑郁、绝望、自杀观念。
3. 明显愤怒、敌意等情绪。
4. 存在伤害患者本人或他人的命令性幻听。
5. 明显的行为紊乱。
6. 对治疗的依从性不好。
7. 诊断有疑问,需要临床密切观察和评估,明确诊断。
8. 选择最佳药物或换用药物。
9. 伴有躯体疾病。

(四) 电抽搐治疗

适合于少数年龄15岁以上患者,表现为极度兴奋躁动、冲动伤人,木僵或亚木僵,精神症状所致拒食、出走,精神分裂症疾病过程中或病后严重的抑郁情绪、自杀等情况。但要向患者和家属详细介绍电抽搐治疗的利与弊,获得他们的签字同意。疗程一般6~8次。治疗期间适当减小抗精神病药物的剂量,治疗过程中密切观察疗效和不良事件。

(五) 心理治疗

心理治疗适用于精神分裂症巩固期维持治疗期的患者。针对患者的支持性心理治疗主要解决患者因精神症状、学业问题、人际关系问题引起的抑郁和焦虑情绪。针对家长的支持性治疗主要解决家长面对一系列心理应激所产生的抑郁和焦虑情绪。这些心理应激有:患者的病态表现对患者自身、家长、邻居和同伴造成的伤害和不良影响,让患者服从就诊和治疗等安排,处理药物的副作用,疾病的不良预后,患者学业和前途的担忧、经济困难等问题。医生帮助患者和家长分析问题和现状,给予鼓励和指导,帮助他们建立正确的应付方式,达到尽量消除他们的焦虑和抑郁情绪,有利于患者康复的目的。对于年龄较小的患者可通过绘画治疗、音乐治疗、游戏沙盘治疗、叙事治疗、团体心理治疗等以吸引患者的兴趣,从而达到治疗的目的。

1. 叙事治疗 心理治疗师通过倾听患者的故事,运用适当的方法,帮助患者找出遗漏片段,使问题外化,从而引导其重构积极故事,以唤起其发生改变的内在力量的过程。外化强调的是将人与问题分开,即人不等于问题,问题才是问题。当心理治疗师将患者的问题与患者本人分开后,患者本人及其家长则更容易接受治疗,减少给患者贴标签所带来的病耻感,更有利于精神分裂症的进一步治疗。

2. 绘画治疗 受词汇量的限制,儿童在语言表达方面本身就存在问题,而且很多精神分裂症的患者因为疾病本身的原因,更是存在语言交流的困难。因此精神分裂症的患者不能很好地用语言来描述自己的内心体验,在这个时刻,语言往往显得苍白无力。而儿童青少年则是擅长于视觉记忆的,更擅长于用绘画来表达自己内心的感受及想法。因此绘画治疗对于年龄较小的患者无疑是首选的心理治疗的方法。让患者用绘画来宣泄自己想要攻击和敌意的感受,对于情绪激烈而控制困难的儿童而言,绘画让患者有自我控制的主动权,也就是自我增强的行为,绘画的作品及其绘画的过程,可以促进患者成长并且让其有成就感,因而可提升患者的满意度和自我的价值感。

（六）康复训练

适用于维持治疗期的患者。内容有植树、除草、种花、浇水、手工编织、泥工、折纸、打扫卫生、饲养小动物、制作工艺品等劳作训练或职业治疗（occupational therapy）;欣赏音乐、参加卡拉 OK 演唱会、看电影或电视、听广播、组织游戏、跳舞、旅游、参加体育比赛等娱乐活动;以小组形式,采用模仿、预演、实践、反馈及社会强化等方法的人际交往技巧训练。通过康复训练让患者掌握日常生活能力和人际交往技巧,防止社会功能的衰退。

（梁雪梅）

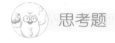 思考题

1. 儿童精神分裂症的诊断要点是什么?
2. 儿童精神分裂症的治疗原则是什么?
3. 为什么儿童精神分裂症需要维持治疗?

第十五章

心 境 障 碍

心境障碍(mood disorders)又称情感性精神障碍(affective disorders),是指由各种原因引起的以显著而持久的情感或心境改变为主要特征的一组精神障碍,常伴有相应的认知和行为改变。临床表现为躁狂发作、抑郁发作、躁狂和抑郁交替发作或混合发作,可有精神病性症状。多为间歇性病程,具有反复发作的倾向,发作间期精神活动基本正常,部分可有残留症状或转为慢性病程。

第一节 抑 郁 障 碍

一、流 行 病 学

国外的资料显示儿童抑郁障碍的患病率为2%左右,少年大约在4%~8%之间。儿童期男女患病率大致相同,在少年期女性患病率明显上升,女性与男性之比大约为(2~3):1。国外调查显示在社区中学龄前儿童重性抑郁障碍的患病率为0.3%,学龄儿童为2%左右,而少年则为5%左右。在医疗机构中的重性抑郁障碍患病率比社区中更高,学龄前儿童为0.9%,学龄儿童为20%左右,而少年则为40%左右。恶劣心境的患病率在学龄儿童大约为2.5%,而少年则为3.3%左右。

二、病因和发病机制

(一)生物学因素

1. 遗传因素　家系研究和双生子研究表明遗传因素在儿童少年抑郁障碍的发病中起着一定的作用,家系研究显示儿童少年心境障碍具有家族聚集性,抑郁障碍父母的子女出现抑郁的概率增加。双生子研究表明单卵双生子抑郁障碍的同病率(54%)大于双卵双生子(24%)。儿童少年抑郁障碍一级亲属抑郁障碍的终身患病率估计为20%~46%,且血缘关系越近发病率越高,一级亲属的患病率高于其他亲属。家族中有精神疾病史特别是母亲患抑郁障碍与孩子患抑郁障碍的风险相关。分子遗传学研究显示与儿童少年抑郁障碍相关的基因位点主要包括5-羟色胺转运体基因、单胺氧化酶A基因、儿茶酚胺氧位甲基转移酶、多巴胺D_2受体等。重性抑郁障碍的遗传模式和机制尚不清楚。

2. 神经生化因素　单胺类神经递质在抑郁障碍的发病中起了重要的作用,研究表明儿童、少年抑郁患者存在5-HT系统调节紊乱,主要是功能低下。还有研究发现少年抑郁障碍与内分泌异常有关系,这些激素包括促肾上腺皮质激素、甲状腺素、生长激素、褪黑激素等。

3. 神经影像学研究　对儿童少年抑郁障碍的影像学研究显示了一些脑区存在脑结构、功能和代谢的异常,但是研究结果不一致,有待于进一步研究。

(二)心理社会因素

许多研究表明儿童少年抑郁的产生往往与不良生活事件如父母婚姻不协调(包括离异、婚姻冲突）、亲子关系差、虐待、性和暴力等有关。而且女性较男性更容易在应激家庭环境下发展抑郁。研究显示自我评价低、性格偏内向，较孤僻、适应能力差、情绪不稳定的儿童，容易产生抑郁。同时患者对挫折的耐受性差。

<h3>三、临床表现</h3>

儿童和少年期的抑郁发作和成人有近似的核心症状，但在不同发育阶段以及不同文化背景下，症状可能有所变化。抑郁症状在少年期比儿童期更为明显。少年抑郁障碍患者中，相对于抑郁情绪，表现愤怒、与父母疏远、社交退缩、攻击、逃学、躯体症状以及学习成绩下降更为常见。

（一）基本特征

1. 情感障碍　患者表现为情感低落，失去愉快感，不快乐，伤心哭泣，自我评价过低，兴趣下降甚至丧失，对以前喜爱的各种活动兴趣显著减退甚至丧失，严重者可有自杀观念和自杀行为。有的患者表现为情绪不稳定，易激惹，好发脾气等。

2. 思维障碍　患者表现为思维迟缓，脑子反应慢，言语量减少，声音低沉，语速慢，自卑自责，自杀观念。

3. 精神运动性迟滞或激越　患者的活动明显减少，常常呆坐不语，行为缓慢，严重者可出现亚木僵状态。精神运动性激越的患者脑中反复思考一些没有目的的事情，在行为上则表现为烦躁不安，紧张激越，有时不能控制自己的行为。

4. 躯体症状　躯体症状在儿童少年抑郁障碍中比较常见，如睡眠障碍、精力减退、食欲下降、体重没有获得预期的增加或减轻、头痛、胸痛、胃痛、腹痛、眩晕、胸闷、遗尿等。

5. 精神病性症状　主要是幻觉和妄想，多见于少年。幻觉和妄想多与情感相协调，妄想以关系妄想和被害妄想常见。

（二）共患疾病

主要包括焦虑障碍、物质滥用障碍、破坏性行为障碍和躯体化障碍。焦虑障碍包括强迫症、惊恐障碍、社交恐怖症、分离性焦虑和广泛性焦虑障碍。破坏性行为障碍包括品行障碍、对立违抗障碍和注意缺陷多动障碍。最常见的共患疾病是焦虑障碍。

（三）恶劣心境（dysthymia）

恶劣心境是一种以持久的心境低落状态为特征的轻度抑郁，无明显的精神病性症状和精神运动性抑制。恶劣心境在儿童少年中也可发生，主要表现为心境低落或易激惹，自尊心低，躯体不适症状较常见，常对成人违抗。症状至少符合以下两项：食欲减退或过度进食、失眠或睡眠过多、缺乏精力或疲劳、自尊心低、注意力不集中或犹豫不决、感到无望。上述症状至少持续一年的时间才可诊断。学习和生活能力不受明显影响。

（四）临床分型

儿童少年正处于生长发育期，所处年龄阶段不同，其抑郁表现也不尽相同，因此根据发育不同阶段可以分为不同的临床类型。

1. 婴儿期抑郁　主要是由于婴儿与照看者分离（主要是母子分离）的时候产生的情绪和行为症状，一般发生在出生6个月以后。可表现为没有精神、哭泣、退缩、易激惹、进食差、体重下降、营养不良、睡眠障碍、抵抗力下降等。如果经过几个月与母亲重聚，这种抑郁症状可以消失，所以有人称这种抑郁为婴儿依附性抑郁。

2. 学龄前儿童抑郁　学龄前儿童的语言和认知能力没有发育完善，所以对抑郁的体验和表达能力有限，主要通过其外在的表现来观察。这个时期的抑郁主要表现为：不快乐、哭泣、兴趣下降甚至丧失、对以往感兴趣的游戏或活动都不感兴趣、不与小朋友玩耍、退缩、活动减少、食欲下降、体重增加缓慢、睡眠障碍等。

3. 学龄期儿童抑郁　6～7岁以上的儿童大部分能运用语言与他人进行有效的交流来表达自己

的感受,所以这个时期的儿童能清楚表达自己的抑郁体验。主要有:不愉快、悲伤、容易哭泣、易激惹、无望或绝望、兴趣下降、活动缓慢、声音单调、缺乏抑扬顿挫、自我评价低、记忆力下降、注意力不集中、反应迟钝、自杀观念、睡眠障碍、躯体症状如胃疼和头疼、与同伴关系差或回避与同伴交往、成绩差、拒绝上学或逃学等。还可出现与情绪相适应的听幻觉,有的患者可出现妄想。可以看出上述表现已经接近于成人的表现。

4. 青春期抑郁　这个时期的症状更类似于成人,除了抑郁情绪之外,常出现行为障碍如攻击行为、破坏行为、旷课、逃学,进食障碍如神经性厌食,躯体症状如胃疼和头疼,快感缺乏,对未来失去信心,自杀行为明显增多,物质如酒精和药物滥用。可出现与情绪相适应的幻觉和妄想。

【典型病例】

患者,12 岁,女性。因心情不好,想死 3 个月来诊。患者 3 个月前无明显原因出现心情不好,觉得活着不快乐,不愿意讲话,心烦,容易发脾气,经常哭泣,常抱怨没有人喜欢她,认为自己变笨了,脑子反应慢,记忆力下降,上课时注意力难以集中,对平时喜欢的活动也不感兴趣,有时觉活着没有意思,想死。夜间睡眠不好,入睡困难,容易醒。经常觉得头疼。同时与伙伴关系不好,常吵架,甚至打架,学习成绩下降。躯体检查正常。精神检查:意识清楚,接触被动,感知觉正常,思维迟缓,有自杀观念,未引出妄想。情感低落,意志活动减退,无自知力。

诊断:抑郁障碍。

四、病程及预后

儿童少年心境障碍的病程和预后取决于发病年龄、发作的严重程度、是否合并其他障碍。儿童少年心境障碍如果及时治疗,一般预后较好。如果治疗不及时,疾病可逐渐发展,儿童可出现适应不良。重性抑郁障碍的病程平均为 9 个月,大多数患者在病后 2 年内能够缓解,约 6% ~10% 病程迁延,导致不同程度的社会功能损害。2 年的复发率为 20% ~60% ,5 年的复发率为 70% 。起病年龄越小、过去发作次数越多、家庭中应激多的患者复发的概率越大。

五、诊断与鉴别诊断

(一) 诊断要点

1. 患者的临床症状以心境低落或易激惹为主,同时可具有兴趣下降、无愉快感、精力减退或疲乏感、自我评价过低、联想困难、自杀观念或行为、睡眠障碍、食欲降低、体重明显减轻等症状。

2. 社会功能受损,妨碍学习、工作或社交活动,给本人造成痛苦或不良后果。

3. 病程至少已持续 2 周。

4. 排除器质性精神障碍、精神活性物质和非成瘾物质所致抑郁。

(二) 鉴别诊断

1. 品行障碍　儿童少年抑郁障碍患者可能出现攻击、逃学或对抗行为,应鉴别。鉴别要点是抑郁障碍为发作性病程,患者有明显的情感低落或易激惹,行为异常只是一个方面,经过相应药物治疗症状消失。而品行障碍是持久的品行模式,药物治疗效果欠佳。

2. 精神活性物质所致心境障碍　有些精神活性物质可导致抑郁情绪,而有些如大麻、苯丙胺等导致欣快和兴奋,患者具有物质的使用史是重要鉴别点,且心境障碍出现在物质使用之后。

3. 恶劣心境　鉴别要点是恶劣心境患者多有个性特征,抑郁程度较轻,而且病程长,社会功能未受到明显损害。儿童少年恶劣心境的病程要 1 年以上才可以诊断。

4. 精神分裂症　伴有精神病性症状的抑郁障碍要和精神分裂症相鉴别,鉴别要点是抑郁障碍的主要症状为情感低落或易激惹,幻觉和妄想多与情感相协调,呈发作性,间歇期正常,而且常有心境障碍的家族史。

六、治疗与康复

儿童少年抑郁障碍的治疗方法包括药物治疗、心理治疗和电抽搐治疗,原则为抗抑郁剂与心理治疗并重,对于病情严重,如自杀倾向或木僵、拒食等,采用其他治疗无效的少年患者(> 15 岁)可采用无抽搐电休克治疗。治疗方式包括门诊治疗和住院治疗,对于有自杀观念和自杀行为的患者,住院治疗是一种比较安全的方式。

（一）药物治疗

目前对儿童少年抑郁障碍的药物治疗推荐 5-羟色胺再摄取抑制剂(SSRIs)为一线药物,其他新型抗抑郁药如文拉法新、米氮平等为二线药物。SSRIs 类药物目前只有舍曲林在国内外均有治疗儿童少年抑郁障碍的适应证,对儿童患者建议使用较低剂量,尤其是 6 ~ 12 岁体重轻的儿童。用药应从小剂量开始,缓慢增加至有效剂量,严密观察疗效和副反应,一般 2 ~ 4 周见效。治疗儿童少年抑郁障碍的常用剂量范围与成人相近或略低,如果 4 ~ 12 周后疗效差,可考虑换药。对于伴有明显精神病性症状的患者,可合并使用非典型抗精神病药。

（二）心理治疗

不同严重程度的儿童少年抑郁障碍患者均适合心理治疗,有助于改变患者的认知和抑郁症状,降低自杀率,主要包括支持性心理治疗、心理健康教育、认知行为治疗、人际心理治疗和家庭治疗等。轻度抑郁障碍的患者通常先采用心理治疗,如果经过 6 ~ 12 周的心理治疗抑郁症状仍无明显改善,可以合并抗抑郁药治疗。

1. 支持性心理治疗　采用劝导、启发、同情、支持等方法,帮助患者认识问题,缓解心理冲突,提高其治疗疾病的信心,从而促进患者康复。

2. 心理健康教育　主要向患者及其家属讲解抑郁障碍相关知识,告知症状改善的规律和可能的不良反应,提高服药的依从性。认识引起疾病复发的因素,教育他们认识复发的早期症状,指导他们在抑郁发作的早期尽快寻求治疗,减少复发率。

3. 认知行为治疗(cognitive-behavioral therapy,CBT)　认知行为治疗是一种以认知理论为基础的心理治疗方法,抑郁障碍的本质是不合理的信念和歪曲的认知,大量研究证实认知行为治疗可以有效治疗儿童少年抑郁障碍,对轻中度抑郁障碍的疗效优于重度患者。有研究显示设计规范的认知行为治疗儿童少年抑郁障碍的有效率在 40% ~ 87% 之间,而且复发率明显减少。进行认知行为治疗的策略包括:认知治疗、解决问题训练、社交技巧训练、心理教育和处理抑郁的技巧训练等。对双相情感障碍来讲心理治疗治疗作为精神药物的辅助治疗。

4. 人际心理治疗(interpersonal psychotherapy,IPT)　人际心理治疗是近年来发展的治疗方法,治疗的目标是改善抑郁症状,使患者认识到抑郁症状与人际交往事件间的关联,增强患者在处理与抑郁症状有关人际关系问题上的能力。现有的研究表明人际心理治疗对儿童少年抑郁障碍是有效的,能减轻患者抑郁症状,提高自尊心,增进社交能力。人际心理治疗前治疗师需要确定患者的问题来源,如死亡引起的悲伤反应,人际关系角色冲突,角色转变,人际关系缺陷,单亲家庭等,然后根据患者存在的问题进行治疗。治疗过程分为三个阶段:初始阶段、中间阶段和终末阶段,一般每周 1 次,每次 50 分钟,连续进行 12 周。

5. 家庭治疗(family therapy)　家庭问题与儿童少年心境障碍的发生有较高的相关性,所以对儿童少年心境障碍患者进行家庭治疗是必要的。家庭治疗通过分析患者及其家庭成员之间的功能关系,指导家庭成员改变家庭交流模式和解决问题的技巧,从而达到减轻抑郁的目的。家庭治疗一般与两个以上家庭成员进行交谈。

（三）心理治疗和药物治疗联合应用

对于重度抑郁障碍患者来讲,单独进行心理治疗的疗效较差,在临床常采用心理治疗和药物治疗联合应用。有研究显应用认知行为治疗合并 5-羟色胺再摄取抑制剂对儿童少年抑郁障碍的疗效优于单独使用认知行为治疗和药物治疗。认知行为治疗和药物治疗的联合应用被认为是治疗儿童少年最主要的治疗方法。

（四）电抽搐治疗（electroconvulsive therapy，ECT）

电抽搐治疗儿童少年抑郁障碍应局限于难治性病例，有学者认为 10 岁以下儿童应避免使用电抽搐治疗。国外研究显示 ECT 对儿童少年精神障碍的有效率在 50% ~ 100% 之间，最有效的是各种心境障碍。中国的抑郁障碍防治指南中推荐病情严重（如自杀倾向或木僵、拒食等）、采用其他治疗无效的少年患者（＞12 岁）可采用无抽搐电休克治疗。

（五）疗程

儿童少年抑郁障碍容易复发，第一次发作一般在急性期治疗症状缓解后继续进至少行 6 个月的巩固治疗，当病情稳定后进入维持治疗，可酌情减少药物剂量至停药。第二次发作至少要维持治疗 1 年，第三次发作至少维持治疗 1 ~ 3 年，三次发作以上则要进行长期的维持治疗。

（六）康复

在治疗结束后要进行随访，预防复发。第一次抑郁发作随访 1 年，2 次以上的抑郁发作至少随访 2 年。

第二节 双 相 障 碍

一、流 行 病 学

国外研究显示儿童少年双相障碍的患病率约为 1.59% ~ 1.8%，男性的患病率高于女性，平均起病年龄（8.1±3.5）岁。青春期双相障碍的终生患病率接近 1%。国内无系统的儿童双相障碍患病率的报道。

二、病因和发病机制

（一）生物学因素

1. **遗传因素** 家系研究和双生子研究均表明遗传因素与双相障碍有密切的关系。儿童少年双相障碍较成人有更高的双相障碍阳性家族史，一级亲属终生患病率远高于一般人群。双生子研究结果显示单卵双子双相障碍的同病率（79% ~ 87%）大于双卵双生子（38% ~ 44%）。

2. **神经生化因素** 儿童少年双相障碍患者存在单胺系统和胆碱能系统的失衡，特别是单胺系统起了重要的作用，涉及的神经递质主要是 5-羟色胺、去甲肾上腺素和多巴胺。

3. **神经影像学研究** 对儿童少年双相障碍的影像学研究显示了额叶、颞叶和皮质下边缘结构等部位存在脑结构、功能和代谢的异常，但是研究结果不一致，有待于进一步研究。

（二）心理社会因素

研究表明儿童少年双相障碍发作前常有应激性生活事件，不良的家庭环境如父母婚姻不和、离婚、不良的养育方式、虐待等会诱发双相障碍的发生。

三、临 床 表 现

儿童少年双相障碍的临床表现和成人有近似的以情感高涨为核心的症状，但精力充沛、精神运动性兴奋和社会功能受损少于成年人，更多地表现为行为障碍，倾向于用这些行为来表达情绪，有些患者表现为躯体不适，其症状不典型。儿童少年双相障碍患者病前常有一些精神问题如破坏性行为、易怒、行为失控、焦虑和心境恶劣等。

（一）抑郁发作

详见本章第一节抑郁障碍的临床表现。

（二）躁狂发作

1. **情感障碍** 患者表现为情感高涨、自我感觉良好、愉快、兴奋、喧闹、情绪不稳定、易激惹、对挫折和批评的耐受性差等。

2. 思维障碍 表现为思维奔逸、夸大观念、注意力分散、被动注意增强、随境转移等。

3. 精神运动性兴奋 表现为精力充沛、话多、活动过多、坐立不安、乱花钱、举止轻浮、好与人争论、好管闲事、恶作剧、行为冲动、好斗等。

4. 躯体症状 患者可出现食欲增强或减退、体重减轻、腹痛，睡眠障碍以失眠和睡眠需要减少多见。性意向增强。

5. 精神病性症状 较多见，主要是幻觉和妄想，多见于少年。幻觉和妄想多与情感不相协调，妄想以关系妄想和被害妄想常见。

6. 共患疾病 儿童少年双相障碍常见的共病包括注意缺陷多动障碍、品行障碍、对立违抗障碍、焦虑障碍和物质滥用，其中注意缺陷多动障碍为最常见的共病。研究显示注意缺陷多动障碍在儿童少年双相障碍中的患病率达57%~98%，而且儿童期的共病率明显高于少年期。儿童双相障碍与品行障碍的共病率为22%，高于少年双相障碍的共病率18%。与对立违抗障碍的共病率为76%，与焦虑障碍的共病率约33%。

7. 轻躁狂(hypomonia) 指临床表现较轻的躁狂发作，患者存在持续的心境高涨或易激惹、精力旺盛、活动增多、自我感觉良好、睡眠需求减少、注意力不集中、轻度挥霍、行为鲁莽等，不伴有幻觉、妄想等精神病性症状。这种情况与患者平时的一贯表现不一样，一般不影响社会功能。

【典型病例】

患者,15岁,男性。因少语、少动与兴奋话多交替发作5个月,打人摔东西10天来诊。患者于5个月前无明显原因渐出现发呆,家里人与其说话,似乎没听见一样。让他去扫地,慢慢腾腾半天也扫不完。同时还出现胆小,家里来了客人也躲着不见。患者整天愁眉苦脸,对什么都不感兴趣,总感觉没胃口,饭量持续下降,身体逐渐消瘦。学习成绩急剧下降以致无法继续上学。2个月前患者无原因突然转忧为喜,整天有说不完的话,乱跑,不知危险,从3米多高的墙上往下跳;骑着自行车在马路上横冲直撞,见到汽车也不躲让。自述心情特别好,将来要干一番轰轰烈烈的大事业。夜里不睡觉,一会儿学外语,一会儿学音乐,一会儿又要帮家里洗衣服。觉得食欲特别好,吃得特多,身体一天比一天强壮。当姐姐批评他学习不好时,他大发脾气,拿起罐头瓶将姐姐打伤。总向父母要钱。去饭馆吃饭一次吃几十串羊肉串,并慷慨大方地请朋友一起吃,称自己有的是钱。喜欢找女孩玩,有时在女孩家待着不走,被人家轰走还会去找人家。近几日患者彻夜不眠,暴跳如雷,打人摔东西,在家中无法护理,遂入院。躯体检查正常。精神检查:意识清楚,接触主动,感知觉正常,思维奔逸,语量多,语速快,声音高,难以打断,有夸大观念,情感高涨,易激惹,意志活动病理性增强,无自知力。

诊断:双相障碍,目前为不伴有精神病性症状的躁狂发作。

四、病程及预后

儿童少年双相障碍常反复发作,部分患者呈慢性进行性加重病程,首发症状多为抑郁发作。Geller等的研究认为儿童重性抑郁中有31.7%发展为躁狂或轻躁狂。与成人相比,儿童双相障碍的病程长,倾向于慢性,对治疗的反应差,常合并其他精神障碍,半数以上患者社会功能损害明显,但从远期预后来看与成人并无不同。一般来讲,伴有精神病性症状、共患其他疾病、快速循环发作、混合发作的患者社会功能损害更严重。

五、诊断与鉴别诊断

(一) 诊断要点

1. 抑郁发作 详见本章第一节抑郁障碍诊断要点。

2. 躁狂发作

（1）患者的临床症状以心境高涨或易激惹为主,同时可具有语量增多、思维奔逸、夸大观念、注意力分散、活动过多、睡眠障碍、食欲增强或减退等症状。

（2）社会功能受损,严重妨碍学习、工作或社交活动,给自己或别人造成危险和不良后果。

（3）病程至少已持续 1 周。

（4）排除器质性精神障碍、精神活性物质和非成瘾物质所致躁狂。

（二）鉴别诊断

1. 注意缺陷多动障碍　儿童少年双相障碍躁狂状态有活动过多、注意力分散、易激惹、攻击行为、睡眠障碍和学习成绩下降,类似于注意缺陷多动障碍,应予鉴别。注意缺陷多动障碍一般起病早,多在 7 岁以前起病,通常在 4～5 岁症状就比较明显,而儿童少年双相障碍躁狂发作多在青春期后。从病程上来看,注意缺陷多动障碍多为持续性病程,而儿童少年双相呈发作性病程。并且注意缺陷多动障碍缺乏双相障碍所具备的情感高涨、思维奔逸、自我评价高等症状。

2. 器质性精神障碍　脑器质性精神障碍和躯体疾病所致精神障碍也可出现抑郁或躁狂症状,但二者都有明确的致病因素、体格检查和相关辅助检查结果阳性,且随着原发疾病的好转抑郁或躁狂症状也逐渐缓解,这些都有助于与儿童少年心境障碍相鉴别。

3. 品行障碍　儿童少年双相障碍可出现明显的行为障碍如攻击行为、破坏行为、逃学、偷窃、离家出走等,所以应和品行障碍相鉴别。品行障碍儿童的行为障碍特点是反复持续存在,是一种不良的行为模式,程度较双相障碍患者的行为障碍严重。且品行障碍没有双相障碍患者一些典型症状如情感高涨或低落、思维奔逸或迟缓、夸大观念、睡眠障碍等。

4. 精神分裂症　儿童少年双相障碍常伴有与情感不协调的精神病性症状,再加上儿童不能清楚表达内心体验,常误诊为精神分裂症。这需要详细了解病史、观察病情转归,甚至长期追踪才可明确诊断。

六、治疗与康复

包括药物治疗、心理治疗和电抽搐治疗。

（一）药物治疗

药物治疗的原则包括:①用药前对患者做全面的检查和评估;②针对患者症状特点选择合适的药物,尽可能选择一种疗效好、不良反应小的药物,用药剂量个体化;③足剂量、足疗程;④停药时应逐步减量至完全停药,不要突然停药。

药物治疗为最有效的手段主要药物是心境稳定剂和抗精神病药,前者包括锂盐、丙戊酸和卡马西平,后者包括典型抗精神病药和非典型抗精神病药。抗精神病药适用于伴有精神病性症状和急性、严重的躁狂发作。若单一药物疗效不佳可考虑联合用药,如两种心境稳定剂合用,或一种心境稳定剂合用一种非典型抗精神病药。双相障碍的抑郁发作一般不使用抗抑郁药,仅在抑郁发作非常严重时酌情使用小剂量的抗抑郁药,治疗过程中仔细观察随访,预防从抑郁发作转为躁狂发作。

锂盐是唯一获得治疗 12 岁以上儿童少年双相障碍适应证的心境稳定剂。常用剂量为每日 30mg/kg,分三次服用,治疗剂量的血锂浓度在 0.6～1.2mmol/L 之间。锂治疗开始前要进行的实验室检查评估包括血细胞计数、尿常规、肾功能、肝功能、甲状腺功能检查等,女性青少年患者要进行妊娠试验。当血锂浓度稳定后每 3～6 个月监测血锂浓度、血细胞计数、肾功能、肝功能和甲状腺功能等。丙戊酸钠和卡马西平对儿童少年躁狂症显示了良好的疗效,特别是对锂盐不敏感和混合性躁狂症患者效果好,而卡马西平对精神病性躁狂也显示了良好的疗效。常用的典型抗精神病药有氯丙嗪和氟哌啶醇,非典型抗精神病药有氯氮平、利培酮、喹硫平、奥氮平和阿立哌唑。儿童少年双相障碍复发率高,未维持服药者的复发率为 90%,建议一般要进行至少 18 个月的巩固和维持治疗,然后减少药物剂量至停药。对于反复发作的患者,则需要进行更长期地维持治疗。

（二）心理治疗

双相障碍患者存在社交、家庭、认知功能方面的问题,需要进行心理治疗。治疗方法主要包括支持性心理治疗、心理健康教育、认知行为治疗、人际心理治疗和家庭治疗。

（三）电抽搐治疗

对于15岁以上严重的兴奋、冲动伤人的躁狂发作和严重自杀倾向的抑郁发作的患者,可选用无抽搐电休克治疗。

知识框 15-1　软双相（soft bipolar）

软双相是指目前为抑郁发作,但却具有某些特征,而且过去的确没有躁狂或轻躁狂发作的抑郁症,这些特征的存在使其具备了向躁狂转化的可能性。这些特征包括:①发病年龄轻,在20岁左右,特别似乎20岁以下的女性患儿;②有阳性家族史,特别是家族中有双相心境障碍的患者;③过去或病前的个性是循环型性格;④过去有过循环型心境障碍,但至今的确没有躁狂或轻躁狂发作;⑤过去做事情风风火火,精力旺盛,个性外向;⑥其他某些特征,如性别、生物节律变化等。儿童少年抑郁障碍患者具有与成年人类似的向躁狂转化的特征,研究显示有精神病性症状的儿童少年抑郁障碍患者在治疗过程中更容易转躁。

软双相就是具有转相势能的抑郁症,实际上它具备双相疾病的某些特点,但目前没有理由诊断为双相抑郁的、实际上最终会发展成为双相障碍的抑郁患者。可能会随着疾病的发展或某种特定的条件,如抗抑郁药物的应用,为它转相提供了适当的条件,于是软双相就成了硬双相。

软双相的诊断标准:

1. 至少有1次抑郁发作。

2. 无自发性轻躁狂或躁狂发作。

3. 以下2项之一,加上4项目中至少2条,或者以下2项都存在,加4项目中1条。

（1）一级亲属中有双相障碍的家族史。

（2）抗抑郁药物引起过轻躁狂或躁狂发作。

4. 如果没有3项目,以下9条项目中至少有6条。

（1）"精力过剩"性人格。

（2）目前的抑郁发作严重程度 >3分。

（3）每次短暂的抑郁发作时间少于3个月。

（4）非典型性抑郁发作。

（5）精神病性抑郁发作。

（6）抑郁发作的首发年龄 <25岁。

（7）产后抑郁。

（8）抗抑郁药物效应逐渐消减现象。

（9）3种以上的抗抑郁药物治疗没有效果。

参考读物:

1. 金卫东,唐建良. 软双相心境障碍. 北京:人民军医出版社,2011.

2. McClellan J, Kowatch R, Findling RL, et al. Practice Parameter for the Assessment and Treatment of Children and Adolescents With Bipolar Disorder. Am Acad Child Adolesc Psychiatry, 2007, 46(1):107 – 125.

第三节　破坏性心境失调障碍

破坏性心境失调障碍(disruptive mood dysregulation disorder,DMDD)是以严重的反复的脾气暴发、行为失控为特征的心境障碍,其强度和持续时间与所处环境和事件明显不相称。

一、流行病学

破坏性心境失调障碍在门诊很常见,6~12个月儿童的患病率为2%~5%,社区中的患病率大约为3.2%。学龄儿童的患病率高于少年,男孩多见。

二、病因和发病机制

1. 生物学因素　杏仁核在情感的表达中起了重要的作用,功能性磁共振研究发现杏仁核处于低活动状态与患者的这些缺陷有关系。

2. 气质因素　破坏性心境失调障碍患者常具有广泛的慢性易激惹的气质。

3. 信息加工缺陷　患者的负性情绪一旦被激发出来,他们很难调节这种负性情绪。患者更容易受到负性生活事件的影响,而且更倾向于使用社会所不能接受的行为来应对自己的负性情绪。

三、临床表现

1. 脾气暴发　常发生在受到挫折后,主要表现在言语和行为方面,如说难听的话,骂人,摔砸东西,推人,打人等,和发育水平不相称。

2. 慢性持续的易激惹或不愉快的心境　在不发脾气的时候,患者的心境是不愉快的,容易生气,感到烦恼,觉得周围人都对他不好,自我评价过低。

3. 共病情况　可与注意缺陷多动障碍、对立违抗障碍、焦虑障碍和重性抑郁障碍共病。

【典型病例】

患者,12岁,女性。因脾气暴躁、行为冲动1年半就诊。患者于1年半前无明显原因和诱因变得脾气暴躁,特别爱生气,经常因为一点小事就大发脾气,和父母争吵,说难听的话。有时骂人,摔砸东西,如摔书籍、茶杯、手机等,甚至有时发脾气时去推别人或打人。家人批评教育她时则大声争辩,威胁家人要跳楼,或者用刀片划伤手腕处的皮肤。近3个月病情加重,几乎天天发脾气,在学校对老师和同学也发脾气,生气时摔课本或跑出教室。与老师和同学关系紧张。饮食、睡眠正常。患者幼年生长发育正常,个性外向,脾气大,任性。家庭条件好,对患者较宠爱。学习成绩一般。体格检查正常,实验室检查未见明显异常,颅脑CT平扫未见明显异常。精神检查:意识清楚,接触一般,感知觉正常。思维反应可,未查及妄想。情感低落,觉得心情不好,看见什么都烦,容易发脾气,控制不住。意志活动病理性增强,无自知力。

诊断:破坏性情绪失调障碍。

四、病程及预后

破坏性心境失调障碍常起病于10岁前,引起明显的家庭生活紊乱和人际关系失调,成年期可能会发展成抑郁障碍或焦虑症。

五、诊断与鉴别诊断

(一)诊断要点

1. 严重的反复发作的脾气暴发,可以表现为言语和(或)行为方面,并且强度和持续时间与所处的环境和事件明显不相称。

2. 脾气暴发的次数平均每周三次或者以上。

3. 在脾气暴发的间歇期,几乎每天中的大多数时间里也会存在持续的易激惹或者生气,并且能够被儿童周围的其他人发现。

4. 症状在至少以下 3 个情景中的两个中出现(在家,在学校,和同伴在一起),并且在至少一个情境中比较严重。

5. 症状的持续时间为 12 个月或以上,没有连续 3 个月或以上的无症状期。

6. 排除其他精神障碍或物质以及躯体疾病原因引起的。

(二)鉴别诊断

1. 双相障碍　破坏性心境失调障碍以慢性、持续性的易激惹为核心症状,病程为持续性,无情感高涨和夸大,可以鉴别。

2. 对立违抗障碍　对立违抗障碍也容易发脾气,存在愤怒的情绪,应鉴别。鉴别要点是破坏性心境失调障碍突出的是情绪失调,而对立违抗障碍主要的是对抗权威和规则的行为,而且破坏性心境失调障碍在脾气暴发的间歇期有持续的不愉快的心境。

3. 间歇性暴怒障碍　儿童间歇性暴怒障碍表现为严重发脾气,应鉴别。主要鉴别点是间歇性暴怒障碍在发脾气的间歇期没有持续的情绪失调。

六、治疗与康复

破坏性心境失调障碍的治疗包括心理治疗和药物治疗。治疗原则是心理治疗为主,对于症状严重患者可对症选用药物治疗。心理治疗方法中行为治疗、认知行为治疗对于控制破坏性心境失调障碍的情绪和行为症状有效。利培酮获得适应证,可用于治疗 5 岁以上行为紊乱。

(陈　敏)

 思考题

1. 如何治疗儿童少年抑郁障碍?

2. 儿童少年双相障碍应和哪些疾病进行鉴别?

3. 儿童少年双相抑郁的治疗原则是什么?

4. 破坏性心境失调障碍的临床表现有哪些?

第十六章

进 食 障 碍

进食障碍(eating disorders,EDS)是一组以进食或与进食相关行为异常为主的精神障碍,伴有明显的躯体及心理社会功能障碍,并非继发于躯体或其他精神疾病。儿童少年期的进食障碍主要包括异食癖(pica)、神经性厌食(anorexia nervosa,AN)、神经性贪食(bulimia nervosa,BN)和暴食障碍(binge-eating disorder,BED),其中以神经性贪食和暴食障碍多见。年轻女性是进食障碍的主要发病群体,国外统计约有3%的年轻女性患者有进食障碍,国内的研究显示进食障碍的患病率在1.3%~4.98%。

第一节 异 食 癖

异食癖(pica)指儿童持续性地(超过1个月时间)进食非营养性、非食用性物质如泥土、颜料、头发、肥皂、树叶等。这些异食行为与患者的发育水平不相称,不符合其所处的文化背景,且并非其他精神障碍所致的一种进食障碍。一般随着年龄的增长可自发缓解,偶尔有持续到青春期,甚至成年。

一、流 行 病 学

异食癖多发生在婴幼儿,随着年龄增长发病率逐渐降低,在智能障碍和其他精神障碍人群中多见。关于异食癖的流行病学研究较少,有调查显示2~3岁的婴幼儿中有15%的出现异食行为。

二、病因及发病机制

虽然有一些理论解释异食癖的发病原因,但确切病因和发病机制目前还不清楚。现有的研究表明营养缺乏、体内铁、锌和钙缺乏、贫穷、混乱的家庭环境、缺乏父母有效监管、忽视和虐待、情感剥夺、对无营养物质的心理渴求、家庭功能有问题等与异食症的发生有关。

三、临 床 表 现

(一)进食非营养物质

患者进食一些非营养物质如灰泥、纸张、油漆、衣服、头发、动物粪便、泥土、沙子、石头、污物等。一般年龄小儿童多进食灰泥、油漆、绳子、衣服、头发,而年长的儿童多进食纸张、动物粪便、沙子、石头、污物等。

(二)并发症

常见的并发症包括贫血、腹泻、便秘、寄生虫感染、弓形体病、铅中毒、营养缺乏、肠梗阻等。进食的异物不同导致的并发症也不同,如进食油漆可导致铅中毒,进食粪便和泥土可导致寄生虫感染,进食黏土可导致贫血和缺锌,进食淀粉可导致缺铁,进食头发和石头可导致肠梗阻。

【典型病例】

患者,男性,5岁,中班。自幼生长发育正常,3岁入园,语言发育正常。因经常好吃香烟头1年多来就诊。患者1年多前无明显原因下渐渐出现好吃香烟头,一开始每天吃几个,后来发展到每天达数十个,如得不到则会哭闹。曾到综合医院就诊,怀疑感染了寄生虫,多次化验大便,未发现异常虫卵,服驱虫药物,异食症状未见改善。饮食偏少,体型偏瘦,为求进一步治疗而入院。精神检查:意识清楚,接触被动,感知觉正常,思维反应可,未引出幻觉妄想内容,情感显焦虑,行为有序,定向力完整,无自知力。智商测定正常。

诊断:异食癖。

四、病程和预后

随着年龄的增长异食癖会逐渐缓解,多数持续数月,少数患者可持续到少年,甚至持续到成年。有的患者出现心理发育延迟,约有半数少年会出现抑郁、人格障碍和物质滥用。对于有严重并发症的患者要及时治疗,否则可导致死亡。

五、诊断与鉴别诊断

(一) 诊断要点

1. 患者经常吃一些非营养物质,如泥土、颜料碎屑、毛发等。

2. 反复多次异食,至少一周两次,持续一个月。

3. 异食行为不被患者所处社会接受。

4. 出现在精神发育迟滞、孤独症、精神分裂症等其他精神障碍所致的异食行为,只有在行为较为严重需要引起关注时才另外作出异食癖的诊断。

5. 可伴有贫血、寄生虫感染、铅中毒、营养缺乏、肠梗阻等并发症。

(二) 鉴别诊断

1. **精神发育迟滞** 精神发育迟滞患者经常出现异食行为,有研究显示10% ~33%患者出现异食,所以应与异食癖相鉴别。精神发育迟滞患者智力低下,而异食癖患者智力正常。

2. **孤独症谱系障碍** 少部分孤独症谱系障碍患者具有异食行为,但孤独症谱系障碍患者具有语言发育障碍、兴趣范围狭窄和刻板的行为模式等症状,可以和异食癖相鉴别。

3. **器质性精神障碍** 部分器质性精神障碍患者有异食行为,但器质性精神障碍有明确的致病因素、体格检查和相关辅助检查结果阳性。

4. **精神分裂症** 精神分裂症患者由于疾病的影响可产生异食行为,如进食垃圾和粪便等,但精神分裂症具有特殊的感知觉、思维、情感或意志行为障碍,可以鉴别。

5. **Keine-Levin综合征** 又称发作性睡病-强食症,除异食行为外,还可出现发作性多食、周期性过度睡眠、性欲亢进、精神病性症状等,多见于男性。

六、治疗与康复

(一) 治疗原则

心理治疗为主,同时要积极治疗并发症。

(二) 心理治疗

主要包括心理健康教育和行为治疗。

1. **心理健康教育** 为疾病相关知识的心理健康教育,改善环境和给患者父母相关的指导。

2. **行为治疗** 行为治疗能有效改善患者的异食症状,常用的方法包括厌恶疗法、阳性强化法、行为塑造法和矫枉过正法。能快速起效的方法为厌恶疗法,可采用轻微电刺激、不愉快的声音或催吐药物。

（三）躯体治疗

异食癖可出现贫血、寄生虫感染、铅中毒、肠梗阻等并发症，对于有并发症的患者要积极给予相应的躯体治疗。

第二节 神经性厌食

神经性厌食（anorexia nervosa，AN）是指患者通过主动节食或其他手段，以有意的造成或维持体重下降为特征的进食障碍。本病是由英国医生 William Gull 命名的，并强调由精神因素所致。神经性厌食核心的心理特征是特有的关于体型和体重的超价观念。患者即使体重过低仍认为自己太胖，可能对自己身体有歪曲的体象，并常采取过度运动、引吐、导泻等方法以减轻体重。

一、流行病学

神经性厌食常见于青少年女性，男性患者少见，女性和男性的患病率之比约为 6~10:1，有研究显示 90%~95% 的患者为女性。发病年龄多在 13~20 岁之间，30 岁以后起病少见。13~14 岁和 17~18 岁是两个高发年龄阶段。发达国家患病率高于发展中国家，国内患病率相对较低，但目前尚无大规模的流行病学调查资料。美国 12~18 岁的女性患病率约 0.5%~1%，主要来自于中上社会阶层。

二、病因及发病机制

神经性厌食病因是多方面的，生物学因素、心理因素、社会文化因素和家庭因素在本病的发病过程中均起着重要作用。至于确切病因和发病机制目前仍不清楚。

（一）生物学因素

1. 遗传因素 目前已有重要证据表明遗传因素在神经性厌食的发病中起着相当重要的作用。对神经性厌食的大量遗传学研究研究表明单卵双生子的同病率明显高于双卵双生子，提示该病的发生与遗传因素有关，有研究显示单卵双生子的同病率为 56%，而双卵双生子的同病率仅为 7%。双生子研究发现神经性厌食遗传率在 33%~84% 之间。基因连锁分析显示神经性厌食的易感基因可能位于染色体 1p33-36 上。神经性厌食具有家族聚集性，在女性第一级亲属的先证者中，其患病率比一般人群高 8 倍。同时遗传研究发现在神经性厌食与情感障碍之间有相关性，一级亲属中抑郁症的发生率明显较高。

2. 神经递质 神经递质研究主要集中在单胺类，如多巴胺、去甲肾上腺素和 5-羟色胺，特别是 5-羟色胺的异常与神经性厌食的发生有密切的关系。5-HT 对进食行为的调节有肯定作用，其作用于下丘脑腹内侧部位的饱食中枢，有使食量减少、进食时间缩短的抑制进食的作用。所以增加 5-HT 能神经传递导致进食行为减少，而减少 5-HT 能活动能促进进食行为。有许多证据表明神经性厌食与 5-HT 能系统有关，对于两者的关系，多数研究支持 5-HT 能活性降低的观点。研究发现低体重神经性厌食患者脑脊液中 5-HT 代谢产物 5-羟吲哚乙酸（5-HIAA）比健康对照显著降低。这是因为患者处于营养不良和低体重时，血浆可获得的色氨酸减少，大脑合成 5-HT 减少，所以 5-HT 脑内主要代谢产物 5-HIAA 降低。不仅有 5-HT 合成减少，还有研究发现 5-HT 的摄取和更新也减少，而且突触后 5-HT 受体敏感性降低，同时 5-HT 活性降低。也有学者认为大脑 5-HT 活性增高可能是神经性厌食发病的病理生理机制，他们发现虽然脑脊液中 5-HIAA 在低体重时降低，但在体重恢复时间长的女性 AN 患者，脑脊液中 5-HIAA 水平升高。

3. 神经内分泌 神经生物学研究表明神经性厌食存在多种神经内分泌异常，包括：下丘脑功能障碍（如下丘脑-垂体-性腺轴、下丘脑-垂体-肾上腺轴和下丘脑-垂体-甲状腺轴异常）和生长激素（GH）、促肾上腺皮质激素释放激素（CRH）、神经肽 Y（NPY）、胆囊收缩素（CCK）、瘦素（leptin）等多种神经肽的异常。瘦素在食欲调节中有重要的作用,即体重增加时瘦素分泌增加,体重降低时候瘦素分泌减少。研究已证实神经性厌食患者基础瘦素水平较正常人群降低。内源性进食行为刺激物质神经肽 Y 在神经性厌食患者的脑脊液中是升高的,体重恢复后恢复正常水平。

（二）心理因素

神经性厌食患者的个性具有内向、敏感、缺乏自信、自我评价低、低自尊、完美、刻板主义、强迫、易焦虑、易冲动等特点。害怕发胖、对体象歪曲的认识与期望以及由此产生的对身体的羞耻感,是进食障碍患者主要的心理特点。进食障碍患者对有关食物、节食和体重的错误认知,导致患者对自己的身体不满且这种心理上的长期困扰不能解除,可能会产生导致异常的进食行为方式。有研究指出厌食症的发生和维持的核心成分是控制的需求,这种需求以控制饮食来表达,并受成功感受的阳性强化和害怕体重增加的负性强化,最后饮食控制造成体重的下降和厌食的自我维持。近年来有人提出神经性厌食是由于家庭成员之间相互作用的功能障碍所致。

（三）社会文化因素

神经性厌食具有浓厚的文化色彩,本病的发生和患者所处社会文化观念有关。在现代社会文化观念中,女性身材苗条作为自信和成功的代表,以"瘦"为美。大量的媒体宣传也将追求苗条、减肥作为社会时尚,受到公众的推崇。神经性厌食患者的家庭有以下几个特征:纠纷多,关系紧张;过分溺爱,孩子缺乏独立性;家庭结构僵化,专制、缺乏灵活性;缺乏解决冲突的技能,常回避冲突。而家庭对体型、体重关注也使本病的发病率升高。有研究显示减肥是进食障碍的发病机制中主要的危险因素。

三、临 床 表 现

神经性厌食的临床表现

1. 故意限制饮食　常为本病的首发症状。对"肥胖"的强烈恐惧和对体形体重过度关注是患者临床症状的核心,患者对自身的体重和体型过分敏感关注,怕胖、体型不完美,所以限制饮食,特别是高能量食物。在疾病早期患者并无食欲减退,30% ~50% 的患者可有间歇发作的暴饮暴食,暴食之后是懊悔和更努力地减轻体重。患者常采取过度运动、自行刺激咽喉部引吐、滥用泻药导泻等方法减轻体重,使体重降至明显低于正常的标准。患者的体重常比正常平均体重减轻 15% 以上,或者体重指数(body mass index,BMI) <17.5,BMI =体重(kg)/身高(m)^2。

2. 体象障碍　患者存在对自身体象的歪曲认识,体重虽然已经降到明显低于正常的标准也仍然认为自己瘦得不够,或者骨瘦如柴,但仍觉很胖,希望自己更加苗条。

3. 神经内分泌改变　女性可出现闭经,男性可有性功能减退,青春期前患者表现为第二性征发育延迟,性器官常呈幼稚型。女性闭经是常见的症状,可出现在体重减轻之前、之后或同时出现,青春期以后患病的女孩闭经可以作为起病后出现的第一个症状。有 20% 的患者出现在体重减轻之前,所以有人认为闭经不是长期饥饿所致,而是疾病本身所产生的神经内分泌改变。

4. 营养不良和代谢紊乱　由于患者限制饮食,体重下降明显,常常会出现营养不良和代谢紊乱,如皮肤干燥、苍白、皮下脂肪少、失去弹性与光泽,毛发稀疏脱落,低血压,低体温,心动过缓,贫血,水肿及无症状性低血糖等。呕吐和滥用泻药可能导致各种电解质紊乱如血脂、水电解质和酸碱平衡紊乱等症状,最严重的是低血钾。化验检查可见白细胞减少和肝肾功能改变。随着疾病的发展,会出现越来越严重的营养不良、消瘦、疲劳和肌肉无力,严重者可发展为恶病质,甚至导致死亡。当患者体重低于正常体重的 60% 以下时,病死率较高。

5. 精神症状　患者常有抑郁、焦虑情绪和强迫症状,心境不稳定、易激惹以及社会性退缩也是常见的,尤其在进食问题上情绪不稳定。部分患者有自杀倾向。

【典型病例】

患者,17 岁,女性。因故意不进食,体重下降 1 年来诊。患者 1 年前患扁桃体炎后自觉咽部干燥不适,逐渐出现不愿吃饭,无哽噎感,食量及进食次数减少,开始一天吃两次,一次二两饭左右,后来一天只吃一次,一次一两饭左右,到最后只能喝少许牛奶,或者只吃一点水果,有时什么也不吃。如果家人强迫她吃,患者则会以大哭来反抗。患者身体逐渐消瘦,体重明显下降,但患者仍觉自己身体胖,不肯进食。患者还出现了闭经。曾到综合医院就诊,并未找到病因,对症治疗后疗效欠佳。精神检查:意识清楚,接触被动,感知觉正常,思维反应可,情感显低落,意志活动减退,无自知力。

诊断:神经性厌食。

四、病程和预后

神经性厌食通常起病于青春期,呈慢性病程,有周期性缓解和复发,可持续到成年。约50%的患者可完全恢复,体重增加和月经周期正常;25%以上的患者病情有明显改善,20%~25%患者呈慢性病程,有明显的体重减轻,月经不调,严重的心理和社会功能缺陷。其中少部分患者发展为贪食症,5%~10%死于并发症和自杀。预后较差的因素有:病史长、抑郁症状、单亲家庭、家庭矛盾冲突多,有暴食、诱吐、导泻,有强迫症状。如果不及时治疗,神经性厌食很容易发展为长期困扰患者及其家庭的慢性疾病。

五、诊断与鉴别诊断

(一)神经性厌食的诊断要点

1. 体重保持在至少低于期望值15%以上的水平(或是体重下降或是从未达到预期值),或体重指数 BMI<17.5。青春期前的患者可以表现为在生长发育期内体重增长达不到预期标准。

2. 体重减轻是自己造成的,包括拒食和下列一种或多种手段:自我引吐;自行导致的通便;运动过度;服用食欲抑制剂和(或)利尿剂。

3. 有特异的精神病理形式的体象扭曲,表现为持续存在一种害怕发胖的无法抗拒的超价观念,患者强加给她/他自己一个较低的体重限度。

4. 包括下丘脑-垂体-性腺轴的广泛的内分泌障碍:在女性表现为闭经(至少持续3个月未来潮);在男性表现为性欲减退及阳痿。

5. 可有间歇发作的暴饮暴食。

6. 病程3个月以上。

7. 排除器质性疾病和其他精神障碍所致的体重减轻。

(二)鉴别诊断

1. 躯体疾病 很多躯体疾病可以有厌食的表现,也会出现体重减轻,如慢性消耗性疾病、肠道疾患、肿瘤等。躯体疾病的患者很少有怕胖的超价观念、故意限制饮食及体像障碍。

2. 抑郁症 抑郁症的患者有食欲减退、进食量减少或进食量增加,神经性厌食患者可出现抑郁、焦虑、恐惧、情绪不稳定等情感症状,所以在诊断神经性厌食的时候要和抑郁症进行鉴别。二者的区别在于抑郁症患者没有对体重增加的过分恐惧,同时具有情感低落、思维迟缓、意志活动减退、自我评价过低、悲观、自责、睡眠障碍等特点。

3. 精神分裂症 精神分裂症患者因疾病可出现进食量减少,但同时还具有明显的思维、情感和行为异常,社会功能损害明显,自知力常常不完整,可供鉴别。

六、治疗与康复

(一)治疗原则

神经性厌食首先纠正营养不良,同时或稍后开展心理治疗和药物治疗,研究证明多种治疗方式联合应用的综合治疗是治疗此疾病的最佳手段。神经性厌食的治疗一般分两个阶段,第一阶段的目标是恢复体重,挽救生命;第二阶段的目标是改善心理功能,预防复发。

（二）躯体治疗

神经性厌食患者由于体重下降出现严重的营养不良,所以治疗首先要纠正营养不良以及由于营养不良所带来的水电解质平衡紊乱,给予足够维持生命的能量,以挽救患者生命。制订合理的饮食计划,通过增加饮食、加强营养,逐渐恢复正常体重和身体健康。

（三）心理治疗

包括心理健康教育、支持性心理治疗、认知行为治疗和家庭治疗等方法。

1. 心理健康教育　患者不认为节食是一种病,因此在开始治疗时要进行疾病相关知识的心理健康教育,使患者认识到拒食可以导致营养不良,并给躯体功能造成各种损害,取得患者的信任和充分合作,提高治疗的依从性。

2. 支持性心理治疗　通过倾听、解释、指导、鼓励和安慰等帮助患者及家属正确认识和对待疾病,建立治疗好疾病的信心,主动配合治疗,同时建立良好的医患关系。

3. 认知行为治疗　认知行为治疗主要是改变患者对体形、体重及进食的态度和行为。认知治疗主要是纠正患者的不良认知,特别是对自身体形和体重的歪曲看法,进行认知重建,对于根除症状、预防复发有效。行为治疗主要采用阳性强化法,物质和精神奖励相结合,达到目标体重给予奖励和鼓励。

4. 家庭治疗　神经性厌食儿童的家庭模式存在纠缠性、过度保护、僵化、缺乏冲突解决的能力等特征,并且儿童在避免家庭冲突中起到重要作用,所以对神经性厌食儿童来讲,家庭治疗十分重要。家庭治疗的目标不仅是改变患者本身,而且要改变其家庭功能系统。

（四）药物治疗

药物治疗对部分神经性厌食患者有一定的作用,临床上大多采用抗抑郁药、抗焦虑药和少量抗精神病药物来改善患者的抑郁、焦虑情绪、强迫和体象障碍。抗抑郁药包括三环类和选择性 5- 羟色胺再摄取抑制剂,目前多采用后者。临床研究表明氟西汀和舍曲林对多数患者起到了良好的效果,通过改善患者的情绪间接促进行为改善。小剂量的抗精神病药物如舒必利和奥氮平也显示了一定的疗效。

（五）康复

对进食障碍要进行三级预防,这一干预模式是针对正常人群、亚临床个体和进食障碍个体的。三级预防是对已发生进食障碍的个体进行治疗,心理治疗是主要的治疗手段。二级预防在门诊或社区机构内即可进行。一级预防针对正常人群,直接关注于疾病的危险因素。三级预防模型在国外比较完善,而在国内尚处于进一步发展完善中。

第三节　神经性贪食

神经性贪食(bulimia nervosa)是一种以反复发作和不可抗拒的摄食欲望及暴食行为为特征的进食障碍,进食后又因担心发胖而采用各种方法以减轻体重使得体重变化并不一定明显。患者意识到这种进食模式不正常,但不能控制。本病可与神经性厌食交替出现,有25%～30%的贪食症患者中曾有厌食症表现。

一、流行病学

神经性贪食比神经性厌食更为多见,患病率在1%～3%之间。多见于青春期少女和青年女性,男性少见,男女比例约为1:10。尽管神经性贪食多见于体重正常的女性,但也可见于肥胖人。Kendler等人调查了2163对双胞胎,结果发现神经性贪食终身患病率为2.8%,当出现明显的贪食症状但不完全符合诊断标准时,则患病率升至5.7%。

二、病因及发病机制

神经性贪食的病因和神经性厌食一样是多方面的,生物学因素、心理因素、社会文化因素和家庭因素均在本病的发病过程中起着重要作用,确切病因和发病机制目前不清楚。

（一）生物学因素

1. 遗传因素　目前已有重要证据表明遗传因素在神经性贪食的发病中起着相当重要的作用。多发家系的基因连锁分析显示神经性贪食易感基因位于染色体10p14上。双生子研究表明单卵双生子的同病率高于双卵双生子,神经性贪食的遗产率为28%~83%,而且家族成员物质依赖、心境障碍和单纯性肥胖的发生率也较高。

2. 神经递质　对神经性贪食的神经递质方面研究发现患者体内5-HT和NE功能失调,有些神经性贪食者的内源性β-内啡肽较高。

3. 神经内分泌　与神经性厌食一样神经性贪食也存在多种神经内分泌异常,包括:生长激素（GH）、促肾上腺皮质激素释放激素（CRH）、神经肽Y（NPY）、胆囊收缩素（CCK）、瘦素（leptin）、胃生长素（ghrelin）、肥胖抑制素（obestatin）等多种神经肽的异常。

（二）心理因素

神经性贪食患者的个性特征主要包括追求完美,强迫,冲动任性,喜欢寻求刺激,自我期望值高,易焦虑,情绪不稳定等。

（三）社会文化因素

神经性贪食的家庭因素包括混乱、过分保护、苛刻、冲突多、解决冲突能力差、对食物和进食附加的特殊意义、缺乏信任、家庭成员间亲密度差、父母的冲动性、家庭酗酒行为、父母肥胖等。

三、临床表现

1. 反复发作性暴食　反复发作性暴食是本病的主要特征。患者具有不可抗拒的摄食欲望,常出现不能控制的反复发作的暴食行为,一次进食大量食物,进食量远远超过正常,很难自动停止,常常吃到难以忍受的腹胀腹痛为止。患者常常隐蔽地进食,而在公共场合不吃或少吃。进食的速度快,甚至来不及品尝味道或仔细咀嚼。暴食的频率从偶然到一天多次,进食后感到后悔。

2. 控制体重　为了抵消暴食引起的体重增加,常采取自我引吐、滥用泻药或利尿剂、两次暴食间禁食、过度运动等不适当的方法代偿。神经性贪食患者的体重通常是正常的,部分出现体重轻度低于或高于正常。

3. 躯体症状　可表现为与神经性厌食相似的营养不良、内分泌失调、代谢紊乱和躯体并发症如低钾血症所致的软弱无力、心律失常和肾功能损害。

4. 精神症状　神经性贪食症患者在大量进食后可出现比神经性厌食更加严重的焦虑、抑郁情绪,而且物质滥用和人格障碍的风险也较高。情感障碍和冲动控制障碍的患者易发生神经性贪食。

【典型病例】

患者,17岁,女性。因发作性暴食半年来诊。半年前目睹其母亲去世前无法进食而饿死,心里非常悲伤。从此以后每餐多吃一点,意思是替母亲进食。后来恋爱受挫,进食量明显增加,每日多达10次以上,每次2.5~5kg,有时不停地吃东西。自述一次能吃十个汉堡包,或者吃100多串羊肉串。大量进食后害怕发胖而采取刺激咽喉部引起呕吐,或者是服用泻药,或者过度运动来抵消食物的发胖作用。后来不用刺激咽喉部也可随意进行呕吐。进食后感到后悔,但不能控制。半年来患者体重由48kg增加至60kg。体格检查正常。精神检查:意识清,接触可,感知觉正常,思维反应可,有体象障碍,认为自己的身体并不瘦,对肥胖恐惧。认为自己的胃有问题,大量进食就愉快,不进食就烦。情感显焦虑,意志活动减退,有自知力。

诊断:神经性贪食。

四、　病程和预后

神经性贪食为慢性进食障碍,病程长,可持续数年或反复发作。大约有 25% ~35% 的患者不经治疗可以自行缓解,50% ~90% 患者经心理治疗和药物治疗后症状缓解,病程越长,预后越差。影响预后的因素有:病程长短、人格基础、应对方式、家庭环境、家族史和是否存在共病等。

五、　诊断与鉴别诊断

(一)神经性贪食的诊断要点

1. 持续存在进食的先占观念,对食物有种不可抗拒的欲望;难以克制的发作性暴食,患者在短时间内吃进大量食物。

2. 患者对肥胖具有病态恐惧,试图以下列一种或多种手段抵消食物的发胖作用:自我引吐、滥用泻药、间断禁食、使用某些药物如食欲抑制剂、甲状腺素制剂或利尿药。

3. 患者多有神经性厌食发作的既往史,两者间隔从数月至数年不等。

4. 发作性暴食至少每周 2 次,并持续 3 个月。

5. 排除躯体疾病和其他精神障碍所致的体重减轻。

(二)鉴别诊断

1. **精神分裂症**　精神分裂症患者因疾病可出现贪食,但同时还具有明显的思维、情感和行为异常,社会功能损害明显,自知力常常不完整,可资鉴别。

2. **躁狂症**　躁狂症的患者有食欲增加、进食量增加,神经性贪食的患者也会出现情绪易激惹、活动增多的表现,因此两者需要鉴别。两者的区别在于躁狂症患者同时具有情感高涨、思维奔逸、意志活动增多、自我评价高、睡眠需求减少,言语增多等特点。

3. **神经系统疾病**　神经系统疾病如癫痫、脑肿瘤、间脑病变等可出现贪食,但除了贪食外,这些疾病还可出现体温调节异常、代谢紊乱或精神病性症状等,并且体格和辅助检查有相应的阳性发现。

4. **Keine-Levin 综合征**　又称发作性睡眠-强食症,是一种临床上较为少见的综合征,除发作性多食外,还可出现周期性过度睡眠、性欲亢进、精神病性症状等,多见于体形肥胖的男性。

六、　治疗与康复

(一)治疗原则

神经性贪食治疗的基本原则是改善认知,缓解症状,防止复发,所以本病以心理治疗为主,药物治疗为辅,对存在明显营养不良或躯体并发症的要积极进行躯体治疗,治疗目的是减少或彻底消除患者的发作性贪食行为及导泻行为。

(二)躯体治疗

神经性贪食患者由于暴食、引吐、导泻、过度锻炼等也可以出现严重的营养不良、水电解质紊乱及躯体症状,所以治疗首先要内科对症处理。

(三)心理治疗

用于神经性贪食的心理治疗方法包括心理健康教育、认知行为治疗和家庭治疗,疗效较为可靠,使用最多的是认知行为治疗。中心程序是自我监控食物摄入、暴食及其导泻行为,重点是使患者明确他们有能力也有责任控制饮食,让他们每天记录进食次数,摄入的内容及数量、呕吐的次数,进行自我监控。

(四)药物治疗

临床上大多采用抗抑郁药和少量抗精神病药物来改善神经性贪食患者的症状。三环抗抑郁药和选择性 5-羟色胺再摄取抑制药能明显减少暴食和呕吐次数,改善焦虑、抑郁情绪。目前大多采用副反应小的选择性 5-羟色胺再摄取抑制药,药物的剂量类似治疗抑郁症,但应用氟西汀时所需剂量较大,有研究报告氟西汀 60~80mg/d 能有效控制暴食发作。小剂量的抗精神病药氟哌啶醇对控制患者的暴食行为有明显的疗效,一般剂量为 2~6mg。

第四节 暴食障碍

暴食障碍((binge-eating disorder)是一种以周期性出现的暴食行为为特征的进食障碍,患者在短时间(一般在 2 小时以内)进食超出常人量的大量食物,发作时感到无法控制进食,进食后心里感到痛苦,通常不会出现代偿行为如引吐、导泻、过度锻炼等。该病 1992 年首次报道,到 2013 年美国精神疾病诊断标准第 5 版才将其作为独立的疾病单元设立,因此还不为大家所熟知。

一、流行病学

暴食障碍的患病率高于神经性贪食症,世界卫生组织对 14 个国家的研究数据显示终生患病率在 1.9%。美国的患病率在 1.9%~3.5% 之间。多见于肥胖人群,女性多于男性,男女比例约为 1:1.75。多起病于 20 岁左右,可持续到中年以后。

二、病因及发病机制

暴食障碍确切的病因和发病机制目前仍不清楚。研究报道暴食行为的发病机制可能和物质成瘾的机制类似,个体和环境因素均在本病的发病过程中起着重要作用。

(一)生物学因素

目前尚没有暴食障碍的全基因组关联分析研究。基因多态性研究与暴食行为相关的有人类肥胖基因(FTO),多巴胺受体基因和 μ 阿片受体基因。多项研究证实多巴胺神经递质系统在病理机制中发挥重要作用。

(二)心理因素

压力大是导致暴食行为的重要心理因素,研究发现通过摄食行为使大脑犒赏系统获得满足从而缓解压力。暴食障碍患者的个性特征多为冲动、寻求刺激、回避伤害、负性应激等。

(三)社会文化因素

不同种族对胖瘦及饮食文化的理解影响暴食障碍的发病率。与暴食行为相关的家庭因素包括家庭功能的缺失、家庭成员之间缺乏支持、父母肥胖以及饮食习惯等。

三、临床表现

1. 反复发作性暴食　暴食行为与神经性贪食的暴食行为基本一致,有不可抗拒的摄食欲望,进食比正常情况快,一次进食大量食物,进食量远远超过正常,因进食过多觉得尴尬常常独自进食。与神经性贪食不同的是患者没有为了抵消暴食引起的体重增加,而采取引吐、导泻、过度运动等不适当的方法来代偿。

2. 失控感　暴食发作时感觉到对进食不能控制,停不下来,对吃什么吃多少都难以控制。是青少年期的主要表现。

3. 躯体症状　暴食障碍患者中肥胖的比例较高,美国的研究数据是 38.9%。可表现为高血压、高甘油三酯血症、空腹血糖升高及代谢综合征。

4. 精神症状　30%~80% 暴食障碍患者会出现焦虑、抑郁症状,其中 27.5% 的患者会出现自杀观念,此外还会合并赌博障碍、多动注意缺陷障碍、物质滥用等表现。

【典型病例】

患者,25 岁,男性。因发作性暴食 5 年来诊。5 年前患者可能因工作压力大经常加班,晚上睡前总想吃点东西,火腿肠、方便面、水果、零食什么都可以,家里能吃的都要一股脑全吃完才肯罢休,起初每周出现一两次出现控制不住吃东西,因此未予重视,但随时间延长,出现暴食的次数明显增加,时间也不仅仅限于晚上,有时中午明明已吃饱,可下午 3 ~ 4 点左右却突然想吃东西,一个人跑到熟食店买两斤卤牛肉,两个猪蹄,十分钟就能吃掉,每次必须有饱胀感方能停止。自觉不好,但难以控制。因体重增加明显,晚上睡觉打鼾明显来睡眠门诊就诊。体格检查体形肥胖,身高 178cm,体重 104kg。精神检查:意识清,接触可,感知觉正常,思维反应可,无体象障碍,对自己的肥胖有些担心。认为自己胃口好,就是想吃,不吃难受。对自己的控制力不足有所自责,自知力完整。

诊断:暴食障碍。

四、 病程和预后

目前尚没有大样本的数据来诠释该病的病程和预后。1 年的随访研究显示经治疗后暴食行为明显改善,但中长期随访研究显示在 3 年后每周大于 2 次暴食行为发作的比例是 16% ,6 年后上升到 34% 。影响预后的因素有:暴食发作的频率、严重程度、冲动、存在其他精神疾病共病问题。

五、 诊断与鉴别诊断

(一) 诊断要点

1. 在一段固定的时间(任意 2 小时内)进食,进食量超出常人,发作时感觉无法控制进食。

2. 在没有饥饿感的前提下进食大量食物,经常单独进食,进食速度快,直到饱胀感,进食后感到内疚、自责,对暴食感到痛苦。

3. 不会出现下列 1 种或多种手段的代偿行为如自我引吐、滥用泻药、间断禁食、过度锻炼。

4. 在 3 个月内平均每周至少出现 1 次暴食。

5. 排除躯体疾病和其他精神障碍所致的暴食行为。

(二) 鉴别诊断

1. 精神分裂症 精神分裂症患者因疾病可出现暴食,但同时还具有明显的思维、情感和行为异常,社会功能损害明显,自知力常常不完整,可资鉴别。

2. 神经性贪食 两者均出现暴食行为。两者的区别在于暴食障碍患者不会出现引吐、导泻、过度锻炼的代偿行为。

3. 神经系统疾病 神经系统疾病如癫痫、脑肿瘤、间脑病变等可出现暴食,但除此之外这些疾病还可出现体温调节异常、代谢紊乱或精神病性症状等,并且体格和辅助检查有相应的阳性发现。

4. Keine-Levin 综合征 又称发作性睡病-强食症,是一种临床上较为少见的综合征,除发作性多食外,还可出现周期性过度睡眠、性欲亢进、精神病性症状等,多见于体形肥胖的男性。

六、 治疗与康复

(一) 治疗原则

暴食障碍治疗的基本原则是改善认知,降低暴食行为和减轻体重。以心理治疗为主,药物治疗为辅,对于心理治疗效果不佳或合并抑郁情绪的患者可用抗抑郁药治疗。治疗目的是减少体重和消除暴食行为。

(二) 躯体治疗

主要针对心血管问题、2 型糖尿病和代谢综合征的治疗。

(三) 心理治疗

目前针对暴食障碍开展的心理治疗尚无足够的循证医学证据,开展最多的主要是认知行为治疗,通过纠正负性认知从而减少负性情绪和不当的进食行为,能有效控制暴食行为。

（四）药物治疗

有明确证据显示第二代抗抑郁药氟西汀和舍曲林、中枢兴奋剂二甲磺酸赖右旋安非他明、抗癫痫药托吡酯能有效减少暴食行为发作和进食冲动。

（刘寰忠）

思考题

1. 异食癖应与哪些疾病相鉴别？
2. 什么叫神经性厌食和神经性贪食？
3. 如何治疗神经性厌食？
4. 神经性厌食与贪食的临床表现有哪些？
5. 神经性厌食和贪食应与哪些疾病相鉴别？
6. 暴食障碍的临床表现有哪些？

第十七章

排 泄 障 碍

第一节　非器质性遗尿

非器质性遗尿(functional enuresis)也称功能性遗尿、原发性遗尿症,俗称尿床,是指年龄大于5岁的儿童反复出现不能自主控制排尿,排除神经系统、泌尿系统、内分泌系统等器质性病变。本病的特点是白天和(或)夜间不自主排尿,其中以夜间遗尿多见。

一、流　行　病　学

遗尿的患病率随着年龄的增加而减少,据统计5岁是16%、7岁是10%、9岁是5%,约0.5%～2%患者的遗尿症可持续到成年。

二、病因和发病机制

目前非器质性遗尿的确切病因及发病机制还不清楚,可能与以下因素有关:

(一)遗传因素

研究发现一些遗尿症的儿童家族史常呈阳性,单卵双生子的同病率要高于双卵双生子。

(二)婴幼儿时期不良排尿训练

婴儿时期认知和语言功能发育还不够成熟,如果过早地进行排尿训练,可能会造成自控排尿的紊乱。此外家长在孩子熟睡时强迫其解小便,不解小便就不让睡觉的行为,也可能造成孩子对排尿的厌烦心理等。

(三)生活习惯不良

睡前进水过多,白天活动太多、太兴奋致使儿童过于疲劳夜间睡眠过深等。

(四)心理社会因素

在儿童排尿训练的关键时期突然遭受精神创伤:如父母离异或突然死亡、意外事故等。生活环境的改变以及父母对孩子尿床过分批评责骂甚至惩罚等也可能是遗尿症的原因之一。

(五)抗利尿激素分泌节律失调

研究认为儿童抗利尿激素夜间分泌不足致夜尿生成增多是遗尿症的原因之一。

三、临　床　表　现

非器质性遗尿可分为原发性遗尿和继发性遗尿,其中以前者多见。原发性遗尿现象一直持续到5岁从未间断过,并且没有器质方面或心理方面的问题,所以神经发育的局部迟缓被认为是主要病因,特发性遗尿及家属性遗尿都被认为是属于这类疾病。继发性遗尿是指曾经有过一段时间(一般6个月以上)患者能够自主排尿,以后再次出现遗尿。

多导睡眠描记仪(polysomnography,PSG)显示原发性遗尿的患者,有一个正常的睡眠结构。遗尿可发生于任何一个睡眠期,然而较常发生于睡眠的前 1/3 阶段;发生遗尿时 delta 波明显高于基础睡眠,说明有睡眠加深趋势,通常比正常儿童更难唤醒。

【典型病例】

患者,男,6 岁,因"夜间尿床半年"就诊。患者半年前无明显诱因出现夜间尿床,1 周约 3 次。尿床后患者有时睡眠被打断,白天睡眠多。有时因此受凉发热。患者感到自卑,害怕别人提及此事或相关话题。其母亲教育后无任何改善。患者 4~6 岁期间无尿床行为。否认睡前大量饮水。曾在某儿童医院行泌尿系统超声检查及腰骶部磁共振成像均未见异常。体格检查:生长发育正常,双肺呼吸音正常,心脏未及明显杂音,腹平软,无压痛及反跳痛,肛门指检(-),神经系统检查未见明显异常。精神科检查:患者表情焦虑,回答问题时常低着头,自述很自卑,害怕同学知道后嘲笑自己,害怕妈妈责骂。

诊断:非器质性遗尿。

四、病程和预后

本病预后尚好,遗尿症状会随年龄增长逐渐消失,少数患者会持续到成年。

五、诊断与鉴别诊断

(一)诊断要点

1. 年龄≥5 周岁仍不自主排尿。

2. 遗尿每周至少 2 次,连续至少 3 个月,或导致临床意义的痛苦,或导致学业、社交等不能继续。

3. 排除器质性疾病引起的遗尿,如脊柱裂及尿道狭窄等先天原因,泌尿系统感染及结构异常(尿路梗阻、膀胱容量小等),神经系统病变(癫痫发作、脊髓炎症、马尾症等),内分泌系统疾病(糖尿病、抗利尿激素分泌异常等)以及外伤、重度精神障碍、精神发育迟滞等疾病。

(二)鉴别诊断

1. 泌尿系统器质性病变　如尿路梗阻、泌尿系统畸形及感染等也可出现遗尿现象,但是通过详细追问病史,体检,查尿常规、尿培养、尿流动力学、泌尿系超声、膀胱镜检查以及尿道造影等方法可资鉴别。

2. 神经系统器质性病变　如癫痫发作、脊髓炎症、脊椎发育不良等也可出现遗尿,但是根据各种疾病的临床表现特点,神经系统查体及相关辅助检查(脑电图、脊椎 X 线片、血常规等)可资鉴别。

3. 重度精神障碍、精神发育迟滞　通过详细询问病史可资鉴别。

六、治疗与康复

(一)非药物治疗

1. 心理疏导和习惯培养　要让儿童自己参加,表扬并鼓励进步;家长切忌对孩子的遗尿问题进行训斥、责骂甚至体罚。家长应该帮助患者养成良好的生活习惯,做到夜间尽量少饮水,白天避免过度兴奋和疲劳;掌握其尿床的时间规律,定时唤醒,可采用闹钟提醒儿童夜间起床排尿;让患者及时排尿,使之逐渐建立条件反射。

2. 遗尿报警器治疗　是目前治疗遗尿症安全有效的方法,为国际治疗指南的一线治疗方案。操作如下:让患者睡在一个特制的床垫上,床垫内有两个电极,两个电极分别与报警器和电池连接,当患者遗尿时会弄湿床垫使电路接通,发出警报声而唤醒患者起床排尿,经反复训练,最后当膀胱充盈时患者会自动起床排尿,有效率高达 65%~70%,且复发率较低。

3. 膀胱功能训练　鼓励患者每次排尿过程中中断排尿几秒钟,再把尿液排尽或者在患者有尿意时,令其憋尿一段时间后再排尿。这样可以锻炼儿童对排尿的随意控制能力,增大膀胱容量。

4. 生物反馈治疗　通过交互式电脑游戏生物反馈方式,使患者能在游戏中学习肌肉控制的训练,达到治疗效果。

(二)药物治疗

1. 去氨加压素　去氨加压素宜适用于夜间抗利尿激素分泌不足、夜尿多、膀胱容量正常的遗尿症患者,与遗尿报警器一样作为一线治疗方法。一般从小剂量开始使用,若效果不佳还可以联合遗尿报警器治疗。去氨加压素耐受性良好,出现低钠血症及水中毒的可能性极低。

2. 抗胆碱能药　如奥昔布宁、丙哌维林,其作用机制是解除膀胱平滑肌痉挛,松弛逼尿肌,减少其收缩频率,从而达到治疗目的。主要副作用有口干、皮肤潮红、便秘、视力模糊等,需在专科医师指导下使用,并注意监测残余尿。

3. 三环类药物　如丙咪嗪、阿米替林等,其作用机理是通过其抗胆碱作用而增加膀胱容量,减少膀胱无抑制性收缩,抑制快眼动睡眠;也有报道认为与刺激抗利尿激素分泌有关。一般口服给药,服药后一周左右可见效。该类药起效快但复发率高,可致口干便秘、视物模糊、心脏传导阻滞,使用时应格外小心,定期的心电图检查非常必要,一般不作为治疗遗尿症的首选药物,需在专科医师指导下使用。有研究发现,瑞波西汀每晚 4~8mg,对本病治疗效果好,而对心脏无明显毒副作用。

第二节　非器质性遗粪

非器质性遗粪(functional encopresis)是指反复随意或不随意地在社会文化背景不能认可的地方大便。特点:①并非由器质性病变引起;②这种排泄大便的行为并非偶然,可以是随意的,也可以是不随意的;③大便物理形状一般正常;④一般多在白天遗粪,男孩多于女孩。

一、流行病学

研究发现男孩遗粪症的患病率是女孩的 5 倍。在 10~16 岁的孩子中,约 2% 的孩子存在非器质性遗粪,10 岁儿童患病率最高,达到了 5.4%,随着年龄的增长,患病率逐渐下降,很少持续到 16 岁。

二、病因和发病机制

目前认为可能与以下因素有关:①患者排便训练不良,没有学会控制大便;②心理社会因素:患者遭受严重的心理创伤,父母的突然死亡或离异,母婴关系不良以及生活环境的改变等,此外父母及同龄儿童对患者遗粪行为的斥责、辱骂、耻笑等也会加重病情;③害怕厕所有恐怖的东西,排便疼痛,对排便恐惧等可能也是儿童遗粪的原因之一;④神经系统功能不全,支配肛门括约肌的神经损伤;⑤功能性便秘:便秘时粪便长期储留在直肠内导致堵塞,使直肠扩张、感受性下降、肛门括约肌自发松弛,其压力超过括约肌收缩力时而出现遗粪,导致便秘与遗粪同时存在。这种大便失禁常以两种方式发生:一种是直肠近端。在肠内新形成的粪便从堵塞在远端结肠或直肠的粪块周围或中间漏出;一种是当粪块在直肠内蓄积到一定程度后,患者对过度扩张的肠壁感觉迟钝,难以形成有效的排便反射,粪团就失控性的掉到裤裆中了,因而把这些伴有便秘症状的大便失禁称为大便沾染。

三、临床表现

该病分为原发性遗粪和继发性遗粪,前者指儿童 5 岁以后每月至少有一次遗粪,后者指曾经至少有 1 年的时间粪便排泄正常,以后再次出现遗粪。主要表现:反复随意或不随意的在社会风俗或文化背景不许可的地方解出正常形状的大便,一般多解于内裤里。接近 1/3 的患者会伴有遗尿症状,约 1/4 的患者遗粪与功能性便秘相关。遗粪症儿童较正常儿童常较多地出现情绪、行为问题。患者可能会变得自卑、内向、自我评价低、退缩、与同伴交往差、拼写和认读障碍等。也可能出现焦虑和抑郁情绪,甚至会有反社会攻击行为。

【典型病例】

患者,8岁,男性。因"反复间歇性大便失禁9月余"来医院就诊。患者9月余前上课时突然感觉腹痛伴便意,当时老师正在讲课,患者不敢请假上厕所,遂将大便拉在身上,周围同学闻到粪便的味道因而报告老师,老师很气愤地批评患者,此后小伙伴都用异样的目光看他,给他起外号,甚至耻笑他,患者感觉很害羞,不敢见同学。以后每当紧张、功课多、环境改变等情况下,患者常将大便拉在身上,每月平均发生2~3次,大便失禁大多发生于白天。体格检查:生长发育正常,双肺呼吸音正常,心脏未及明显杂音,腹平软,无压痛及反跳痛,肛门指检(-),神经系统检查未见明显异常。精神科检查:患者表情焦虑,回答问题时常低着头,自述很自卑,不敢见同学。辅助检查:大便常规及培养无异常,食道钡餐、钡剂灌肠、腰椎X线平片正常。

诊断:非器质性遗粪。

四、 病程及预后

积极治疗后,预后一般良好,随着年龄的增长发病率逐渐降低,很少持续到16岁。

五、 诊断与鉴别诊断

(一)诊断要点

1. 年龄在4岁或4岁以上。

2. 每月至少有一次遗粪,症状至少持续3个月。

3. 排除药物使用(泻药)、先天性巨结肠、甲状腺功能低下、结肠肿块、肠道感染性疾病、精神发育迟滞、孤独症、儿童精神分裂症、意识障碍等疾病。

(二)鉴别诊断

1. **先天性巨结肠** 患者也可有慢性便秘及遗粪等症状,但是患者还可伴有腹胀、呕吐及肠梗阻等表现,既往可能有不排胎便或胎便排出延迟病史。肛门指检拔出手指时常有大量粪便、气体流出,患者腹胀立即减轻。可以借助X线钡剂灌肠、直肠肛管测压、直肠活检等方法帮助鉴别。

2. **肠道感染性疾病** 患者有时也可有遗粪现象,但是该类疾病可能还会伴有发热、呕吐、腹痛等症状,大便常规或培养异常,且疾病好转后,遗粪症状也会消失。

3. **重度精神病、儿童发育迟滞** 也可能遗粪现象,但是通过详细询问病史以及精神科检查等可资鉴别。

六、 治疗与康复

(一)心理行为治疗

首先应该寻找发生遗粪的原因或诱因,有针对性地治疗。应该使父母认识到孩子的行为并不是自愿的,对于孩子不应该给予批评、责骂甚至是鞭打等。家长应该对于儿童的行为予以理解,为孩子创造一个温馨的家庭环境,减轻儿童的心理负担,培养儿童正确的解便习惯,对于儿童的进步应给予鼓励或奖励等。生物反馈疗法可用于重症及疑难的遗粪患者,通过指导患者练习及强化排便的生理过程而达到机能训练的目的。

(二)药物治疗

一般针对发病病因或诱因给予对症支持治疗,如对于因为功能性便秘引起的遗粪,可以通过控制饮食,给予大便软化剂、导泻药、灌肠等治疗。对于伴有焦虑、抑郁、自卑等心理问题的儿童,可给予心理治疗,必要时也可给予小剂量抗焦虑药或抗抑郁药。

(陈 炜 覃艳华)

思考题

1. 非器质性遗尿的病因是什么？
2. 非器质性遗尿的诊断要点是什么？
3. 非器质性遗尿一线治疗方案有哪些？
4. 非器质性遗粪有哪些症状特点？

第十八章

睡眠-觉醒障碍

第一节　非器质性失眠症

非器质性失眠症(insomnia)是指睡眠始发和维持障碍导致有效睡眠量减少。本病儿童少见,青少年相对多见。

一、流行病学

儿童失眠患病率为20%~30%左右,在11~12岁的女孩中患病率最高,可达30%,可能与青春期激素水平改变有关。美国13~16岁青少年失眠患病率约为10.7%,欧洲15~18岁青少年患病率为25%,国内青少年的患病率为18.06%。

二、病因和发病机制

本病的发生可能与以下因素有关:

（一）心理社会因素

父母争吵,亲人突然去世,学业压力过重,意外事件等导致焦虑、紧张影响睡眠。

（二）环境因素

入睡时周围环境嘈杂、喧闹,室温过热或过冷,灯光太亮等导致睡眠环境不舒适。

（三）生活习惯不良

白天过度兴奋、激动,睡眠作息时间不规律,夜间熬夜或晨起太早,睡前过度贪玩,过度使用电脑、电视等也可影响睡眠;此外,父母过度溺爱,放纵孩子致使没有培养成良好的睡眠习惯也是原因之一。

（四）生理因素

睡前饥饿、饱食、口渴、激素改变等。

（五）服用某些物质或药物

睡前喝咖啡、浓茶或其他兴奋性饮料,平时服用中枢兴奋剂,如哌甲酯(利他林),此外,甲状腺素、拟肾上腺素、抗震颤麻痹类药物和某些抗生素也可影响睡眠。

三、临床表现

失眠可表现为入睡困难,夜间辗转反侧,睡眠浅,夜间多梦,易醒及醒后不易再入睡,早醒等。失眠可以表现为上述任何一种形式,也可以几种情况共存。患者白天精神差、疲乏、困倦,伴头痛、头晕、注意力不集中。也可因为失眠引起焦虑、抑郁等情感障碍。PSG示入睡潜伏期延长,睡眠效率下降。

【典型病例】

患者,男,17岁,因"睡眠差1年余"就诊。患者1年余前无明显诱因出现睡眠差,一般11:00上床,困倦来临在床上翻来覆去,需要 1~2 小时才能睡着,入睡后眠浅,容易醒来,醒来后难再睡着,自觉睡了跟没睡一样。白天感到困倦、眼涩、头晕,没有精神,注意力难以集中,影响学习。否认白天猝倒发作、情绪高涨、精力充沛等不适。上述症状反复发作,几乎隔天发作。躯体检查无阳性体征,头颅磁共振及脑电图未见异常。精神检查:接触可,面容困倦,因睡不着感到烦恼。

诊断:失眠症。

四、 病程及预后

症状持续至少 1 个月而少于 3 个月者为阵发性失眠,症状持续 3 个月或更长者为持续性失眠,若 1 年内发作 2 次(或更多)则为复发性失眠。儿童少年的睡眠障碍容易被忽视,常迁延数年。

五、 诊断与鉴别诊断

(一)诊断要点

1. 以入睡困难、睡眠维持困难或早醒为主要临床表现。

2. 过分关注失眠,过度担心失眠引起的不良后果。

3. 对睡眠质量和(或)睡眠量的不满意引起患者烦恼,甚至导致社会功能受损。

4. 每周至少失眠 3 晚,症状持续至少 3 个月。

5. 排除某种物质、器质性疾病和精神障碍导致的失眠。

(二)鉴别诊断

1. 躯体疾病　躯体疾病引起的疼痛以及其他不适可影响睡眠,如风湿性关节炎、甲状腺功能亢进等。但是,一般都能找到病变部位,且躯体疾病好转后,失眠症状也会随之消失,通过相应辅助检查有助鉴别。

2. 精神障碍　如抑郁症、焦虑症、躁狂症、精神分裂症等均可出现失眠,通过详细追问病史及其独特的临床表现,以及相应量表评估等有助于鉴别。

六、 治疗与康复

(一)治疗目标

1. 建立对睡眠正确认识,包括对失眠的认识、态度、正确的治疗方法、治疗的途径等。

2. 重建较"正常"的睡眠模式。

(二)治疗原则

1. 应尽量确定失眠的原因,必须进行详细的体格检查和精神检查。

2. 完成 2 周的记录或日记,以评估睡眠问题(包括就寝时间、起床时间、就餐时间及数量、饮酒、锻炼、用药情况,每天的睡眠持续时间和质量等)。

3. 填写睡眠量表,以评估失眠的性质和种类。

4. 治疗失眠的原发疾病和其他原因,重视睡眠卫生、心理行为的改善。

5. 如果应用药物治疗,可选用非苯二氮䓬类药物,或者中、短效苯二氮䓬类药物,并从小剂量开始。

6. 催眠药只能帮助睡眠的改善,而不能治疗引起失眠的疾病,如果在 2~3 周催眠药治疗后,失眠仍存在,则应对患者重新作出诊断分类。

(三)治疗方法

1. 培养良好的作息习惯　合理安排孩子的睡眠时间,避免白天过度兴奋、激动,避免夜间过度熬夜,尽量为患者创造一个良好的生活环境,使患者逐渐养成良好的生活习惯。

2. 药物治疗　除了偶尔用于治疗儿童夜惊和梦游症、癫痫,儿童尽量不要使用催眠药。对儿童失眠应该积极去除病因,以改变生活方式、心理治疗、睡眠卫生治疗为主。对于严重失眠儿童可短期给予镇静催眠药物。

第二节 非器质性嗜睡症

非器质性嗜睡症(hypersomnia)是指白天睡眠过多,但不是由于药物、酒精、躯体疾病或睡眠不足所致,也不是某种精神障碍(如抑郁症、焦虑症)症状的一部分。本病的核心症状就是白天睡眠过多。

一、流行病学

儿童因白天睡眠过多来医院就诊较多,该病在儿童中的发病率为0.01%~0.2%。

二、病因和发病机制

目前病因仍不清楚,可能与自主神经功能紊乱有关,一些患者可能与遗传有关。

三、临床表现

主要临床表现为白天打瞌睡,特别在安静的场所更易酣然入睡,而此前患者夜间睡眠往往并没有减少。睡眠过多可使患者记忆力下降,损害认知功能和社会功能,也可能会伴有情绪低落等。

【典型病例】

患者,男,10岁,因"白天思睡2年"就诊。患者2年前无明显诱因出现白天思睡,在上课、看电视等情况下睡着,自觉白天精力不足、记忆力下降、注意力难集中,学习成绩明显下降,无打鼾、突然猝倒症状发作。夜间入睡快,期间无反复醒来,早上按时起床,无憋醒和呼吸困难,无入睡、睡眠中及醒来时肢体感觉异常及活动受限,睡眠时间为9小时以上。上述症状每周发作约4次,2年来反复发作无缓解倾向。体格检查无阳性体征,实验室检查及影像检查在正常范围。精神检查:意识清,面容困倦,无精打采。自诉白天会控制不住地睡觉。

诊断:非器质性嗜睡症。

四、病程及预后

急性病程至少少于1个月,而持续1~3月为亚急性,超过3月称为持续性。预后与嗜睡症的起因有关,疾病本身无生命威胁,但可造成严重的后果。

五、诊断及鉴别诊断

(一)诊断要点

1. 睡眠时间充足的情况下,仍出现白天睡眠过多或睡眠发作,睡眠周期超过9小时仍感到睡眠不足,突然觉醒后感到难完全清醒。

2. 患者为此感到很苦恼或影响社会功能。

3. 上述症状几乎每周至少3次,并至少持续3个月。

4. 缺乏发作性睡病的附加症状(如猝倒、睡眠瘫痪、入睡前幻觉、醒前幻觉等)或睡眠呼吸暂停的临床证据。

5. 不是由于药物、酒精、躯体疾病或睡眠不足所致,也不是某种精神障碍的伴随症状。

(二)鉴别诊断

本病主要与发作性睡病(narcolepsy)鉴别。发作性睡病的睡眠发作多在正常人不易入睡的情况下发生,往往是无法抗拒的,而且常伴有附加症状如猝倒发作、睡眠瘫痪及入睡前幻觉。

六、治疗与康复

首先应尽可能寻找病因,有针对性治疗;建议患者不要从事危险性活动,白天增加活动,也可培养定时小睡(15～30分钟)的习惯;其次是药物治疗,可给予小剂量中枢兴奋剂,如哌甲酯、莫达非尼、托莫西汀、安非它明等。需指出的是该类患者要避免使用咖啡因及酒精。

第三节　非器质性睡眠-觉醒节律障碍

非器质性睡眠-觉醒节律障碍(sleep-wake rhythm disorders)是指睡眠-觉醒节律与常规不符,从而导致失眠和(或)睡眠过度,并非躯体疾病或精神障碍(如抑郁症)症状的一部分。本病儿童及青少年少见。

一、流行病学

非器质性睡眠-觉醒节律障碍目前尚无流行病学资料。

二、病因和发病机制

生物钟的节律紊乱是本病的发病机制,常见的原因有生活不规律(如睡得太晚、不规律作息时间、生活日夜颠倒、倒时差等),起居无常或多变,本病还与心理社会压力大等因素有关。

三、临床表现

患者的睡眠-觉醒节律与所在环境的社会要求或周围大部分人遵循的节律不相符,在主要的睡眠时段失眠,而在应该清醒的时段反而嗜睡。患者可有如下临床表现:入睡困难、睡眠维持困难或频繁醒来、早醒或醒后再难入睡或自觉睡眠质量差。患者常伴有焦虑或恐惧心理,影响社会功能。

【典型病例】

患者,女,12岁,因"睡眠差2月"就诊。患者2月前因备战语文竞赛每晚复习到12点,赛后患者恢复正常作息时间(22:00上床睡觉;6:00起床),1个半小时后仍无法睡着,睡着后觉得睡眠浅,容易醒来,早上7:00仍不愿起床,对睡眠质量感到很不满意。白天感到困倦,注意力、记忆力下降,影响学习。体格检查无殊。精神检查:意识清,交流可,对睡眠问题感到苦恼。

诊断:非器质性睡眠-觉醒节律障碍。

四、病程及预后

症状持续1～3月为阵发性,超过3月或更长为持续性,1年内发作2次或更多则称为复发性。本病对患者的学习、生活带来一定的影响。

五、诊断与鉴别诊断

(一)诊断要点

1. 患者睡眠-觉醒形式与特定社会中的正常情况或同一文化环境中大多数人所认同的睡眠-觉醒节律不一致。

2. 在主要的睡眠相段失眠,在应该清醒时嗜睡。

3. 上述症状几乎每天发生并且至少持续1个月以上,或在短时间内反复出现。

4. 患者对睡眠质、量及时序的不满意状态深感苦恼,或影响了社会或职业功能。

（二）鉴别诊断

本病主要与躯体疾病或精神障碍（如抑郁症、躁狂症）等导致的继发性睡眠-觉醒障碍相鉴别。

六、治疗与康复

首先作息时间要规律，改变不良的生活方式，了解睡眠卫生知识，合理安排工作、社交时间，调整入睡和觉醒时间，使之与正常人的睡眠-觉醒节律相一致。对于很难在早上预定时间醒来或者傍晚困倦、晚上睡得早的患者可给予强光治疗。此外，褪黑素目前也广泛用于治疗该类疾病。对于伴有明显焦虑、抑郁的患者，可给予抗焦虑药、抗抑郁药治疗。

第四节　睡　行　症

睡行症（sleepwalking disorder）又称梦游症，是指儿童夜间于睡眠中突然起床，下地行走。本病特点：①此种情况多在无意识状态下发生；②发作时患者很难被唤醒，且对发作过程不能回忆；③睡行症一般发生于睡眠的前1/3阶段，入睡后1~2小时以后，多开始于非快速眼球运动（non-rapid eye movement，NREM）睡眠第3、4期；④虽然可称为梦游症，但患者发作时并未做梦；⑤本病多起病于4~8岁儿童，无男女的差异，常有家族史。

一、流行病学

本病儿童较成人常见。加拿大2.5岁儿童发病率为14.5%，上海学龄前为1.93%，北京2~12岁为0.6%。

二、病因和发病机制

（一）遗传因素

部分患者家族史常呈阳性，研究发现单卵双生子的同病率要高于异卵双生子的同病率。

（二）神经系统发育不成熟

睡行症随着年龄增长而逐渐消失，表明其发生可能与神经系统发育不成熟有关。

（三）心理因素

部分睡行症儿童发病可能与学习压力大、家庭环境紧张、父母争吵、情绪抑郁焦虑、疲劳等因素有关。

（四）与某些疾病有关

如不安腿综合征、偏头痛、胃食管反流等。

三、临　床　表　现

本病以睡眠中行走为特征。可从床上坐起，并不下地，目光呆滞，做一些刻板而无目的动作，持续数分钟后自行躺下，继续睡眠。有些下床在室内外走动，有时也做些似有目的性的活动，如开窗户、搬东西等，有时喃喃自语，甚至回答问题，但常答非所问。发作中很难唤醒，强行唤醒常出现精神错乱，事后完全遗忘。患者的活动可自行终止，重新回到床上躺下，也可无目的地游走到较远的地方，次日醒来对于自己身处异地惊诧不已；可有一些不当的行为。PSG表现为开始于NREM睡眠第3、4期，最常见于睡眠结构的第1或第2周期的NREM睡眠期结束时；脑电图（electroencephalography，EEG）可见发作起始前出现极高波幅慢波节律（δ波爆发）；肌电图（electromyography，EMG）波幅也突然增高；睡行症发作时则表现为睡眠波（δ波）和觉醒波（α波）的混合（图18-1）。

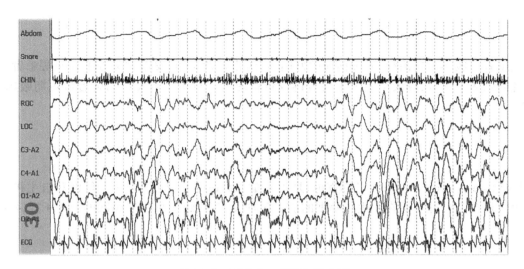

图 18-1　睡行症患者睡眠脑电图

【典型病例】

患者,男,13 岁,因"间断睡眠中起床行走 1 年"就诊。1 年前父母发现患者在夜间睡眠时起床在卧室行走,目光呆滞。家属与其说话,患者无反应。约 3 分钟后患者自行返回床上继续睡觉。第二天父母追问夜间的事情,患者表示不知情。约 1~2 月发作一次,症状同前,无摔倒、磕碰及受伤。体格检查无异常。精神检查:意识清,交流可,患者对夜间起床行走一事毫不知情。

诊断:睡行症。

四、 病程及预后

睡行症虽然会带来一定困扰,但通常不严重,随着年龄增大会逐渐消失。

五、 诊断与鉴别诊断

（一）诊断要点

1. 突出症状是一次或多次睡眠中突然起床,下地活动,通常发生于夜间睡眠的前三分之一阶段。

2. 发作时患者表情茫然,目光凝滞,如果他人试图加以干涉或同其交谈,则相对无反应,并且患者很难被唤醒。

3. 无论是在发作中还是在次日清晨,患者清醒后对发作过程都不能回忆。

4. 从发作中醒来的几分钟之内,患者会有一段短时间的茫然及定向力障碍,但对精神活动及行为并没有任何损害。

5. 缺乏器质性精神障碍(如痴呆)或躯体障碍(如癫痫)的证据。

（二）鉴别诊断

1. 癫痫　也可表现入睡后起床活动且事后不能回忆,但是癫痫发作时患者常呼之不应,可有搓手、吞咽等持续性动作,脑电图检查可见癫痫样放电。

2. 睡惊症　可表现入睡后起床活动,但是其发作时常伴惊恐和明显的自主神经症状(如心率加快、大汗淋漓、呼吸急促、瞳孔扩大、面色苍白等)。

3. 分离性神游症(dissociative fugue)　应与睡行症相鉴别。但是分离性神游症属于分离性障碍,其发作持续时间要长得多,可以历时几十分钟到几天,患者可以离家出走到外地旅游,但是患者警觉程度更高,能够完成复杂的、有目的的行为,而且分离性障碍在儿童中罕见,其典型发作大多开始于清醒状态。

六、治疗与康复

轻症患者一般不需要治疗,入睡前应关好门窗,防止患者受伤,发作时父母不要叫醒患者,应尽量引导患者回到床上睡觉,隔天早上也不要告诉或责备患者。对于反复发作的患者可短期服用地西泮治疗。

第五节 睡惊症(夜惊)

睡惊症(sleep terror disorder)又称夜惊,是指儿童从睡眠中突然惊起,伴有焦虑和自主神经症状,一般持续数秒或几分钟。通常发生于睡眠的前1/3阶段,多开始于 NREM 睡眠的第3、4期,4~7岁儿童多见。

一、流行病学

睡惊症的发病率相当少,在儿童中比较常见,多发生于4~12岁的孩子。

二、病因和发病机制

本病发生可能与遗传因素、睡眠不足、过度疲劳、发热及服用抑制中枢神经的药物、卧室环境不舒适、呼吸道不通畅以及睡前饱食或饥饿等有关。

三、临床表现

儿童从晚上前1/3(入睡后0.5~2小时)的深度睡眠期突然惊醒,常伴着尖叫、哭闹、躁动,并满身大汗,瞳孔放大,脉搏及呼吸加快等,坐于床上或下地行走,表情惊恐。不管父母如何拥抱安抚,仍然持续在不加理会的状态,依旧哭闹躁动约10~15分钟,肌肉张力呈现增加的状态,并且对任何身体上的接触有抗拒的行为举动。被强迫叫醒,意识可能显得混乱,语无伦次,但不久又睡着,隔天早晨对昨晚发生的事毫无所知。患者企图下床或挣扎,可能会导致自伤或伤及他人。有的患者一夜可发作数次。PSG 表现为开始于 NREM 睡眠第3、4期,通常发生于夜眠的前1/3阶段,但也可发生于 NREM 睡眠期的任何时候,不伴极度恐惧的从 NREM 睡眠中部分性觉醒较极端的睡惊症多见。

【典型病例】

患者,7岁,男性。因"反复夜间突然哭叫伴惊恐半年余"就诊。患者半年余前于夜间睡眠中突然哭叫、从床上坐起来,伴出汗、呼吸急促、面色苍白等,表情十分惊恐,患者家长大声呼喊其名字及问其有何不适等,患者均无反应,上述症状持续约5分钟左右后患者再次入睡,次日患者根本不记得昨天晚上哭叫过。以后上述症状反复发生,平均每个月发作1~2次,且多于入睡后1小时左右,间歇期正常。查体:生长发育正常,体格检查无殊。精神检查:接触可,否认夜间有哭叫行为,认为自己是冤枉的,余未发现其他精神症状。

诊断:睡惊症。

四、病程及预后

本病预后良好,随着年龄增长本病一般可自行消失。

五、诊断及鉴别诊断

(一)诊断要点

1. 患者主诉或家属发现其睡眠期间有突然的强烈恐惧发作。

2. 患者从睡眠中惊醒但不能与周围环境相协调的症状一般持续 1~10 分钟。

3. 通常发生在夜眠的前 1/3 阶段。

4. PSG 显示发作开始于 NREM 睡眠第 3、4 期,通常伴有心动过速。

5. 可部分或全部遗忘发作过程。

6. 缺乏躯体障碍如脑肿瘤或癫痫的证据。

(二)鉴别诊断

1. 梦魇 梦魇的患者常从噩梦中惊醒,很容易被叫醒,醒后意识很快清醒,对刚才做的梦能够清楚的回忆,一般不会很快入睡,且多发生于快速眼球运动(rapid eye movement,REM)睡眠,多见于后半夜。

2. 癫痫 癫痫患者还可出现牙关紧闭、眼睑上翻、四肢抽搐、大小便失禁等表现,患者不仅仅在夜间发作,而且在白天也可发作,发作时脑电图有典型表现。

3. 睡行症 主要表现为夜间起床行走,但惊恐及自主神经系统亢进症状不明显。但需要注意的是有时睡惊症和睡行症可同时存在。

六、 治疗与康复

对于夜惊症的患者,特别是儿童患者,药物不常规使用。首先避免减少患者的总睡眠时间。其次解除发病诱因,睡前不要看恐怖电影、听惊险的故事,不要饱食、饥饿等。对于发作频繁的患者可短期给予苯二氮䓬类药物治疗。

第六节 梦 魇

梦魇(nightmares)即做噩梦,又称梦中焦虑发作,以恐怖不安或焦虑为主要特征的梦境体验,事后患者能够详细回忆,通常发生在快速眼动阶段。特点:①多发于 3~6 岁;②被恐怖性的梦境唤醒;③有时可仅表现为呻吟或惊叫,并引起呼吸与心率加快,直至惊醒;④恐怖或焦虑是梦魇的主要构成部分;⑤患者可出现恐惧睡眠,白天睡眠时间增多。

一、 流 行 病 学

梦魇一般开始于 3~6 岁的儿童,10 岁以后发病逐渐减少,13 岁以前男女患者患病率差不多。13 岁时患病率女性多于男性,有关梦魇的流行病学很少,75% 的儿童至少有一次梦魇发作,上海地区 5 岁以下儿童梦魇患病率为 12.14%。

二、 病因和发病机制

本病发生可能与以下因素有关:

(一)心理因素

患者白天或睡前看恐怖电影、听恐怖故事、生活或学业压力等引起心理紧张恐惧或患者经历过应激创伤时间等。

(二)环境及身体健康因素

室内温度不舒适,入睡前吃的过多或饥饿,发热,上呼吸道感染致呼吸不通畅,以及睡眠时手臂压迫胸壁导致不易透气出现胸闷等。

(三)某些药物

突然停用三环类抗抑郁药物、违禁药物或镇静安眠药可能诱发梦魇。

(四)某些疾病

如焦虑障碍、创伤后应激障碍可增加梦魇发作频率。

三、临床表现

儿童在睡眠中梦见可怕的景象或危及生命的事件,如从悬崖上掉下来,被怪兽追赶等,梦中情景使患者很紧张,焦虑,心跳加快,出汗,面色苍白,肌张力松弛等,患者感觉不能动弹,想逃跑却跑不掉,出现呻吟,甚至惊叫不已,此时患者易被唤醒,醒后定向力迅速恢复,且患者对梦境能够清楚回忆。梦魇多发生于 REM 睡眠,多于后半夜发生。梦魇的发作频率不同,有的每周发作 1~2 次,有的一夜可发作好几次。PSG 无明显的特征性改变,主要表现为 REM 睡眠潜伏期比其他类型睡眠障碍者有所缩短,有时创伤后噩梦发作可以发生于 NREM 睡眠期,特别是 NREM 睡眠第 2 期(图 18-2)。

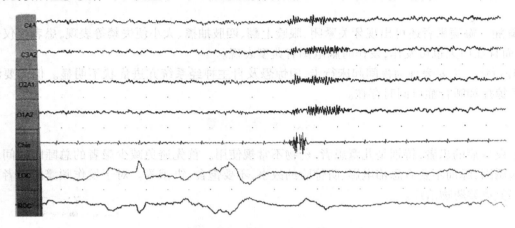

图 18-2　梦魇患者睡眠脑电图

【典型病例】

患者,9 岁,男性。因"反复夜间哭喊 1 年"就诊。患者 1 年前凌晨 4 点左右于夜间睡眠中突然哭喊,此时患者家长问其有何不适,患者从睡眠中醒来,诉说"有个怪兽一直朝自己跑来,想把自己吃掉,自己感觉想跑却跑不动,怪兽越来越近,感到很害怕",醒后患者很难再次入睡。上述症状反复发生,一般多发生于白天情绪紧张或听恐怖故事等情况下,且多见于后半夜,白天患者能够对噩梦回忆。躯体检查正常。精神检查:接触主动,患者对夜间做噩梦感到很害怕也很苦恼,余未发现其他精神症状。

诊断:梦魇。

四、病程及预后

急性病程为 1 个月或更短,亚急性为大于 1 个月小于 6 个月,持续性为至少 6 个月或更长。本病预后较好,随着年龄的增长症状会有所减轻。某些患者可能迁延到成年,很少部分患者可持续到终生。

五、诊断与鉴别诊断

(一)诊断要点

1. 至少有一次从睡眠中突然惊醒,伴有强烈的恐怖、焦虑与将要受到伤害感。

2. 患者能立即回忆起恐怖的梦境内容。

3. 从梦中惊醒后立即清醒,能够迅速恢复定向和警觉。

4. 至少伴有下列症状中的一项:

(1)发作后不易迅速入睡。

(2)通常发生于习惯性睡眠的后半段。

5. PSG 显示如下特征：

（1）在 REM 睡眠开始后 10 分钟左右突然惊醒。

（2）发作过程中出现心率和呼吸轻度加快。

（3）不存在与睡眠相关的癫痫活动。

6. 可以与其他类型睡眠障碍并存（如睡惊症和睡行症），共存的躯体或精神障碍不能充分地解释梦境。

7. 不能归因于某种物质的生理效应，如毒品、药物。

（二）鉴别诊断

将梦魇和夜惊相鉴别十分重要，后者常发生于上半夜，NREM 睡眠第 3、4 期，常伴有明显的自主神经兴奋症状，患者发作时一般并未做梦，且不容易被唤醒，即使被唤醒常有定向力障碍，且无论是刚发作过还是早晨醒来时，患者对发作过程都不能回忆。

六、 治疗与康复

梦魇治疗取决于患者是否要求治疗、梦魇是否为其他需要治疗的疾病的一部分，偶尔发生的梦魇不需要特殊治疗。家长发现患者梦魇发作时，可唤醒儿童，给予安慰，待情绪平静后再使之入睡。对于频繁发作的患者，首先应该寻找发病病因，去除病因或诱因，如睡前避免看恐怖刺激的小说、电影、避免饱食，缓慢停用镇静催眠药和抗抑郁药，注意睡姿等。对于由生活事件或精神刺激引起的梦魇可给予心理治疗，如意象复述技术：可选择经常出现的噩梦内容，通过回忆和叙述，将梦境演示或画出来，然后加以讨论、解释，常可使症状明显改善和消失，大大减少对梦魇的恐惧感。需要注意的是如果患者反复梦见相同症状的噩梦，如腹痛、头痛等，应警惕躯体疾病的可能。

第七节　发作性睡病

发作性睡病（narcolepsy）以白天过度嗜睡、猝倒及提前出现的快速眼动睡眠（REM）为特征。部分病例可伴有睡前和半醒的幻觉，睡眠瘫痪及自动症。

一、 流 行 病 学

男女发病率相同，欧洲 5 岁至 19 岁的孩子发作性睡病的发病率为 0.83/10 0000 人年。

二、 病因和发病机制

（一）食欲素/下丘脑分泌素的缺失

伴有猝倒的发作性睡病由神经肽—食欲素-A 和食欲素-B（也称为下丘脑分泌素-1 和下丘脑分泌素-2）缺失导致，该类患者产生食欲素的下丘脑神经元数量减少约 90%，在他们的脊髓液中很少或根本不会检测到食欲素-A 这些神经递质是食欲素前体基因的产物，由外侧下丘脑的神经元所合成。当食欲素-A 和食欲素-B 结合突触后神经元的食欲素受体-1 和食欲素受体-2 时，它们会产生兴奋作用。而不伴猝倒的发作性睡病病因仍不明确。

（二）遗传与环境因素

人类白细胞抗原（human leukocyte antigen, HLA）DQB1 * 0602 单倍型（DR2 亚型）存在于 95% 的伴有猝倒的发作性睡病患者中和 96% 的具有食欲素缺乏的患者中。虽然这些遗传因素可能使一些人容易出现发作性睡病，但是环境因素似乎更重要，因为仅有约 25% 的受累单卵双胎都出现发作性睡病。

（三）某些疾病有关

发作性睡病被认为与下丘脑后部及中脑的病变有关。如有报道肿瘤、血管畸形和脑卒中都可引起发作性睡病。

三、临 床 表 现

典型表现为慢性的日间困倦伴不同次数的猝倒、刚入睡时幻觉和睡眠瘫痪四个部分。只有 1/3 的患者具有所有这些典型症状；因此，即使只有单纯的慢性日间困倦的患者，也应考虑发作性睡病。发作性睡病患者中常见的其他表现包括片段化睡眠、其他睡眠障碍、抑郁和肥胖。PSG 呈现出 REM 睡眠潜伏期不超过 15 分钟，或多次小睡潜伏时间试验（multiple sleep latency test，MSLT）显示平均睡眠潜伏期小于或等于 8 分钟，以及至少 2 次的睡眠起始的快速眼动期（sleep-onset rapid eye movement periods，SOREMP）。

【典型病例】

患儿，女，12 岁，因"白天嗜睡 2 年余"就诊。患者 2 年余前无明显诱因开始出现白天学习、写作业时入睡，约 10～20 分钟后自行醒来，白天清醒时精力可，无突然猝倒发作。夜间睡眠可，有多梦，偶有大喊大叫，无坐起夜行。否认情绪低落、兴趣减退。外院脑电图及头颅 MRI 检查未见明显异常。我院 PSG 检查：MSLT 显示平均睡眠潜伏期为 2.5 分钟；SOREMP：2 次。

诊断：发作性睡病。

四、病程及预后

该病是一种迁延终生、非进行性加重的疾病，约 1/3 患者的猝倒、睡眠瘫痪及幻觉随年龄增大而减少。

五、诊断及鉴别诊断

（一）诊断要点

1. 一天内反复地不可抗拒地需要睡眠、陷入睡眠或打盹，与强烈情感相关的猝倒发作，在过去 3 个月内每周至少出现 3 次。

2. 存在以下至少 1 项症状：

（1）脑脊液检测发现食欲素分泌缺乏。

（2）PSG 检查发现出现 REM 睡眠潜伏期小于或等于 15 分钟，或 MSLT 显示平均睡眠潜伏期不超过 8 分钟，并且存在至少 2 次的 SOREMP。

（二）鉴别诊断

本病主要与可引起白天嗜睡、猝倒、睡眠瘫痪及入睡时幻觉的疾病相鉴别。很多疾病可导致日间嗜睡，如失眠症、阻塞性睡眠呼吸暂停、睡眠-觉醒节律障碍、特发性嗜睡、周期性肢体运动障碍和抑郁发作等。猝倒可以伴发于下丘脑或脑干病变以及癫痫等疾病。刚入睡时幻觉和睡眠瘫痪常出现在发作性睡病中，但也可以出现在失眠症、睡眠-觉醒节律障碍、阻塞性睡眠呼吸暂停和焦虑中。

六、治疗和康复

一旦确诊，大多数患者可通过行为调整和药物治疗达到症状缓解或消失。

（一）行为调整

行为方式的调整包括夜间睡眠节律纠正、白天适当小睡、控制情绪和增加运动等。

（二）药物治疗

主要是中枢兴奋剂，如苯丙胺类、哌甲酯，以及抗抑郁剂，包括三环类抗抑郁药、5-羟色胺再摄取抑制剂，可减少或根治猝倒发作的次数。

（陈　炜　覃艳华）

思考题

1. 失眠的治疗目标是什么？
2. 失眠的治疗原则有哪些？
3. 睡行症的多导睡眠描记术的表现有哪些？
4. 睡惊症的诊断要点有哪些？
5. 睡行症应与哪些疾病进行鉴别？

第十九章

器质性精神障碍

第一节 概　述

一、概　念

本章介绍的器质性精神障碍(organic psychiatric disorders)指由于脑部疾病、躯体疾病、中毒或其他可导致大脑结构或功能紊乱的疾病所致的精神障碍。本章主要介绍几种常见的儿童少年器质性精神障碍和神经认知障碍(the neurocognitive disorders,NCDs)。

二、神经认知障碍

在 DSM-5 中神经认知障碍主要包括谵妄、重度和轻度神经认知障碍。神经认知障碍所涉及的病因、病理、生物学标记等可以是明确的也可以是不明确的,例如创伤性脑损伤所致的神经认知障碍(明确的病因)、未特定的神经认知障碍(不明确的病因)。

神经认知障碍的诊断基于受损的认知领域及其程度。认知领域主要包括:复杂注意、执行功能、学习和记忆、语言、知觉运动和社会认知。

(一)谵妄

谵妄(delirium)以意识障碍或注意力障碍为主要表现,伴随基线认知的改变,且不能用一个已患的或发展中的神经认知障碍来更好地解释。

1. 流行病学　谵妄在社区中的患病率约为 1%~2%,患病率随着年龄而增加。住院个体的患病率约为 14%~24%。需要儿童精神科医生进行会诊的综合医院住院患者中有 10%存在谵妄的问题,在儿童重症监护病房这个比例可高达 17%~66%。

2. 病因和发病机制

(1)病因:导致谵妄的因素众多,谵妄状态是器质性精神障碍的特征性症状,容易在外伤、感染、中毒、缺氧、中枢系统疾病、内分泌疾病、代谢紊乱、药物作用、戒断反应(如酒精)、术后等状况下出现。因此,当患者出现谵妄状态时,必须认真搜索其潜在的器质性疾病及外界影响因素。儿童青少年是比较容易发生谵妄状态的人群。

(2)发病机制:目前认为一些重要皮层及皮层下区域的结构或神经生理状态的改变可以引起谵妄,这些脑区有丘脑、前额叶和基底节。另一个重要机制是神经递质紊乱,如胆碱、多巴胺、5-羟色胺、γ-氨基丁酸、去甲肾上腺素、谷氨酸、组胺、阿片类物质有关。其中最重要的机制可能是胆碱能功能下降,多巴胺功能亢进。各种原因引起的脑细胞缺血缺氧也是一个重要机制,例如发生脓毒血症时出现的谵妄与血管内皮损伤、血-脑屏障破坏、毒素造成的脑细胞缺血缺氧损伤有关。也有研究认为各种原因引起的中枢神经递质的改变导致第二信使功能紊乱而造成谵妄。

3. 临床表现　谵妄病情进展迅速,通常在数小时至数天内进展;在一天中病情也会波动,通常在傍晚或夜晚加重。

(1)注意力障碍:表现为注意力指向、聚焦、保持或转移的能力下降。由于患者注意力涣散,当与其交流时需要重复提问,也会出现当下一个问题提出时其还在持续重复前一问题的答案而不能进行适当的注意转换。患者的注意力容易被无关刺激分散。

(2)意识障碍:表现为对环境或自我定向力的下降。

(3)认知障碍:如记忆缺陷(尤其是近期记忆)、定向障碍(尤其是时间和地点定向障碍)、语言的改变、知觉扭曲或知觉运动障碍。常见知觉障碍包括误解、错觉、幻觉;这些障碍通常以视觉形式出现,也可以其他形式出现;可以从简单的、一致的到高度复杂的形式。

(4)情绪障碍:表现为焦虑、抑郁、恐惧、易激惹、愤怒、欣快或情感淡漠。可能出现从一种状态到另一种状态的快速转换。儿童的情绪障碍常以行为异常作为表现,如呼喊、大叫、谩骂、咕哝等,这些行为在夜间,或在缺乏刺激和环境因素的状况下特别容易出现。

(5)睡眠-觉醒周期障碍:表现为日间困顿、夜间激越、入睡困难或夜间清醒。有些个体会出现完全的睡眠-觉醒周期的反转。

根据谵妄的病程可以分为:急性(持续数小时或数天)和持续性(持续数周或数月)。根据谵妄的精神活动水平可以分为:活动过度[个体的精神运动活动处于活动过度的水平,可伴有心境不稳定、激越和(或)拒绝接受医疗服务]、活动减退(个体的精神运动活动处于活动减退的水平,可伴有迟缓和接近木僵的昏睡)和混合性活动水平(尽管注意力和意识是紊乱的,但个体的精神运动活动处于正常水平,也包括活动水平快速波动的个体)。

儿童青少年的谵妄与成人不同,儿童青少年谵妄起病更急,感觉障碍、幻觉妄想、激越症状更多见;而严重认知障碍和睡眠-觉醒周期障碍少见;在一天之内病情波动较小。年幼患者以意识障碍和行为改变多见,年长患者以感知觉障碍多见。有的患者可出现退化性的行为、不易安抚、与父母交流对视方面的改变。

谵妄评估量表(Delirium Rating Scale,DRS)是一个可以用于儿童的量表。该量表由10个项目组成,包括感知觉障碍、幻觉、妄想、精神运动异常、认知功能失调、睡眠-觉醒节律紊乱、情绪不稳定及症状的多变性。按照0~4分评定,最高32分,≥13分表明有谵妄。

4. 病程及预后　谵妄的病程可以是急性或持续性的。大部分个体都可以完全康复,早期识别和干预可以缩短谵妄的病程。但部分谵妄患者的病情发展可能出现木僵、昏迷、癫痫,甚至死亡。存在谵妄的住院患者死亡率可以高达40%,特别是合并恶性肿瘤或其他严重躯体疾病的患者。重度和轻度认知障碍可以增加谵妄的风险并使其病程复杂化。与成年人相比,由于皮质发育的不完善婴儿期和儿童期对谵妄的易感性也较高。在儿童期,谵妄可能与发热性疾病和特定的药物相关(例如抗胆碱能药)。

5. 诊断与鉴别诊断

(1)诊断:需满足以下条件

1)注意(即指向、聚焦、维持和转移注意的能力减弱)和意识障碍(对环境的定向减弱)障碍。

2)该障碍在较短时间内发生(通常为数小时到数天),表现为与基线注意和意识相比的变化,以及在一天的病程中严重程度的波动。

3)额外的认知障碍(例如记忆缺陷、定向障碍、语言、视觉空间能力或知觉)。

4)诊断标准1)和3)中的障碍不能用其他已患的、已经确定的或正在进行的神经认知障碍来更好地解释,也不是出现在觉醒水平严重低下的背景下,例如,昏迷。

5)病史、体格检查和实验室发现的证据表明,该障碍是其他躯体疾病、物质中毒或戒断(即由于滥用的毒品或药物),或接触毒素,或多种病因的直接的生理结果。

(2)鉴别诊断

　　1）功能性精神疾病：谵妄需要与其他伴有认知障碍的功能性精神疾病（如精神分裂症、短暂精神病性障碍、伴有精神病性症状的双相障碍）相鉴别，鉴别的要点是谵妄的患者还存在意识障碍和注意障碍，谵妄时出现的幻觉通常是生动形象的，在导致谵妄的因素去除后精神症状会迅速消失，而功能性精神疾病无意识障碍及精神症状长期存在可用于鉴别。

　　2）急性应激障碍：急性应激障碍的诊断必须具备应激事件，且应激事件在时间及因果关系上与患者的疾病必须符合。

　　6. 治疗与康复　最重要的是寻找导致谵妄的原因并治疗。同时进行必要的对症支持治疗，保持水电解质、酸碱平衡。对于兴奋激越者可小剂量使用抗精神病药，短期氟哌啶醇肌注是较常用的方法，起始剂量 0.15 ~ 0.25mg/次，总量 0.05 ~ 0.5mg/（kg·d）；也可口服非典型抗精神病药利培酮，起始剂量 0.1 ~ 0.2mg/次，总量 0.2 ~ 2.0mg/d。奥氮平、喹硫平也可以小剂量开始逐渐加量使用。以上药物在症状控制后需要及时停药。

知识框 19-1　精神疾病从何而来？

　　一直以来，人类都在不停地探索精神疾病患者的患病机制。人类最初认为精神疾病是由于魔鬼附身造成，所以他们把精神患者长期关在疗养院并以铁链绑住。后来以心理学派为主导的理论又盛极一时，人们认为心理因素是精神疾病的病因，于是大量采用心理治疗甚至道德治疗治疗精神疾病。直到近代 Kraepelin 把精神疾病进行系统分类后，人类才更客观地看待精神疾病。但不论是心因性、器质性，精神疾病的病变基础在大脑。除了传统的神经生化机制外，目前的研究热点集中于：

　　（一）精神影像学

　　精神影像学运用影像学手段研究精神疾病，主要采用 MRI 等在活体进行无创性的脑结构与功能研究。其中人脑连接组学已成为了科学领域最受关注的研究热点和前沿方向之一。2012 年美国《科学》杂志将人脑连接组学列为 2013 年最为值得关注的 6 大科学领域之一。这种计算与分析框架将大脑看作很多复杂网络，能够从系统的角度揭示人脑的工作机制以及精神疾病发生、发展的病理机制。

　　（二）遗传学

　　借助同卵双生子的研究发现精神疾病与遗传关系密切，但具体的遗传模式并不清楚。以往的研究主要涉及相关基因位点的基因多态性，近来有关精神疾病的表观遗传学研究大量出现。表观遗传主要研究可遗传的基因表达的改变，主要包括 NDA 甲基化、染色质组蛋白修饰等。

　　（三）免疫学

　　随着 NMDA（N-甲基-D-天冬氨酸）受体在精神疾病中的被发现，白介素等免疫因素与精神疾病的关系正在得到不断的证实。同样在免疫系统疾病患者中共病精神疾病的比例也高于正常人群。

　　参考读物：

　　1. Gong Q, He Y. Depression, neuroimaging and connectomics: a selective overview. Biol Psychiatry, 2015, 77(3): 223-235.

　　2. Khandaker GM, Cousins L, Deakin J, et al. Inflammation and immunity in schizophrenia: implications for pathophysiology and treatment. Lancet Psychiatry, 2015, 2(3): 258-270.

（二）重度和轻度神经认知障碍

神经认知障碍包括一组障碍,主要临床表现为认知功能缺陷,且是获得性的而非发育性的。重度和轻度神经认知障碍通常根据已知或假设的病因/病理的实体或引起认知衰退的实体来划分亚型。这些亚型通过时间、病程、受影响的特征性功能领域和有关症状的组合进行区分。对一些病因学的亚型,其诊断主要基于潜在的病因。对一些其他病因学亚型,如神经退行性疾病,其诊断主要基于认知、行为和功能症状。这些不同的亚型包括由下列疾病所致的重度或轻度神经认知障碍:阿尔茨海默病、额颞叶变性、路易体病、血管病、创伤性脑损伤、物质/药物使用、HIV感染、朊病毒病、帕金森病、亨廷顿病、其他躯体疾病、多种病因、未特定的。其中与儿童青少年关系密切的是创伤性脑损伤、物质/药物使用所致的重度或轻度神经认知障碍,将在本章第二节有所涉及。尽管认知缺陷在很多精神障碍中出现,如精神分裂症等,但只有其核心特征为认知障碍的疾病才被包括在神经认知障碍的类别中。尤其需要注意的是,神经认知障碍认知功能的损害并非自出生后或在早年生活中就存在,特指先前已经获得的功能水平的衰退。DSM-Ⅳ中的"痴呆"被继续使用,但往往被用于老年人的痴呆。而重度神经认知障碍的应用范围则十分广泛,它往往被用于描述那些影响年轻个体的疾病,如继发于创伤性脑损伤或HIV感染的损害;DSM-Ⅳ中的"记忆障碍"不再使用,而被诊断为由于其他躯体疾病所致的重度神经认知障碍。

1. 流行病学　目前尚缺乏儿童青少年神经认知障碍的患病率数据。只有在老年人群的患病率调查,重度认知障碍的患病率在65岁时约为1%~2%。

2. 病因和发病机制

（1）病因:遗传、外伤、感染、中毒、缺氧、中枢系统疾病、内分泌疾病、代谢紊乱、物质/药物作用都与神经认知障碍有关。部分神经认知障碍已被认为与遗传有关,如亨廷顿病所致的神经认知障碍被发现是常染色体显性遗传疾病(在4号染色体上 *HTT* 基因CAG三核苷酸的重复扩张)。肝豆状核变性所致的神经认知障碍是常染色体隐性遗传性疾病。

（2）发病机制

1）缺血缺氧损伤:在脑外伤等发生后,脑细胞的缺血缺氧状态造成脑细胞的损伤或外伤引起直接的脑细胞损伤。若损伤发生在关键功能区(如额叶)更容易发生神经认知障碍。

2）细胞因子:在炎症或某些躯体疾病中,机体释放的细胞因子对脑细胞有毒性作用,例如白介素1β、肿瘤坏死因子α,继而发生神经认知障碍。

3）代谢及毒素:包括叶酸及维生素 B_{12} 缺乏,药物、毒物、重金属中毒,患躯体疾病时机体产生的毒素均会对脑细胞造成间接影响继而发生神经认知障碍。

4）神经变性:如帕金森病的多巴胺能及胆碱能神经元的退行性变与相应的神经认知障碍密切相关。

5）神经递质:如胆碱、多巴胺、5-羟色胺、γ-氨基丁酸等神经递质的改变引起神经细胞功能紊乱继发神经认知障碍。

6）其他:如神经营养因子缺乏、下丘脑-垂体-肾上腺轴功能紊乱等。

3. 临床表现

（1）认知衰退:认知衰退是神经认知障碍的核心症状。其认知衰退表现为在一个或多个领域中原先已经获得的认知的衰退(例如原先正常的记忆能力下降),且这种认知衰退必须同时具有主观及客观两方面的证据支持,主观证据是个体、知情人和临床工作者对其认知方面的担心,客观证据是在进行客观评估时其表现低于预期水平或被观察到随着时间的推移而衰退。个体、知情人和临床工作者对其认知方面的担心需要仔细询问特定的症状才能引出,例如记忆的担心包括难以记住短的购物清单或跟踪电视节目。有时这些症状在轻度神经认知障碍的患者身上容易被患者及家属忽视或视为正常,需要仔细收集病史才能获得。还必须确定这些症状是与认知相关而不是与运动或感觉的局限性相关。客观证据方面,神经心理测评及一些简短的评估是有效的、关键的方法。神经心理测试的结果需要结合患者的年龄、教育程度、文化背景、常模、患者先前的表现来综合考虑。另一些简短的评估也可以提供客观证据,如要求患者说出故事中所有孩子的名字、按大小排列物品后再按颜色排列物品。

(2)日常功能的独立性:重度神经认知障碍患者存在日常功能独立性的严重损害,需要他人的帮助才能完成患者以前可以独自完成的任务。轻度神经认知障碍患者存在日常生活的独立性的轻微损害,需要比以前更多的努力或更多的时间来完成任务。

(3)精神症状:精神病性症状、抑郁、焦虑、情绪高涨、激越、情感淡漠、睡眠障碍在很多神经认知障碍中是常见的。视幻觉、偏执、被害妄想是较常见的精神病性症状。年幼儿童的精神症状可能难以询问,一些异常的行为、紊乱的言语、波动的情绪可以作为线索。情感淡漠的典型表现是动机减少、目标导向行为减少并伴有情绪反应。

4. 病程及预后　神经认知障碍的不同病因学亚型决定了其病程及预后。由创伤或脑出血缺血引起的神经认知障碍起病迅速,此后很长一段时间保持稳定状态。由变性疾病引起的神经认知障碍则可以隐匿起病逐渐加重。儿童青少年期的神经认知障碍可能对其智力发育产生广泛及终身的影响。有些神经认知障碍的病因是无法去除的,如某些基因遗传病,故预后不佳。

5. 诊断与鉴别诊断

(1)诊断

1)重度认知障碍:①在一个或多个认知领域内(复发注意、执行功能、学习和记忆、语言、知觉运动或社会认知),与先前表现水平相比存在显著的认知衰退,其证据在于:个体、知情人或临床工作者对认知功能显著下降的担心;认知功能显著损害,最好能被标准化的神经心理测评证实或者当其缺乏时能被另一个量化的临床评估证实。②认知缺陷干扰了日常活动的独立性(即最低限度而言,日常生活中复杂的重要活动需要帮助,如支付账单或管理药物)。③认知缺陷不仅仅发生在谵妄的背景下。④认知缺陷不能用其他精神障碍来更好解释(如重型抑郁障碍、精神分裂症)。

2)轻度认知障碍:①在一个或多个认知领域内(复杂的注意,执行功能,学习和记忆,语言,知觉运动或社会认知),与先前表现的水平相比存在轻度的认知衰退,其证据在于:个体、知情人或临床工作者对认知功能轻度下降的担心;认知功能轻度损害,最好能被标准化的神经心理测评证实或者但其缺乏时能被另一个量化的临床评估证实。②认知缺陷不干扰了日常活动的独立性(即日常生活中复杂的重要活动仍能进行,如支付账单或管理药物,但可能需要更大的努力、代偿性策略或调节)。③认知缺陷不仅仅发生在谵妄的背景下。④认知缺陷不能用其他精神障碍来更好解释(如重型抑郁障碍、精神分裂症)。

(2)鉴别诊断

1)正常认知:需要仔细收集病史和进行客观地评估,使用量化的评估工具是发现轻度神经认知障碍的有效方法。

2)谵妄:轻度和重度认知障碍可能很难与持续性谵妄区分,他们可能同时出现,对注意力和觉醒的仔细评估将有助于区分。

3)重型抑郁障碍:区分轻度神经认知障碍和可能与神经认知障碍同时出现的重型抑郁障碍是有难度的,此时明确特定的认知缺陷模式是有助于诊断的。例如,非特定的或变化的认知缺陷见于重型抑郁障碍患者。也可以结合患者的病情发展情况及对抗抑郁治疗的反应来观察。

4)特定学习障碍与其他神经发育障碍:仔细明确患者的基线状态有助于区分神经认知障碍与特定学习障碍或其他神经发育障碍,特定学习障碍或其他神经发育障碍患者的认知缺陷是出生后即存在的,而神经认知障碍的认知衰退表现为在一个或多个领域中原先已经获得的认知的衰退。神经认知障碍特定病因学亚型的确定也有助于鉴别。

6. 治疗与康复　神经认知障碍是一组由不同病因学亚型组成的障碍。治疗方案首先需要根据不同的病因学制订,如果病因是可去除的要尽早去除或进行针对病因的治疗。可适当使用改善脑功能的药物,常用药物有吡拉西坦,0.4~0.8g/次,总量1.2~2.4g/d,但其疗效并不确切。对于有精神病性症状的患者可小剂量使用抗精神病药,口服非典型抗精神病药利培酮,起始剂量 0.1～0.2mg/次,总量 0.2～2.0mg/d。奥氮平、喹硫平也可以小剂量开始逐渐加量使用。对于有焦虑抑郁症状的患者可以予以舍曲林口服,起始剂量 25mg/次,总量 25～150mg/d。积极进行康复训练以帮助患者恢复可以挽回的功能、学习新的技能。

第二节　常见儿童少年器质性精神障碍

一、颅脑损伤所致精神障碍

(一)流行病学

每年脑外伤的发病率约为 1.8‰。严重颅脑损伤的死亡率接近 50%,在脑外伤存活者中出现颅脑损伤所致精神障碍的人数超过 25%。

(二)病因和发病机制

颅脑遭受直接或间接外力后造成脑组织损伤所致的精神障碍。分为开放性和闭合性损伤。外力可以造成脑挫裂伤、脑震荡、直接的脑组织损伤、脑水肿或脑血肿。颅脑损伤所致精神障碍与颅脑损伤的程度、部位、急性期的病理生理变化和修复期的后遗病变等多种因素有关。

(三)临床表现

颅脑外伤所致精神障碍主要表现为意识丧失、创伤后遗忘、定向障碍、意识错乱、神经认知障碍。神经认知障碍必须在脑损伤发生后立即出现,或者必须在患者脑损伤恢复意识后立即出现且在急性创伤后阶段持续存在。神经认知障碍可以表现为复杂注意力、执行能力、学习和记忆领域出现困难,也会出现信息加工速度缓慢和社会认知障碍。严重的脑外伤还会出现其他神经认知缺陷,如失语、失用。

还可伴随人格改变,如多疑、攻击性、情感淡漠;情感功能障碍,如易激惹、紧张焦虑、情绪不稳定、容易受挫;躯体症状,如头痛、疲劳、眩晕、头昏、睡眠障碍、耳鸣、对声音敏感、对光敏感、失嗅、对精神活性药物的耐受性降低。

婴儿或儿童与脑外伤相关的持续性的损害可能反映在达到发育标志性事件的延迟(如语言习得)、不良的学业表现、社交发展损害。年龄较大的青少年,持续的症状可能包括不同的神经认知缺陷、易激惹、对光和声音的敏感、易疲劳、情感淡漠、焦虑、抑郁、敌对等。

根据脑外伤患者的意识、记忆状况及格拉斯哥昏迷量表评分,将脑外伤分为轻、中、重度。轻度:失去记忆时间 <30 分钟,创伤后失忆 <24 小时,格拉斯哥昏迷量表评分在 13～15 分(在 30 分钟时不低于 13 分);中度:失去记忆时间 30 分钟～24 小时,创伤后失忆 24 小时～7 天,格拉斯哥昏迷量表评分在 9～12 分;重度:失去记忆时间 >24 小时,创伤后失忆 >7 天,格拉斯哥昏迷量表评分在 3～8 分。

【典型病例】

患者,男,9 岁。玩耍时从二楼阳台摔落,致头部重伤,当即昏迷不醒。受伤后立即送医院急诊科诊治。头部 CT 示:右侧额颞叶脑挫裂伤伴血肿,蛛网膜下腔出血,颅骨骨折。经开颅手术清除血肿,保住了生命。但自受伤后,语言表达能力严重下降,吐词不清,伴随智力倒退,原来会做的习题现在无法理解、原来会的英语单词也不会识认了,情绪不稳定,常突然大哭大闹,有时有自伤行为,用手抓自己的脸,说话时经常重复几遍,重复做同样的动作,有时会喃喃自语、似乎在和他人对话。很少和以前的同学朋友接触,长期独自待在家中,无法进行有效的社交。喜欢和 3～4 岁的小朋友玩耍,游戏内容多简单幼稚。

诊断:颅脑外伤所致精神障碍。

（四）病程及预后

颅脑外伤所致精神障碍的病程及预后是多样化的，不仅取决于特定的损伤，也取决于颅脑损伤的部位、程度、患者的年龄、机体状况及其他因素（如救治的时间早晚等）有关。神经精神症状往往在刚发生脑外伤后最严重，大部分患者随着时间的推移其相应的精神症状会逐渐得到完全或显著的改善，当然少部分非常严重的脑外伤患者例外。与轻度脑外伤有关的神经认知症状常在受伤后数天至数周内恢复，通常在 3 个月后完全恢复。其他的一些症状，如躯体症状、情感症状、睡眠障碍也常在轻度脑外伤数周内恢复。在这些方面后续的显著的恶化应该考虑额外的诊断。重复的轻度脑外伤可能与持续的神经认知紊乱有关。中度及重度脑外伤除了神经认知缺陷，还可有与外伤有关神经生理、情绪行为症状。尤其是在外伤后的第一年，可以出现光敏感、听觉敏感、易激惹、攻击性、抑郁、疲劳、情感淡漠、睡眠障碍、无法恢复到受伤前的职业和社交功能水平，人际关系恶化。

格拉斯哥量表初始评分低、瞳孔无反应、不良运动功能、有脑损伤的影像学证据的患者预后不佳。由脑外伤所致的轻度神经认知障碍在后期可能会出现认知效率降低、注意力集中困难和进行日常活动的能力降低。由脑外伤所致的重度神经认知障碍在后期可能会出现独立生活和自我照料方面的困难、神经系统后遗症。有些患者在后期长期存在抑郁、情绪不稳定、情感淡漠等情绪症状。

（五）诊断与鉴别诊断

1. 诊断　明确的颅脑外伤病史，存在下列 1 项或多项症状：意识丧失、创伤后遗忘、定向障碍和意识紊乱、神经系统体征、精神症状在发生的时间上及因果关系上与脑外伤相关，结合影像学检查结果（CT 或 MRI）不难诊断。但需注意，有时颅脑外伤的病史并不明确，尤其是低龄儿童自己不能准确回忆损伤经过时，此时诊断的难度较大。因此，进行详细与完善的体格检查与实验室检查十分重要。

2. 鉴别诊断　颅脑损伤的急性期较易识别，但慢性期的精神障碍应与其他疾病导致的智能障碍、性格改变及精神症状相鉴别，需结合患者的心理发育状况、既往智能水平、既往精神病史、家族精神病史等予以鉴别。

（1）应激相关障碍：有时应激相关障碍会被同时诊断，脑外伤可以作为明确的应激事件，患者有与应激相关的症状（如警觉性增高、对应激性事件的回闪回避、噩梦、认知情绪的改变等）及症状在外伤后出现则可以诊断应激相关障碍。

（2）神经系统并发症：有些患者在外伤后出现症状的严重程度与脑外伤的严重程度不一致的精神症状，这时首先要排除是否有未被发现的神经系统并发症，如慢性血肿。需要进行详细的体格检查及头部影像学检查以排除。

（3）躯体症状障碍：躯体症状患者的特点是对症状有过度的关注和焦虑，虽然症状不一定时刻存在，但是这种关注和焦虑是持续存在的。

（4）做作性障碍：有时鉴别做作性障碍是十分困难的，目前尚没有任何测试手段可以运用。做作性障碍的患者通常涉及一些经济、法律的纠纷问题，家长或患者为争取某种利益而刻意陈述、编造症状。

（5）分离性障碍：分离性障碍中的分离性遗忘的记忆丧失可以表现为对选择性的事件（如冲突事件）或整个自身身份信息遗忘，而认知功能的其他方面则保持相对完好（如语言、注意等）。患者显得对症状毫不在意、有明确的心理因素也是鉴别的重要依据。

（六）治疗与康复

早期诊断、早期治疗是十分重要的，并决定着其治疗效果与预后。颅脑损伤随时可能威胁患者的生命，且病情急、变化快。因此首先应由急诊科及神经外科联合进行救治，及时评估手术指征。对颅脑损伤所致精神障碍，用药需十分谨慎。对于有精神病性症状的患者可小剂量使用抗精神病药，口服非典型抗精神病药利培酮，起始剂量 0.1 ~ 0.2mg/次，总量 0.2 ~ 2.0mg/d。对于有焦虑抑郁症状的患者可以予以舍曲林口服，起始剂量 25mg/次，总量 25 ~ 150mg/d。因颅脑外伤后的患者对药物的耐受性很差，可能出现许多少见且严重的药物副作用。应避免使用降低抽搐阈值（如氯氮平、奥氮平、三环类药物)及锥体外系副作用大(如氟哌啶醇)的药物或使用相应对抗副反应的药物(如小剂量使用苯海索治疗急性肌张力障碍)。尽量减少合用药物的种类,以减少酶诱导等药物相互作用所引起的不良反应。

对慢性恢复期患者应及早进行康复训练及支持性的心理治疗,经过康复训练,部分神经功能有望恢复。

二、癫痫伴发精神障碍

(一)流行病学

既往报道30%~58%的癫痫患者伴发精神障碍。我国调查有12.6%的患者伴有持久的精神障碍,其中颞叶癫痫最常见,因其不典型情感障碍(尤其是恐惧)、视听错觉和幻觉、不真实感和人格解体等症状;其次是额叶癫痫,其精神障碍比以前认为的更多见,患者可以有短暂的抽搐发作和情绪变化,以及复杂的自动症而类似颞叶癫痫发作。

(二)病因和发病机制

癫痫性精神障碍的发生与癫痫潜在的病因如基础脑部病变、癫痫发作本身的脑损害、心理社会因素的影响、抗癫痫药物使用不当有关。

(三)临床表现

癫痫伴发精神障碍可分为发作前、中、后和发作间期的精神障碍。

1. 发作前精神障碍　也称先兆或前驱症状。可表现为感知运动障碍(不适感、似曾相识感)、思维(幻觉妄想等)、情绪(抑郁焦虑、淡漠)、行为(冲动攻击等)和自主神经功能障碍(胸闷、心悸、腹胀、恶心、出汗、面色改变等)。前驱症状可持续数小时或数天,其预示着将会有癫痫发作的到来。

2. 发作时精神障碍　可有意识障碍、幻觉、感知综合障碍、似曾相识感、抑郁焦虑、淡漠、冲动攻击等和自主神经功能障碍。

3. 发作后精神障碍　可出现短暂意识混浊、自动症或朦胧状态,伴幻觉、偏执、情绪行为症状。

4. 发作间期精神障碍　可出现性格改变、智能缺陷、抑郁焦虑、类精神分裂症样精神病。

【典型病例】

患者,女,7岁。3天前开始行为冲动,打骂父母,说同学故意针对自己,显得十分气愤,在家中哭闹,晚上也不睡觉。反复诉说同学过去对自己所做的"坏事",对着窗户大骂。晚上企图跑出家中,诉要到谋害自己的同学家去找其算账,被父母强行拉回。第二天父母问起昨晚发生的情况,其完全否认,称并没有做过上述行为。父母认为其是"心理问题",来我科就诊。来我科后,在病房到处走动,不听从医护人员招呼,显得难以接近,不配合精神检查。入院当天下午,称其母亲是妖怪,开始抓扯母亲的头发,情绪十分激动。急诊行脑电图示:重度异常脑电图,伴阵发性棘波慢波。

诊断:癫痫所致精神障碍,癫痫精神运动性发作(朦胧状态)。

(四)病程及预后

在癫痫发作减少或停止后癫痫伴发精神障碍仍可长期存在,这与癫痫发作所致的脑损害、抗癫痫药物副作用、癫痫继发的心理问题等密切相关。癫痫患者自杀风险较常人高4倍,是特别需要关注和预防的精神问题。部分儿童期良性癫痫患者可以自然缓解或经治疗后不再复发,其精神症状也不再出现,预后较好。

(五)诊断与鉴别诊断

1. 诊断　精神症状呈发作性出现,既往有癫痫病史,有中枢神经系统疾病,脑电图提示有癫痫波,癫痫家族史均可为诊断提供依据。

2. 鉴别诊断

(1)分离转换障碍:分离转换障碍患者具有特殊的性格特点,具有暗示性(自我暗示性及容易被他人暗示)、幻想性(爱好幻想,把想象当现实)、情感性(情感丰富、情绪波动较大)、表演性(喜欢表现自己、常做出过分做作和夸张的行为、有感染力)、自我中心性(喜欢别人的夸奖、关注);发作时脑电图正常、发作时瞳孔光反射正常、存在与疾病相关的心理因素;而癫痫患者缺乏上述特点。

(2)睡行症、夜惊:睡行症和夜惊患者发作时的脑电波为同步、但单节律的 δ 波,发作中可应答或被唤醒,而癫痫患者发作中呼之不应。

(3)梦魇:梦魇是睡眠障碍的一种、发作后患者能回忆发作过程,而癫痫患者不能回忆。

(4)精神分裂症:精神分裂症是慢性、持续性病程,可与癫痫的发作性病程相鉴别,脑电图发现癫痫波也是癫痫重要的鉴别手段。

(六) 治疗与康复

在控制癫痫的基础上,可使用精神药物控制患者精神症状,如口服利培酮,起始剂量 0.1 ~ 0.2mg/次,总量 0.2 ~ 2.0mg/d;对于兴奋激越者可短期肌注氟哌啶醇,起始剂量 0.15 ~ 0.25mg/次,总量 0.05 ~ 0.5mg/(kg·d)。需注意精神药物大多具有降低癫痫阈值的副作用,使用时可能诱发癫痫发作,以氯氮平、三环类药物、锂盐较为常见,应避免使用。

除了药物治疗以外,支持性的心理治疗对患者及家属也是十分重要的。后期进行认知康复训练也有助于患者的康复。

三、 颅内感染所致精神障碍

(一) 流行病学

儿童因其免疫系统发育尚不完善,容易发生颅内感染。常见的感染类型有:流行性乙型脑炎、病毒性脑炎、亚急性硬化性全脑炎、结核性脑炎等。感染源有:病毒、细菌、真菌、结核杆菌、梅毒螺旋体、立克次体、寄生虫等。目前尚无关于颅内感染所致精神障碍的流行病学数据。

(二) 病因和发病机制

病原体或其代谢产物直接或间接侵犯脑组织导致脑细胞损伤,最终导致精神障碍的发生。颅内感染时机体释放的细胞因子或毒素对脑细胞有毒性作用,例如白介素、肿瘤坏死因子。颅内感染引起血管内血流动力学改变,可造成脑细胞缺血缺氧而引起继发的脑细胞损害。颅内感染的发生与机体的免疫力关系密切,在免疫力低的情况下容易发生颅内感染。

(三) 临床表现

一般情况先出现前驱症状,如头痛、发热、乏力、鼻塞、咳嗽等。而后部分患者可出现大小便失禁、癫痫发作、自主神经症状(多汗、面部潮红等)。逐步可出现精神症状,如意识障碍、幻觉妄想、注意力障碍、记忆力障碍等,也有部分患者首先以精神症状起病。神经系统体征可有脑膜刺激征及其他病理征。临床表现的形式与疾病的时期、严重程度有关。

【典型病例】

患者,女,14 岁。2 周前有"感冒"症状,曾发热达38.5℃。家人予以其服用"感冒清"后好转。此后出现头痛、乏力。3 天前开始出现言语紊乱,阵阵神情紧张,诉心慌不适、担心紧张。上课注意力不集中、记忆力下降、夜间睡眠差。曾有呕吐 2 次胃内容物。晚间显得"糊涂",刚说过的事很快就忘记了。1 天前开始出现凭空看见有"白衣人"在跟踪监视自己,为此不愿去上学。听见耳边有人在议论自己的所作所为。患者认为这些都是有人在设局陷害自己。向父母要求不上学了,要弄清这些事情。至我院行脑电图检查示:全导联弥漫慢波出现。头部 MRI:正常。血常规:中性粒细胞总数稍高。腰穿结果:细胞总数增高,查见较多淋巴细胞。

诊断:病毒性脑炎所致精神障碍。

(四) 病程及预后

颅内感染所致精神障碍与感染源类型、机体抵抗力强弱、治疗的时机及时与否、机体对治疗的反应好坏密切相关。大部分患者预后较好,但也有病情凶险可能危及生命的(如部分单纯疱疹病毒性脑炎)。部分患者可有后遗症,如智能障碍、性格改变等出现。

（五）诊断与鉴别诊断

脑电图是诊断颅内感染十分重要、敏感的检测手段。约90%的患者在疾病早期(大约在发病的第一周)即可出现脑电图的异常。而此时 CT、MRI 等影像学检查可能没有阳性发现。脑脊液检查是十分重要的区分感染源的检查,如脑脊液病毒免疫学可发现 IgG、IgM 升高,涂片培养可发现所感染的细菌、真菌等。梅毒螺旋体感染所致麻痹性痴呆需要采取例行的梅毒初筛实验及确诊实验予以诊断。各种感染所致精神障碍在症状学层面无明显特异性,因此病史的询问、体征、实验室检查对于诊断及鉴别诊断十分重要。

（六）治疗与康复

颅内感染所致精神障碍的治疗首先应明确感染源,进行有针对性的治疗。在此基础上使用小剂量精神药物进行精神症状的治疗。可口服利培酮,起始剂量 0.1 ~ 0.2mg/次,总量 0.2 ~ 2.0mg/d;对于兴奋激越者可短期肌内注射氟哌啶醇,起始剂量 0.15 ~ 0.25mg/次,总量 0.05 ~ 0.5mg/(kg·d)。精神症状控制后及时停用抗精神病药。

四、 遗传代谢疾病所致精神障碍

（一）常见导致精神障碍的遗传代谢性疾病

1. 流行病学　遗传代谢疾病指有代谢功能缺陷的一类遗传病,大多为单基因遗传病,可累及全身多器官系统。全世界目前已发现约 500 余种遗传代谢病,其临床表现复杂,研究报道新生儿的患病率在 0.5% 以上。尚缺乏遗传代谢疾病所致精神障碍的准确流行病学数据。主要分为以下几类疾病:

（1）大分子类

1）溶酶体贮积症:主要包括戈谢病(Gaucher disease)、法布里病(Fabry 病)、异染性脑白质营养不良、球形细胞脑白质营养不良、GM1 神经节苷脂贮积症、GM2 黑蒙性痴呆(Tay-Sachs 病)、Sanhoff 病、尼曼-匹克病(Niemaoh-Pick disease)、糖原贮积症Ⅱ型(pompe)、Wolman 病等。

2）线粒体病:主要包括母系遗传 Leigh 综合征,线粒体肌病,多系统疾病:心肌病、Leer 遗传性视神经病、线粒体肌病、细胞外基质慢性游走性红斑、进行性眼外肌麻痹、铁粒幼细胞贫血、线粒体脑肌病、MERRF、线粒体肌病、婴儿猝死综合征等。

（2）小分子类

1）糖代谢缺陷:半乳糖血症、果糖不耐症、糖原累积病、蔗糖和异麦芽糖不耐症、乳酸及丙酮酸酸中毒等。

2）氨基酸代谢缺陷:苯丙酮尿症、酪氨酸血症、黑酸尿症、白化病、枫糖尿症、异戊酸血症、同型胱氨酸尿症、先天性高氨血症、高甘氨酸血症等。

3）脂类代谢缺陷:肾上腺脑白质营养不良、GML 神经节苷脂病、GM2 神经节苷脂病、中链脂肪酸酰基辅酶 A 脱氢酶缺乏、尼曼-匹克病和戈谢病病等。

4）金属代谢病:肝豆状核变性(Wilson 病)和 Menkes 病等。

2. 病因和发病机制　遗传代谢性疾病可使脑细胞代谢活动的某一过程受到影响,从而导致脑细胞的代谢异常而引起精神障碍。也可以通过影响脑细胞以外的细胞代谢而导致患者的全身代谢紊乱,进一步间接影响到大脑功能而引起精神障碍。

（1）代谢终末产物缺乏:正常人体所需的产物合成不足或完全不能合成,临床上出现相应症状,如缺乏葡萄糖-6-磷酸酶的糖原累积症,肝糖原分解葡萄糖不足,在饥饿或进食延迟时出现低血糖,从而导致脑细胞出现功能甚至结构异常,导致精神症状的出现。

（2）受累代谢途径的中间和(或)旁路代谢产物蓄积:引起脑细胞肿胀,出现毒性反应和代谢紊乱,如苯丙酮尿症、半乳糖血症等。

(3)代谢途径受阻:细胞代谢所需的物质供给障碍,如糖代谢缺陷、先天性高乳酸血症等,导致脑细胞无法进行正常的新陈代谢活动。

3. 临床表现　患遗传代谢疾病的患者可出现各种精神症状,如抑郁焦虑、幻觉妄想、精神运动性兴奋状态等。可伴代谢性酸中毒、酮症、严重呕吐、肝脏肿大或肝功能不全、特殊气味、容貌怪异、皮肤和毛发异常、眼部异常、耳聋等,多数遗传代谢病伴有神经系统异常,在新生儿期发病者可表现为神经认知障碍、脑瘫、甚至昏迷、死亡等严重并发症。如果不及时发现治疗,还会造成智力低下。

4. 病程及预后　此病为终身性疾病,早期发现、早期治疗对患者的预后十分重要。通过对症治疗许多患者可以得到有效控制达到正常生活、学习。但如果诊断不及时,在发生不可逆的脑损伤后治疗的效果较差,常会并发不可逆的脑损害及智能损害。

5. 诊断与鉴别诊断　当发现患者有容貌异常、毛发皮肤色素改变、尿液的特殊气味、神经系统症状体征;不明原因的肝大、黄疸、神经肌肉疾病多系统进行性损害;家族中已有确诊为遗传性代谢病患者或类似症状疾病、患有不明原因的脑病(昏睡、惊厥、智能障碍等)应该安排进一步的实验室检查以确定遗传代谢病的诊断及与其他疾病进行鉴别诊断。国外在新生儿出生后会常规进行遗传代谢疾病的筛查,我国也对几种常见遗传代谢病进行了出生后筛查。

(1)尿液:如尿蓝母使尿呈蓝色;而尿黑酸呈蓝棕色;卟啉则呈红色。进一步可以检查尿液中的半乳糖、果糖、葡萄糖、草酸、4-羟基苯丙酮酸等还原物质。还可以进行尿液筛查试验,如三氯化铁试验,二硝基苯肼试验,硝普盐试验,甲苯胺蓝试验。

(2)血液生化:对血糖、血电解质、肝肾功能、胆红素、血氨、血气分析等进行检查。

(3)氨基酸:进行血、尿液氨基酸分析。

(4)有机酸:可通过尿液、血浆、脑脊液等进行有机酸分析,以尿液最为常用。

(5)酶学分析和基因检测:溶酶体贮积病的确诊依赖于外周血白细胞或皮肤成纤维细胞内相应溶酶体酶活性的测定。DNA分析可发现基因缺失、插入、点突变、终止密码异常、转录异常等,可协助已知基因异常的遗传代谢疾病的诊断。

6. 治疗与康复　治疗遵循减少代谢缺陷造成的毒性物质蓄积、补充正常需要的物质和酶,保证患者正常生长发育。大多数遗传代谢病以饮食治疗为主,部分可通过维生素、辅酶、酶替代治疗、基因治疗等进行治疗。对精神症状可选择使用小剂量精神药物进行对症治疗,如利培酮。

(二)肝豆状核变性

1. 流行病学　肝豆状核变性(Wilson 病),是一种常染色体隐性遗传的铜代谢障碍性疾病,多发病于儿童和青少年期,男性多于女性。肝豆状核变性人群发病率为 1/3 万 ~1/10 万,患者同胞患病风险为 1/4,致病变基因携带者约为 1/90,阳性家族史达 25% ~50%。绝大多数限于一代同胞发病或隔代遗传,连续两代发病罕见。

2. 病因和发病机制　肝豆状核变性系常染色体隐性遗传性疾病,致病基因导致铜代谢紊乱。患者血清中铜蓝蛋白合成减少及铜离子增多,铜离子沉积于体内各组织,尤其是肝、脑、肾、角膜等处,导致组织损害和病变。

3. 临床表现

(1)神经系统症状:以锥体外系症状为主要表现,如舞蹈样动作、手足徐动、震颤、构音障碍、吞咽困难、肌张力增高、动作迟缓等。有的患者还会出现癫痫发作、腱反射亢进、病理征等。

(2)精神症状:注意力减退、神经认知障碍、反应迟钝、情绪不稳定、抑郁、焦虑、性格改变等。学习成绩常常会下降。

(3)其他器官病变:肝脏的损害可表现为肝功能异常、肝硬化。角膜 K-F 环是本病的重要体征,位于巩膜与角膜交界处,呈棕褐色,肉眼可见或在眼科行裂隙灯检查时可见。肾脏功能受损时可有微蛋白尿和氨基酸尿。

【典型病例】

患者,男,15岁。3年前开始出现握笔姿势改变,书写困难,上课反应变慢,说话时吐词不清,走路动作变得不自然。同时,容易烦躁、易怒,情绪不稳定,经常无故心情不好、焦虑不安。学习成绩下降明显,性格也逐渐变得古怪。在当地医院按照"抑郁症"治疗,起初有一定疗效、情绪有所好转,但继续治疗后效果不再显现。近半年出现走路姿势明显异常,步态不稳、握笔困难。行肝功检查发现转氨酶明显升高,查血清铜蓝蛋白降低、24小时尿铜升高。头部MRI示:基底节区有异常信号影,性质待定?

诊断:肝豆状核变性所致精神障碍。

4. 病程及预后 肝豆状核变性是终身性疾病,需要长期治疗。疾病的预后与患者的基因型(杂合子病情轻预后好)、治疗是否及时有关。如在疾病晚期才开始治疗则效果不佳,少数患者因治疗过晚或未经治疗可出现严重的肝脏损害、肝功能衰竭而死亡,或者因神经系统受累而影响智能发育及出现残疾。如若早期诊断早期治疗,症状可得到控制、病情趋于稳定、避免多个器官系统的损害。本病所导致的肝脏损害若不及时治疗将会导致肝功恶化、肝硬化。肝豆状核变性患者出现自杀观念及行为的比例高于一般人群,需引起重视。疾病总体的死亡率较高,预后不佳。

5. 诊断与鉴别诊断

(1)诊断:青少年期起病、伴有锥体外系症状及精神障碍的患者首先应该排除此病。根据患者血浆铜蓝蛋白降低、尿铜升高、血清铜降低,角膜K-F色素环,肝脏及基底节损害基本可以诊断。对采用上述方法仍诊断困难或处于发病早期症状不典型的患者可进行基因检测。

(2)鉴别诊断

1)青少年期起病的亨廷顿病:青少年期起病的亨廷顿病也存在锥体外系症状及精神症状,亨廷顿病患者4号染色体上 HTT 基因CAG拷贝数大于38。

2)功能性精神疾病:精神分裂症、抑郁症等功能性精神疾病在服用抗精神病药物后也会出现锥体外系症状,当不同与肝豆状核变性之处在于锥体外系症状一定在使用抗精神病药以后出现,进行血尿铜及血浆铜蓝蛋白检测、头部MRI及腹部B超检查可进一步提供鉴别诊断的证据。

6. 治疗与康复 采取驱铜治疗为主,限制饮食中的铜摄入、避免食用含铜高的食物如坚果、贝类、虾蟹、动物肝脏、巧克力、菠菜等。使用锌剂阻止肠道对外源性铜的吸收,如硫酸锌、葡萄糖酸锌、甘草锌、醋酸锌。使用青霉胺、二巯基丙磺酸、三乙烯-羟化四甲胺等络合药物驱铜。使用青霉胺前需要做皮试,阴性才能使用。对有震颤、肌张力障碍的患者可使用苯海索、氯硝西泮,左旋多巴及局部注射A型肉毒素治疗。对精神症状明显时可使用利培酮、舍曲林治疗。使用保肝药改善肝功能及补充B族维生素。

五、 躯体感染所致精神障碍

(一) 流行病学

各种细菌、病毒、真菌、螺旋体、寄生虫等作为病原体造成中枢神经系统以外的全身感染,进而所产生精神障碍。目前尚缺乏躯体感染所致精神障碍的流行病学数据。

(二) 病因和发病机制

精神障碍的发生与病原体进入机体发生的直接作用有关,但也与其产生的间接作用有关,如病原体产生的毒素对脑细胞的损害、由疾病引起的代谢亢进而造成中间产物在脑内产生蓄积毒性、感染造成的脑水肿和缺氧、感染继发的机体能量缺乏及水电解质失衡等。

(三) 临床表现

躯体感染所致精神障碍,如流感、肺炎、痢疾等,可引起高热、意识障碍、谵妄状态,并出现幻觉妄想等,其中意识障碍非常常见。随着感染的控制,精神症状大多同步好转,部分患者感染后期可出现抑郁焦虑、疑病、性格改变等精神症状。

【典型病例】

患者,男,7岁。2周前感冒发热,继而出现咳嗽、咳黄色脓痰。经服用"感冒药、退烧药"治疗,病情无明显好转、体温时高时低。近3天体温上升达39℃,神情淡漠,烦躁不安,晚间有四处摸索的动作、称看见鬼怪在天花板上。体温上升时有时不认识家人,把父母叫做老师,对着空中自言自语。双手到处舞动,试图抓住周围人的衣服,大喊"救命"。入院查体:双肺闻及较多湿啰音。胸片示:双肺片状实变影。痰培养查见大量金黄色葡萄球菌。给予头孢抗感染治疗、祛痰、平喘、对症支持治疗后,咳嗽咳痰减轻、体温下降。患者意识障碍未再出现,情绪逐渐平稳。

考虑诊断:①肺炎;②肺炎所致精神障碍。

(四)病程及预后

精神症状的预后取决于原发疾病的类型、严重程度及治疗是否及时。感染治愈后精神症状一般可完全消失,但如果治疗不及时、感染引起严重的、不可逆的脑损害后可残留精神症状、甚至是智能损害。

(五)诊断与鉴别诊断

1. 诊断　根据躯体感染的病史、体征、实验室病原学检查、白细胞升高或淋巴细胞升高等确定躯体感染的诊断后,如精神症状出现的时间、程度与躯体感染具有明显的因果关系即可作出诊断。

2. 鉴别诊断

(1)功能性精神疾病:如精神分裂症患者无意识障碍、起病缓慢、无发热、血常规检查正常等症状有助于鉴别。应激相关障碍患者需有明确应激事件,且症状在应激事件后出现,症状内容与应激事件相关。

(2)颅内感染所致精神障碍:颅内感染所致精神障碍患者的神经系统病理征、异常腰穿结果有助于鉴别。

(六)治疗与康复

根据病原体的种类进行相应的抗感染治疗是最重要的。同时积极进行对症支持治疗,稳定内环境、保持水电解质平衡十分重要。如患者精神症状明显可短期进行对症治疗,可口服利培酮,起始剂量0.1~0.2mg/次,总量0.2~2.0mg/d;对于兴奋激越者可短期肌注氟哌啶醇,起始剂量0.15~0.25mg/次,总量0.05~0.5mg/(kg·d)。

后期要注意给予足够的营养,增强机体免疫力,进行适当的体育锻炼及康复训练。

六、内脏器官疾病所致精神障碍

(一)流行病学

肺性脑病(pulmonoencephalopathy)、肝性脑病(hepatic encephalopathy)、肾性脑病、心脏病、免疫系统疾病、甲状腺疾病、垂体疾病、肾上腺疾病、性腺疾病、水电解质紊乱病等均可引起精神障碍的发生。目前尚缺乏内脏器官疾病所致精神障碍的流行病学数据。

(二)病因和发病机制

躯体疾病导致发生精神障碍的机制是躯体疾病导致脑缺血缺氧、脑血流量改变、水电解质平衡紊乱、中间代谢产物集聚、毒素、高热、神经递质改变等,进而引起大脑结构或功能改变,最终发生精神障碍。

(三)临床表现

1. 肺性脑病　由于慢性肺部疾病引起肺功能不全或呼吸衰竭时产生的精神障碍。90%以上的患者会出现意识障碍,可表现为嗜睡、昏睡、谵妄等。许多患者有易疲劳、记忆力下降、注意力不集中、睡眠差、情绪不稳定等症状。有的患者还会出现幻觉妄想、欣快、躁狂等精神症状。

【典型病例】

患者,男,3 岁。1 月前在家中玩耍时自行吞食数粒瓜子,当时有呛咳并咳出几粒完整的瓜子。家人认为其吞下的瓜子已完全咳出故未引起重视。近 1 月患者反复咳嗽且逐渐加重,家人予以服用各种抗生素,效果不佳。胸片显示:双肺散在感染灶,以右肺明显。近 1 周患者精神萎靡嗜睡,进食越来越差,夜间哭闹、言语紊乱。家人遂送至我院就诊,查血氧饱和度只有 80%,氧分压下降、二氧化碳分压上升。呼吸科医师会诊后建议行支气管镜探查,取出完整瓜子壳 2 粒。

诊断:①异物所致重症肺炎;②肺性脑病。

2. 心脏疾病所致精神障碍 患先天性心脏病(如瓣膜病)的患者可出现类似急性焦虑发作的症状,如心悸、过度换气、紧张不安、害怕,多呈发作性出现。有的患者还会出现片段的幻觉妄想等,长期持续后可出现性格改变。

【典型病例】

患者,女,13 岁。1 月前上体育课时突感心慌、气促、心悸、呼吸困难、过度换气,持续约数分钟后自行缓解。当时至学校医务室行心电图检查:未见异常。家长未予以重视,患者继续上学。1 周前同样在体育课上患者出现同样症状发作。此后又反复发作数次。当地医院行心电图均未发现明显异常。至我院行心脏彩超示:二尖瓣关闭不全。

诊断:①心脏瓣膜病;②心脏疾病所致精神障碍。

3. 肝性脑病 由于肝功能不全,肝脏不能有效执行解毒功能,引起各种代谢产物增多、血氨增高,影响脑功能而引起精神症状。主要临床表现为以意识障碍和昏迷为主的精神症状、神经系统和躯体症状。前驱期以情绪和行为障碍为主要表现,如易激惹、情绪低落、退缩、反应慢、记忆力减退、乏力等。昏迷前期可有嗜睡、时间地点人物定向力障碍、认知功能下降、有的患者可出现幻觉妄想、谵妄、不协调性精神运动性兴奋等表现。更严重的患者继续发展至昏迷状态。

【典型病例】

患者,女,15 岁。近期服用父母自行在"中医师"处配制的治疗"少年白发"的中药,具体药物成分不明。1 周前开始出现面色变黄,患者及家属未引起重视。伴食欲减退、厌油,腹泻。3 天前出现行为紊乱,夜间起床四处走动,烦躁,大声吵闹。拒绝进食进饮,生活不能自理。神情慌张、显得恐惧,凭空看见家中有"恐龙"。家人将其送入我院求治。查血生化示:转氨酶极度升高,血氨极度升高。B 超示:肝脏实质性损害。

诊断:①药物性肝损害;②肝性脑病。

4. 肾性脑病 肾脏疾病所致精神障碍主要出现在慢性肾功能不全的失代偿期、尿毒症期。约 50% 的尿毒症期患者出现精神症状。精神症状的出现与尿素氮等代谢产物的蓄积、肌酐的升高、水电解质紊乱和酸碱平衡紊乱有关。初期可表现为认知功能下降、睡眠障碍、抑郁焦虑、性格改变,病情严重时可以出现幻觉妄想、兴奋躁动、谵妄等精神症状。部分患者血透后出现"渗透性脑病",这是由于脑脊液渗透压升高引起颅内压升高、脑细胞肿胀引起。

【典型病例】

患者,男,14 岁。因头昏头痛,乏力至医院就诊。进一步询问病史,发现其近 3 年经常感到情绪低落、兴趣下降,心情烦躁不安,焦虑担心。性格逐渐变得更加内向,不想说话。上课注意力不集中、记忆力明显变差、学习成绩下降。在家中经常因为一些小事和家人发生争执。夜间睡眠差,经常醒来。入院后查血生化发现肌酐和尿素氮明显升高,达尿毒症水平。

诊断:①尿毒症;②肾性脑病。

5. **免疫系统疾病所致精神障碍**　免疫系统疾病患者中出现焦虑抑郁情绪的比例很大。免疫功能紊乱造成自身抗体生成,在补体的参与下造成微循环障碍、破坏血-脑屏障,直接损害中枢神经系统。可表现为谵妄状态、记忆障碍、性格改变、智能障碍、躁狂状态、抑郁焦虑、幻觉妄想症状等。

【典型病例】

患者,女,17岁。2年前开始出现易疲劳、关节红肿疼痛、双脸颊部发红。1年前开始出现情绪低落、学习动力减退,注意力不集中、记忆力下降、经常独自哭泣,社交活动减少。变得敏感多疑、怀疑别人故意使用一些方法把自己的成绩弄糟糕。由此对周围同学敌视、怀疑同学针对自己。在当地医院诊断"抑郁症",予抗抑郁治疗后效果不佳。查免疫全套:抗核抗体多项阳性。诊断:系统性红斑狼疮所致精神障碍。予以激素治疗后躯体及精神症状均得到缓解,并未使用精神药物治疗。

6. **甲状腺疾病所致精神障碍**　甲状腺功能亢进或减退引起抑郁、躁狂、焦虑、部分患者可以出现幻觉妄想等精神病性症状。幼儿患甲减还可造成智能发育障碍,即"呆小症"。

【典型病例】

患者,男,16岁。平时性格外向,喜欢说话接触人,遇事容易激动。近1年来出现心悸、情绪不稳定、睡眠差、多汗、食量增大。1周前因在学校受到老师批评,回家后表现得闷闷不乐,3天前开始突然转变为兴奋话多、语无伦次、见人就说老师批评自己的事。宣称自己能力超凡、躁动不安、情绪激动。稍有不顺其意之处便大发脾气。见到什么说什么,花钱买了很多不需要的东西,同一款衣服买了几件,向家人解释为多买几件以后换着穿、自己特别喜欢这几款衣服。体格检查:突眼、心率较快120次/分,甲状腺Ⅰ度重大。实验室检查:T_3、T_4明显升高。

诊断:甲亢所致精神障碍。

(四) 病程及预后

躯体疾病所致精神障碍的预后与躯体疾病的发生发展密切相关。如躯体疾病得到及时有效的控制,精神症状大多会得到及时缓解。

(五) 诊断与鉴别诊断

存在脏器病变、精神症状随着原发躯体疾病的发生及发展而产生。对于某些既往无躯体疾病病史而以精神症状为首发症状的躯体疾病所致精神障碍的患者,需要进行详细的体格检查、实验室检查,以免误诊为功能性精神疾病。

(六) 治疗与康复

躯体疾病所致精神障碍的治疗首先是治疗躯体疾病,如躯体疾病未得到有效治疗则精神症状也很难缓解。可小剂量对症使用精神药物控制精神症状,并注意与治疗躯体疾病的药物之间的相互作用。

七、中毒及药物所致精神障碍

(一) 流行病学

某些毒物及药物可以引起精神症状。研究报道使用肾上腺皮质激素引起精神障碍的发生率为5%~10%。尚缺乏关于药物毒物总体所致精神障碍的流行病学数据。

(二) 病因和发病机制

儿童容易误食有毒物质或药物,产生中毒或药物过量。中毒是由于在短期内摄入了可产生明显的有临床意义的精神和躯体损害的物质所致。有些药物即使在合理使用范围内也可能导致精神症状的产生。精神症状的产生与这些药物作用于中枢神经系统,引起脑细胞的直接或间接的损伤和功能异常有关。目前尚缺乏相关准确的流行病学数据。

（三）临床表现

某些药物的急性中毒可表现为精神症状。以苯妥英钠为代表的抗癫痫药可引起易激惹、易怒、攻击行为，慢性中毒可以出现精神运动性迟滞、智能减退、性格改变等。抗帕金森病药物甲基多巴常引起幻觉妄想等精神病性症状。哌甲酯等中枢兴奋剂大剂量使用可造成幻觉、谵妄等。肾上腺皮质激素常被用于治疗儿童哮喘，长期使用可造成抑郁、兴奋、妄想等问题。抗结核药物如异烟肼可导致急性器质性综合征、躁狂状态。洋地黄中毒可出现定向障碍、意识模糊等。抗胆碱能药物如盐酸苯海索、阿托品、颠茄、山莨菪碱、东莨菪碱、曼陀罗花可引起定向障碍、激惹、意识模糊等。某些毒物如有机磷中毒可引起意识障碍、幻觉、谵妄、兴奋等。

【典型病例】

患者，男，7岁。1年前因咳嗽反复不愈至当地医院就诊，诊断为"咳嗽变异型哮喘"，予以治疗哮喘的口服及喷雾剂药物治疗。其母亲因担心其停药后哮喘复发，故近1年坚持使用、未曾停药。3个月来，患者脾气越来越大，经常无故发怒，甚至在家中打骂父母，过后又向父母道歉认错。告诉父母，动画片里的人物近期会到家中陪自己、并已经给患者发送了秘密消息，让父母不要对外泄露消息。经详细的体格检查及实验室检查，无特殊阳性发现。考虑患者出现的精神症状与其长期使用的抗哮喘药物中的激素成分有关。

考虑诊断：药物所致精神障碍。

建议其停用哮喘药物，经利培酮治疗后患者精神症状得到控制。

（四）病程及预后

一般在停用或减量使用中毒药物后，精神症状会随之缓解。但如果中毒症状较重，时间较长，伴有昏迷、脑损伤严重者，预后较差。

（五）诊断与鉴别诊断

中毒及药物所致的精神障碍的诊断，首先必须有相关的毒物及药物接触史，还要求使用时间、使用剂量与相应的精神症状具有时间上的先后及因果关系，有些药物中毒具有特征性的症状体征更有助于鉴别，如洋地黄类中毒特征性的心电图为心律突然转变（突然减慢或加快、由规则变为不规则或由不规则变为规则）、多源性室性早搏二联律或房颤伴完全性房室传导阻滞与房室结心律。必要时进行相应的毒物及药物的筛查及血尿浓度检查。需注意与其他器质性精神障碍、精神分裂症等鉴别。

（六）治疗与康复

应立即停用或减量使用（皮质激素不可突然停药）相关药物，寻找导致中毒的毒物。采取相应的解毒药物或拮抗剂进行处理，如地西泮中毒采用氟马西尼，有机磷中毒给予阿托品等。

（殷　莉）

 思考题

1. 谵妄状态的临床表现是什么？
2. 癫痫所致精神障碍与分离转换障碍的鉴别要点是什么？
3. 请列举常见的几种躯体疾病所致精神障碍。

第二十章
儿童少年期其他精神医学相关问题

第一节 自杀及危机干预

一、自杀的相关概念

（一）自杀

自杀（suicide）又称自杀死亡（completed suicide），是指自己实施的意在结束自己生命的行为，并导致了死亡的结局。

（二）自杀未遂

自杀未遂（attempted suicide），指实施了意在结束自己生命的行为，但未导致死亡。也有学者称之为非致命性自杀行为（nonfatal suicidal behavior）或准（类）自杀（parasuicide）。

（三）蓄意自伤

蓄意自伤（deliberate self-harm），指自己故意实施的、未导致死亡结局的自我伤害行为。从理论上来说，自杀行为都必须具有结束自己生命的意图。然而实践中很难清晰界定某个人的自我伤害行为是否有结束自己生命的想法，甚至有些人会故意否认。在未成年人中，这种意图模糊的自伤行为比较常见。为了避免概念上的纠缠，有学者使用蓄意自伤一词，多数情况下和自杀未遂等同。

（四）自杀意念

自杀意念（suicide ideation），是指认真考虑的结束自己生命的想法，但未付诸行动，可以有或者无相应的计划。

二、流行病学

在世界各国，自杀率均有随着年龄增长而升高的趋势，儿童少年期的自杀率比其他年龄段都低。我国的情况也是如此，据公开的数据，我国儿童少年期的年自杀率为 1/10 万左右，男女大致相当，城市农村差别也不如成年期那么明显。虽然儿童少年期的自杀率相对不高，但自杀在该年龄段的死因排序中名列前三。

儿童少年的自杀未遂率约为该年龄段自杀率的 10~20 倍；其中女孩的自杀未遂率是男孩的 2 倍左右。相对其他年龄段，儿童少年期自杀行为致死率较低。美国国家疾控中心报道，该国中学生中有 8%（男 5%，女 11%）报告在最近一年中有过自杀未遂行为，3% 的学生近一年中因该行为到医疗机构就诊（男 2%，女 4%）。我国目前缺乏大范围的自杀未遂监测系统，没有具体的该年龄段自杀未遂率的可靠数据。

自杀意念缺乏可靠的监测指标且不稳定，是否有过自杀意念基本依靠自我报告，因此没有可靠的数据。各研究报道中学生的近期自杀意念发生率 10%~20% 左右。

三、自杀行为的影响因素

儿童少年期自杀行为的影响因素与其他年龄段大致相同,此外,具有该年龄段特色的影响因素有被欺凌、不良家庭关系等。

（一）心理因素

1. 生活事件 生活事件是儿童少年期自杀行为的主要危险因素。父和（或）母离世、父母离异、学业问题、与同龄人的纠纷等都是常见的生活事件。由于年龄尚幼,他们还没有掌握良好的应对技巧,往往用自杀行为来解脱、"自证清白"、报复等。

2. 冲动 儿童少年的行为大多有易冲动的特点,他们对自己行为的后果预判往往不够充分,即使是伤及生命的行为也是如此。

3. 精神障碍 精神障碍是儿童少年期自杀行为的主要危险因素。抑郁、焦虑、多动症、精神分裂症是导致自杀行为的常见精神疾病。

4. 无望和低自尊 无望感往往发生于面临重大生活事件或者罹患精神疾病之后,但也是自杀行为的独立危险因素。低自尊是一种稳定的心理特征。低自尊的孩子倾向于把不好的事情归结于自身的缺陷或不足,容易因此产生自杀意念甚至实施自杀行为。

（二）社会因素

1. 人口学因素 女性是儿童少年期自杀未遂的危险因素。儿童自杀率的性别差异不大。我国农村地区儿童少年的自杀行为略高于城市地区,但不明显。经济困难、失学也是儿童少年自杀行为的危险因素。

2. 生命价值取向 对心理尚不成熟的儿童少年而言,灌输什么样的生命价值取向就会产生什么样的效果。我国的文化传统对自杀并无禁忌,甚至有些自杀行为,如舍生取义、维护贞节而实施自杀行为,还会受到赞许。

3. 家庭因素 家庭关系不和是儿童少年期自杀行为的重要危险因素。家庭成员关系不和、父母一方或双方有精神疾病史、犯罪史、酗酒或药物滥用史等,可以造成儿童少年适应困难,导致自杀。

4. 欺凌 欺凌（bullying）是儿童少年期比较常见的现象。同龄人、年长学生、校外青少年对中小学生的欺凌方式有语言威胁或殴打、索要财物、逼迫从事某些危险或犯罪行为等。受欺凌的少年儿童因受到威胁不敢求助,自身又无应对能力,最终不堪忍受而实施自杀行为。

5. 虐待 儿童期虐待与自杀行为的关系也非常密切。有研究表明,儿童期遭受虐待容易引发无望、低自尊、各种精神障碍。这些都是自杀行为的重要危险因素。

6. 亲友自杀行为史 亲友既往的自杀行为也是儿童少年自杀行为的危险因素之一,特别是同龄伙伴的自杀行为影响更明显。模仿或认同可能是其中的主要机制。

7. 媒体影响 媒体特别是网络中充斥的血腥暴力和自杀的内容,对自杀经过和各种细节的详细描述,对儿童少年来说非常新奇。可能由于对后果的预计不足,出于好奇或者模仿,有些儿童少年在自杀意图并不强烈的情况下实施自杀行为。

8. 自杀工具或场所的可及性 与成年人一样,自杀工具或场所是否容易获得,在儿童少年从自杀意念到最终实施相关行为的过程中,起到关键作用。

（三）生物学因素

1. 遗传 单卵孪生自杀行为的共病率是双卵孪生的6倍,自杀寄养儿的血缘亲属自杀风险高。Wender等发现,患情感性障碍寄养人的血缘亲属自杀者为3.7%,而无情感性障碍寄养人的血缘亲属为0.3%。目前认为,自杀行为的遗传可能与冲动、攻击、抑郁等自杀行为易感素质的遗传有关。

2. 神经内分泌和免疫学 中枢神经、神经内分泌、中枢神经递质以及免疫四大系统是人类大脑中相互作用、相互调节的复杂系统。由于先天性缺陷和（或）后天负性应激,四个系统无论哪方面异常,都会引起一系列功能障碍,构成自杀者重要的生物学病因。Nordström等对出院的精神病人患者做了

12 个月的追踪,发现出院时脑脊液(CSF)中 5-羟吲哚醋酸(5-hydroxyindole acetic acid,5-HIAA)的水平低者后来有较高的自杀死亡率。酪氨酸羟化酶(tyrosine hydroxylase,TH)是去甲肾上腺素(noradrenalin,NA)生物合成的关键酶。TH 等位基因同应激易感性相关,TH 等位基因的调节功能不能满足 NA 生物合成要求时,表现出适应障碍,而适应障碍容易导致自杀。患有神经性厌食症少年易罹患抑郁症和高自杀行为,考虑可能是胆固醇水平引起的 5-HT 能活动降低。促肾上腺皮质激素受体 1(corticotropin-releasing hormone receptor 1,CRHR1)基因相关位点同低应激水平的男性抑郁症患者自杀意念具有一定相关性。具有自杀倾向个体的 HPA 轴活性阈值可能存在先天性低下。

3. 其他 对自杀死亡者大脑解剖发现,死者一些脑区 5-HT$_{1A}$受体数目增加,且前额叶皮质最明显。不论精神疾病诊断为何,自杀死亡者均示 5-HT 神经元向腹前额区特殊投射的缺乏。正电子投射扫描(PET)研究发现,攻击者前额区休息时葡萄糖代谢显著降低,提示这一脑区在行为调节中的重要性,即腹前额皮质对内在的破坏行为具有约束作用,如果弱化,可导致较多的冲动行为。

四、自杀评估及分类

(一)自杀风险评估

自杀行为是众多危险因素综合甚至相互作用的结果,识别乃至预测个体的自杀风险有助于开展针对性的预防。一个人在实施自杀行为之前,通常会频频发出各种信号,准确地捕捉到这些信号至关重要。Kalafat 等人认为以下四个方面内容是儿童少年自杀可能要实施自杀行为的信号或者高风险(表 20-1)。

表 20-1 儿童少年自杀危险信号

情绪	无望:"事情不可能变好了""已经没有什么好做了""我永远都是觉得没有希望"
	害怕:害怕失控、害怕疯狂、担心伤害自己和别人
	无助、无价值感:"没有人在乎我""没有我别人会更好"
	罪恶感和羞耻感:痛恨自己
	悲伤
	焦虑与愤怒
行为或生活事件	药物或酒精滥用
	谈论或撰写有关死亡或毁灭的情节
	噩梦
	最近经历不良事件,如亲人死亡、分离、关系的破裂,失去自尊
	冲动、攻击行为
改变	人格:变得退缩、厌倦、冷漠、犹豫不决,或变得喧闹、多话、外向
	行为:无法专心做事
	睡眠:睡得太多或失眠,早醒
	饮食习惯:食欲下降、体重减轻,或吃得过量
	其他:对于朋友、嗜好、个人清洁、性或以往喜欢的活动失去兴趣
先兆	言语暗示:诉"流血流多久才会死""没多久我就不会在这里了"
	计划:安排事务、送走喜欢的东西、研究药物、获取武器
	自杀未遂:服药过量、割腕

根据国内自杀行为特征,自杀预防专家认为,以下迹象可视作自杀线索与呼救信号:

1. 在日记中流露对人生的悲观情绪。

2. 直接说"我想死",或用隐喻语言说"你再也见不到我了""我欠你的下辈子再还""帮我照顾好父母(或密友、宠物等)""我对任何人都没有用"。

3. 长期有严重抑郁症情绪突然好转。

4. 已经形成一个特别的自杀计划。

5. 和人讨论自杀的方法,开自杀的玩笑,搜集有关自杀的资料,或徘徊于江河、大海、高楼、悬崖、大桥等处。

6. 处分个人物品,向亲人好友赠送心爱之物,还清所有借来的东西或清理债务。

当今儿童青少年有上网表达自己内心情绪体验的习惯,国内外一些自杀预防专家开始提炼这些自杀信号高频词,而后通过机器学习的方法构造识别模型,期望用机器自动识别上网发出自杀信号的用户,实现预防自杀之目的。

如果要更准确地预测一个人是否会在一个期间内实施自杀行为,还要收集如下信息,加以综合判断:

1. 是否有精神疾病,特别是是否有自责、自罪、命令性幻听、强制性思维等症状。

2. 近期是否发生重大生活事件,如亲人去世等。

3. 痛苦感和无望感。

4. 是否曾有过自我伤害或自杀未遂史。

5. 是否有亲友自杀行为史。

6. 是否有家庭关系不和、经济困难、失学等状况

7. 有无受欺凌、被虐待史。

8. 身边有无容易获得的自杀工具(刀片、有毒物品、绳子)或场所(住高楼且窗户无护栏)。

同时具有的自杀危险因素越多,实施自杀行为的可能性越大。

（二）自杀的分类

1. 按照结果　分为自杀意念、自杀未遂和自杀死亡三类。

2. 按照社会整合的角度　分为反常性自杀、利他性自杀、利己性自杀三类。

3. 从心理学角度　分为心理满足型自杀和心理解脱型自杀两类。前者如高僧的绝食坐化、赌气时冲动性自杀、为坚持某种主张的示威性自杀等,后者如悲观、空虚、厌世、羞辱、悔恨、畏惧、自卑、绝望性自杀等。

4. 按照自杀手段　分为服毒、上吊、溺水、高处坠落等,这些是国内调查发现的主要自杀手段。刀刺割伤、吸有毒气体、枪击自毙等手段在国内相对少见。近年来,在校生坠落自杀报道比较多,主要发生于城市。

五、 自杀的预防与干预

通过对压力-素质模型的研究,许多学者认为,自杀的遗传易感性是自杀行为的重要决定因素,而应激环境和精神疾病发作是自杀行为出现的"扳机"点。因此,对自杀易感性儿童少年应充分重视,采取有针对性的预防措施,注意从小培养良好的心理防御机制,制订出适当的生活目标,预防躯体疾病,杜绝物质滥用,及早发现和治疗精神疾病,从而减少或规避自杀的可能。

自杀的预防与精神障碍的预防一样,可分为三级。

（一）一级预防

一级预防是全人群的通行预防策略,旨在降低全人群的自杀行为危险因素水平或者暴露比例,从而降低自杀行为风险。儿童少年的自杀行为一级预防,除了成年人自杀一级预防的常规内容如限制自杀手段可及性、经济发展与社会公平、增加卫生服务等内容之外(参见《临床心理学》危机干预章节),还要重点注意以下内容:

1. 家庭预防　良好的家庭关系和健全的人格是人在应激状态下尽快恢复的关键,所以家长应该注意:

（1）营造亲密、互尊、平等的家庭气氛,给孩子以安全感、幸福感。如果父母准备离婚,要尽量减少

对孩子的心理影响。

（2）培养开朗的性格,学习掌握积极的应对方法。

（3）建立良好的人际关系,为心理危机和应激状态储备充足的社会支持资源。

（4）消除家庭虐待、父母和其他成年家庭成员的物质滥用等现象。

2. 社会预防

（1）改善社会风气,增强生命价值观教育,培养尊重生命的意识。

（2）立法保护未成年人,保障每个少年儿童受教育的机会。

（3）清除网络或其他媒体对儿童少年心理健康有伤害的内容。宣传报道时注意对生命珍爱的引导,减少或缓和可能刺激自杀的报道。

（4）严格有毒物品和药品的管理,使用低毒农药和家用杀虫剂,煤气、汽车尾气无害化处理。

（5）为贫困精神疾病儿童少年提供免费或补助性医疗服务。

3. 学校预防措施　对于少年儿童而言,同龄伙伴的言行影响巨大。在校园里开展各种活动,增强同龄伙伴之间的密切联系,有助于提高应对困难的能力。另一方面,同龄伙伴之间的交流有助于及早识别自杀行为的风险。

（1）守门员培训（gatekeeper training）:是有循证依据的校园自杀预防措施。该措施的目的是有效识别自杀高危学生,及时转介到专业机构诊治。学校老师、辅导员、同学可以起到自杀预防专业人员"延伸出去的手"的作用。通过培训让他们掌握有关自杀和精神疾病的基本知识,改变他们对自杀行为的态度,掌握沟通技巧和转介方法等。培训的核心内容可以概括为提问、说服和转介（QPR）。培训合格的"守门员"不仅仅是具备了知识而有效识别高自杀风险的学生,更重要的是"守门员"与学生之间建立了良好的信任关系以及良好的沟通技巧,这才是识别并转介的关键。

（2）力量之源（source of strength）:是另一个有效的自杀预防措施,其核心是增加保护因素的作用,从而降低学生的自杀风险。该措施的要点是:①大家推选出若干值得信任的人（老师及同龄伙伴各若干）并加强与之联系沟通;②被选出来的人通过各种形式的活动告诉学生们都有哪些可获得的资源,并强化大家"有困难去找他/她"的意识;③通过培训让学生们掌握应对问题的技能。在这个预防措施中,老师的作用主要是取得学生的信赖,和学生们"打成一片"。被推选出来的同龄人主要起到了向同学们传递希望、帮助和力量的作用。通过这些活动,让全体学生,还有老师知道哪些支持资源可以利用,并且如何加以运用。

上述两种措施的真正落实,需要一些核心人员作为一个个的"点",带动全体学生这个"面",增加人们之间的凝聚力。这些核心人员一般由学生们提名选出,他们往往是乐于助人、受到大家的喜欢和信赖的老师或同伴。良好的人际互动关系有利于有自杀意念的学生吐露心声,从而有效地被识别出来;也有利于学生们寻求有效的支持和帮助。

（二）二级预防

二级预防即选择性的自杀预防措施,是针对高自杀风险的学生群体开展的相对广泛的措施,不是针对具体某个学生的预防措施。

1. 向自杀高危儿童少年提供相应的帮助　高危指有自杀未遂史、有精神疾病或精神疾病家族史、有品行障碍或违法经历、父母为酗酒者或刑事犯、残疾和慢性躯体疾病、艾滋病或自然灾害的孤儿、同性恋者、高智商或精神发育迟滞儿童、被虐待特别是受过性侵犯的孩子等。

2. 早发现、早诊断、早治疗精神障碍　精神疾病是导致儿童少年自杀重要原因。对所有罹患精神障碍的少年儿童,及早诊断并有效治疗,有助于降低自杀风险。

3. 提供网络或热线电话等方式的干预服务　有些高自杀风险的学生,因为耻辱感或者隐私问题,不愿意主动寻找老师或同学的帮助;而网络或热线电话等可以匿名的求助方式可以为这些孩子提供必要的支持。

（三）三级预防

三级预防即"针对性"的自杀预防措施是针对已经识别出来的高危个体的干预,如有明确自杀意念的精神疾病患者、自杀未遂者等。

1. 精神科药物的使用　命令性幻听、被害妄想、抑郁、焦虑等精神症状与自杀意念和行为关系密切,及早针对性治疗可以降低患者的自杀行为风险。氯氮平、碳酸锂是有循证依据的降低自杀行为风险的精神科药物。

抗抑郁剂与青少年自杀预防的关系尚有争议。有数据表明抗抑郁剂处方量的上升与自杀率的下降相关。然而美国和英国的药监部门却先后发出黑框警告:新型抗抑郁剂有诱发儿童青少年出现自杀意念甚至自杀行为的风险。有研究指出黑框警告后青少年患者接受 SSRI 类药物治疗的比例下降,同时该人群自杀未遂率有所上升;另有研究指出青少年抑郁患者接受抗抑郁剂治疗利大于弊。基于上述争议,从预防自杀的角度来说,儿童青少年期抑郁慎用抗抑郁剂。国内有些 SSRI 类抗抑郁剂说明书也指出该药品不适用于青少年。

2. 对有自杀意念者的干预　担心询问自杀相关问题会诱发自杀意念是没有依据的。有技巧地询问有无自杀意念并评估自杀行为风险,反而会让对方觉得终于有人理解其痛苦感受,感到有人关心自己,从而降低自杀行为的风险。经过适当的沟通,循序渐进地谈论有关自杀意念和相应计划,是自杀个别干预的重要环节。

对于自杀意念强烈者,有人 24 小时陪护、劝其远离自杀工具或场所至关重要。除此之外,如下措施也是必要的:①利用想自杀者的矛盾心理,增强其活下去的意愿;②指出自杀不是解决问题的唯一方式,探讨其他的解决问题途径,以此打破其思维的僵硬性;③必要时和其协商不自杀协议,即便极度痛苦,也要先寻找热线电话或其他求助方式,减少冲动之下的自杀行为。

3. 自杀未遂者的干预随访　对于自杀未遂的儿童少年,进行出院后各种形式的随访,如简单的心理支持、热线电话随访、定期邮寄问候卡片等也是有效的预防再次实施自杀行为的措施。

（童永胜　邸晓兰）

第二节　精神活性物质所致的精神和行为障碍

一、基本概念及主要临床表现

精神活性物质所致的精神和行为障碍指使用来自体外的且显著影响精神活动的各种物质所引起的精神行为障碍。这类精神或行为障碍涉及的精神活性物质很广,表现的严重程度和临床类型不同。可以是主动使用,如饮酒、吸食毒品,也可以是被动使用,如苯中毒;可以是医疗目的使用,如杜冷丁(哌替啶)镇痛,也可以是非医疗目的使用,如滥用联邦止咳露引起的精神行为障碍。引起精神行为障碍的物质可以为处方药物(prescription drug),如苯二氮䓬类,也可以是非处方药物(over the counter, OTC),如阿司匹林;可以是一种,也可以是多种精神活性物质共同使用引起精神行为障碍,如酒依赖和药物成瘾共存。

精神活性物质所致的精神和行为障碍大致可分为两类,即物质使用障碍和物质引起的障碍。前者包括物质依赖和物质滥用或有害使用,后者包括物质中毒、物质戒断、物质引起的谵妄、物质引起的精神病性障碍、物质引起的双相及相关障碍、物质引起的抑郁障碍、物质引起的焦虑障碍等。美国的DSM-5 中,已不再区分物质滥用和物质依赖,将两者合并称为物质使用障碍。

1. 有害使用(harmful use)　指一种可以导致健康损害的精神活性物质使用方式。这种损害可以是躯体性的(如自我注射药物导致肝炎,长期吸烟导致咽炎),也可以是精神性的(如大量饮酒引起抑郁发作)。它包括因不健康地反复使用某种精神活性物质影响了工作质量、人际关系、学习效果或已经产生过相关的法律问题(如酒后滋事)仍继续使用。

2. 依赖综合征(dependence syndrome)　指在反复使用某种精神活性物质后产生的一组行为、认知和生理学现象。主要包括对使用的强烈欲望,难以控制地使用,坚持使用而不顾其有害的后果,使用物质比其他活动和义务更有优先权等。

依赖综合征可以分为躯体依赖(physical dependence)和精神或心理依赖(psychological dependence)两类。前者指反复使用某种精神活性物质使中枢神经系统发生了某些生理、生化改变,以致需要该物质持续地存在于体内,以免发生特殊的、称之为戒断综合征(withdrawal syndrome)的反应。后者指对精神活性物质的渴求,虽然认识物质使用对个人的身体、家庭、社会的危害性,但仍然不由自主地、不择手段地获取和使用。所有有躯体依赖性的物质都有强烈的精神依赖,比如吗啡、巴比妥类、酒精;但是,有精神依赖的物质不一定有强烈的躯体依赖,比如挥发性溶剂。

知识框 20-1　ICD-10 依赖综合征的诊断标准

依据 ICD-10 标准,确诊依赖综合征通常需要在过去的一年的某些时间内体验过或表现出下列 6 条中至少 3 条:

(1)对使用该物质的强烈渴求和冲动感。

(2)对活性物质使用行为的开始、结束及剂量难以控制。

(3)当该物质的使用被终止或减少时出现生理戒断状态,其依据为下列任何一种:该物质的特征性的戒断综合征,或为减轻或避免戒断症状而使用相同一种(或类似的)物质的意向。

(4)耐受的依据,如为获得最初使用较低剂量精神活性物质时出现的效应,需要增加该物质的用量。

(5)因使用精神活性物质而逐渐忽视其他的快乐和兴趣,在获得、使用该物质或从其效应中恢复所花费的时间逐渐增加。

(6)固执地使用活性物质而不顾其所引起的明显的危害性后果(躯体的或精神的)。

---

3. 耐受(tolerance)　耐受是依赖综合征的一个主要指征,指重复使用某种精神活性物质后其效应逐渐减低,为了获取与使用初期一样的效应就必须增加剂量。比如镇静催眠药成瘾者一般会不断地增加剂量,否则就不能获得初始用药时的睡眠质量。

4. 急性中毒(acute intoxication)　指使用精神活性物质后意识水平、定向力、认知、情感、行为或其他心理生理功能和反应短暂的紊乱。只要没有发生组织器官的进一步损害或并发症,一般停止继续使用该物质,随着时间的推移,症状可自然减轻或完全消失。比如普通醉酒状态等。

5. 戒断状态(withdrawal state)　戒断状态是物质引起的障碍,同时也是依赖综合征的一个主要指征,指在反复和(或)高剂量地使用某种有躯体依赖性的精神活性物质后绝对或相对戒断(停用或降低用量)时出现的一组不同表现、不同程度的症状。其起病和病程均有时间限制,并与禁用前所使用物质的种类和剂量有关。以酒精戒断状态为例,早期常出现的症状是恶心、呕吐、出汗、心悸、恶寒、血压高等自主神经紊乱症状,焦虑、不快、抑郁等情绪症状,还有比较多见的睡眠障碍,如入睡困难、多噩梦、睡眠浅等。震颤是最典型的早期戒断症状,一般发生在停用数小时后,比如酒精常在 7～8 小时后,阿片类常在 12～24 小时后,轻者为手指和颜面肌肉不自主快速细小震颤,严重者咀嚼肌痉挛,吞咽困难,站立不稳。再次使用同种或有替代效应的物质,上述症状立即缓解。有些患者会出现痉挛发作(convulsion),几乎都以大发作形式出现。其他各类物质戒断状态的相应临床表现详见本节有关内容。

6. 其他　伴有谵妄的戒断状态(withdrawal state with delirium)又称震颤谵妄(delirium tremens)、

精神病性障碍（psychotic disorder）、遗忘综合征（amnesic）、残留性和迟发性精神障碍（residual and late-onset psychotic disorder）等，都属于长期使用精神活性物质后出现的慢性精神和行为障碍，在儿童少年较罕见，本章不再赘述，可参见有关教材的相关章节。

二、　常见精神活性物质使用种类及分类

按照 ICD-10 将精神活性物质分类为 10 类，各类精神活性物质的躯体依赖、精神依赖和耐受性具有各自的特点。见表 20-2。

表 20-2　精神活性物质的躯体依赖、精神依赖和耐受性特点

物质类型	躯体依赖	精神依赖	耐受性	物质名称
1. 酒精	强	较强	强	各种酒类
2. 阿片类	强	强	强	海洛因、阿片、吗啡、哌替啶、美沙酮、地匹哌酮、可待因、美沙酮、二氢埃托啡、曲马多
3. 大麻类	不明显	较强	不明显	北美大麻、印度大麻、四氢大麻酚
4. 镇静剂	较强	较强	强	巴比妥类、苯二氮䓬类
5. 可卡因	不明显	强	不明显	克拉克（crack）、coca 叶、可卡因
6. 新型毒品	次强	强	较强	"冰毒"（甲基苯丙胺）、"摇头丸"（3,4-亚甲基二氧基甲基苯丙胺）、盐酸脱氢黄麻碱、"K 粉"（氯胺酮）、联邦止咳露、咖啡因
7. 致幻剂	不明显	有	较强	麦角酸乙酰胺（LSD-25）、二甲基色胺类、含有裸盖菇素的植物、南美仙人掌毒碱
8. 尼古丁	弱	强	较强	各种烟草
9. 挥发性溶剂	无	较强	较强	脂肪族和芳香族碳氢化合物、氯化碳类、酮类、醋酸酯类、乙醚、氯仿
10. 多种药物及其他*				去痛片（索米痛）、复方甘草合剂、普罗帕酮、苯海拉明、牛黄解毒片、番泻叶、异烟肼、赌瘾等各种癖癖

* 因成瘾性物质的不同，其躯体依赖性、精神药理性、耐受性各有不同

三、　各类精神活性物质所致精神和行为障碍

（一）酒精

1. 流行病学　2001 年全国五地区饮酒情况调查中，15～20 岁被调查人群 3 个月内有饮酒行为的男性、女性及总体分别为 15.4%、6.7% 及 11.2%，一年之内有饮酒行为的分别为 29.9%、15.5%、22.9%。一项北京地区中学生的调查显示，初中男生、女生饮酒行为发生率分别为 48.3%、37.0%，高中男生、女生饮酒行为发生率分别为 72.8%、56.3%。上海市对 115 所初中、高中、职业中学 9,308 名学生调查发现，45.7% 有饮酒行为，17.8% 在 30 天内有饮酒行为。以上数据说明我国青少年饮酒情况令人担忧。郝伟等的调查发现，酒依赖的人口学特征是男性、重体力劳动者、某些少数民族（如东北的鄂伦春族，云南的傣族、白族）、受教育少和吸烟者饮酒比率较高。

2. 发病机制

（1）基因差异：酒的化学成分是乙醇，10% 由呼吸道、尿液和汗液以原形排出，其余 90% 经由肝脏代谢。乙醇首先被肝脏的乙醇脱氢酶（alcohol dehydrogenase，ADH）转化成乙醛，再经乙醛脱氢酶（aldehyde dehydrogenase,ALDH)转化为乙酸,最后氧化成二氧化碳和水排出体外,同时放出大量的热能。

ADH 活性高和 ALDH 活性低都可以造成乙醛堆积。乙醛促进儿茶酚胺类分泌,可出现烦躁不安、心动过速、面部潮红等,这种"快速红脸反应"对人可起到一定的被动保护作用。东南亚人群中纯合的 ADH2*2/ADH2*2 分布约占 50%,这种被动保护作用相对西方人较弱,因而酒依赖患病率也比较低。

(2)神经生化研究:乙醛促进儿茶酚胺类分泌,导致神经精神症状的发生;同时,乙醛与儿茶酚胺结合可以生成阿片类受体激动剂(opioid receptor agonist),间接兴奋阿片类受体,使摄入酒精能产生吗啡样效应,而且酒精还能提高阿片类受体对内源性阿片物质的敏感性。酒精还可以引起多巴胺释放的非自然奖赏效应,多巴胺 D_2 受体活性增加时酒精的强化作用随之增强。

(3)遗传证据:酒依赖个体易感性的 50% ~60% 是遗传决定的。酒依赖者的一级亲属发生酒依赖的危险性是一般人群的 4~7 倍。虽然共同的生活习惯也可以增加酒依赖的危险性,但双生子研究可以证明,父亲或母亲是酒依赖患者,子女无论生活在什么样的家庭中,其患酒依赖的危险度至少增加 2.5 倍。

(4)神经电生理改变:Begleiter H 等对 25 名酒依赖患者 7~14 岁的儿子做事件相关电位(event related potential,ERP)P300(P3)并与父亲不饮酒的男孩比对,发现酒依赖高危男孩 P3 波幅明显降低,因而提出这可能是酒依赖的生物学标志。VanDer Stelt 提出,P3 作为酒依赖生物学标志物有四条标准:①与酒依赖或酒依赖的亚型(EL)相伴随;②可遗传性;③在酒依赖发生前已经存在;④与家庭性酒依赖相伴随。

(5)社会习俗影响:有禁酒宗教信仰的人群中与酒相关的精神障碍患病率低,如佛教、伊斯兰教信徒就极少有酒依赖问题。相反,即使有生物学保护作用,也会被鼓励酗酒的文化大大抵消。比如,韩国人和中国 ALDH2 基因活性一样,韩国男性酒依赖发病率已经高达 42.8%,而中国男性只有 6.6%。而且,社交压力及经常性的饮酒行为会抵消因 ALDH2 基因活性缺乏造成"快速红脸反应"的保护作用。我国没有禁止向未成年人售酒的法律,加之大多认为男孩饮酒是成熟的标志,这些习俗都促成了习惯性饮酒行为及饮酒低龄化。

(6)心理因素影响:酒精可以使人克服羞怯、自卑、焦虑,做一些不饮酒时难以做到的事情;饮酒能体验到躯体的放松与温暖,获得主观上的力量感,使人愿意重复或间断地饮用。虽有研究认为某些人格特质与饮酒成瘾有关,但尚不确定。

3. 临床表现和诊断

(1)急性中毒

1)普通醉酒(drunkenness):指一次大量饮酒后多数人都会产生的对酒精的正常反应,即从兴奋期过渡到麻痹期。饮酒者随着饮酒量增加进入兴奋期,开始话多、情绪亢奋,同时颜面潮红,称为"微醉"。如果继续饮酒就会进入麻痹期,达到普通醉酒状态。此时患者意识逐渐混浊、行为轻率、言语不清、步态不稳、眼震或呕吐,最后渐渐入睡。醒后大部分患者能够回忆起饮酒的过程,也有极少数人对意识混浊后发生的事情失去记忆。

2)异常(病理性)醉酒(abnormal alcoholic intoxication)是酒精急性作用于异常个体的结果。饮酒后出现非常强烈、持久的精神兴奋和严重的意识障碍,行为失去礼仪,出现了人格的异质性行为。因在儿童少年罕见,相关知识见《临床精神病学》(第2版)。

(2)有害使用:定义见前述。从少年开始的有害使用者,一般进入青春期后就可能达到酒依赖。

(3)胎儿酒精综合征(fetal alcoholic syndrome,FAS):因为母亲常年酗酒或即使没有酗酒史但在妊娠早期多次、大量饮酒,会生出患有称之为 FAS 的胎儿。这类胎儿生长迟缓,容易流产。新生儿体重低,身高比正常婴儿低两个标准差,小头畸形,有着特殊的面容:眼裂小、下颌后缩、上颌发育不良、鼻唇沟扁平、鼻孔上翻、上唇薄,并有轻到中度的精神发育迟滞。部分婴儿可有心脏畸形、泌尿生殖系统畸形、耳或四肢畸形。新生儿即可有酒精戒断症状，表现为活动过度，不易喂养。估计世界范围内 FAS 发病率在 0.33% ~ 1.04%。

（4）酒依赖及其他：由于酒依赖及慢性酒中毒导致的其他精神障碍一般出现在习惯性饮酒（habituation）5 ~ 10 年之后，儿童少年罕见，相关知识见《临床精神病学》（第 2 版）。

4. 治疗　儿童少年主要出现的是急性酒中毒，治疗原则与其他中毒治疗相同。普通醉酒一般经过数小时睡眠，即可自愈。有异常醉酒表现者，应随时监测生命体征，给予 24 小时看护。如中毒较深，应给予适当的补液、利尿、促进排泄，注意水和电解质平衡，必要时使用纳洛酮催醒。酒精主要靠肝代谢后解毒，无特效解毒药。

（二）阿片类

1. 流行病学　阿片（opium）药理作用有镇痛、止咳、止泻、解痉、麻醉等，但长期使用会产生依赖，一次性过量使用或频繁应用可引起中毒。阿片类成瘾人群主要特征有：青年（< 30 岁）、男性（占 60% ~ 70%）、未婚（> 60%）、低学历、无业游民。2000 年以后的吸毒方式主要以静脉注射（50% ~ 70%）和烫吸（25% ~ 50%）居多，静脉注射毒品成为艾滋病传播最主要的途径（51.2%）。

2. 病因和发病机制　人脑内至少存在 μ、δ、κ 三种阿片受体，其中 μ 阿片受体与阿片依赖关系密切。当外源性阿片类物质进入体内后，会与内源性阿片类物质（morphine like factor，MLF）中的内啡肽（endorphin）竞争和 μ 阿片受体的结合，使内源性阿片肽的生理过程发生改变。人体不得不持续让外源性阿片类物进入来维持生理平衡，否则就会出现戒断综合征。阿片依赖还与心理、社会、文化多因素相关，其依赖及戒断症状的机制十分复杂，目前还没有得出确切的结论。

3. 临床表现和诊断

（1）急性中毒：一般认为吗啡中毒量成人为 0.06g，致死量为 0.25g；可待因毒性为吗啡的 1/4；与酒精饮料同时服用，即使治疗剂量吗啡也可发生中毒；巴比妥类及其他催眠药物与阿片类药物均有协同作用。轻度急性中毒患者表现为头晕、恶心、呕吐、兴奋或抑郁，或有幻觉、失去时间和空间感觉，还可伴皮肤瘙痒、便秘、尿潴留及血糖增高。重度中毒时有昏迷、针尖样瞳孔、高度呼吸抑制等三大特征。急性重度中毒者从发病到死亡不超过 12 小时，主要死于呼吸衰竭。

（2）成瘾：只要规则地服用治疗量 2 ~ 3 天就会成瘾。阿片类戒断状态表现分五个方面：

1）自主神经功能紊乱症状，如流泪、流涕、打哈欠、出汗、瞳孔扩大、起鸡皮。

2）精神运动性激动，焦虑、惊恐、激越、自残、睡眠障碍等，偶有幻觉、错觉。

3）发烧、心慌、血压升高、胸闷、气短。

4）厌食、恶心、呕吐、腹泻。

5）广泛性疼痛，涉及肌肉、骨骼、内脏。

4. 治疗

（1）急性中毒的治疗：口服中毒者应立即彻底洗胃导泻；皮下注射者应迅速用止血带扎紧注射部位上方，局部冷敷以延缓吸收。吸入含 5% CO_2 的氧，若吸氧后呼吸无显著改善，宜早做气管插管或切开，应用呼吸兴奋剂。应用特效解毒剂烯丙吗啡（纳洛芬）。

（2）成瘾的治疗：成瘾治疗相当困难，主要是复吸率很高，目前主要有三种方法：

1）自然戒断法又称冻火鸡法：指强制中断吸毒者的毒品供给，使其戒断症状自然消退而达到脱毒目的。

2）药物戒断法又称药物脱毒法：指给吸毒者服用戒断药物，以替代、递减毒品的方法。目前主要使用的药物有：①阿片受体弱激动剂，代表药物为美沙酮；②阿片受体部分激动剂，代表药物为丁丙诺非；③α 受体激动剂，代表药物为可乐定（氯压定）；④阿片受体拮抗剂，代表药物为纳洛酮（naloxone）、纳曲酮（naltrexone），后者比前者口服生物利用度高，作用维持时间长；⑤其他药物，如抗精神病药、安定类、激素类、莨菪碱类及中药等。

3)非药物戒断法:①物理疗法:使用针灸、理疗仪等减轻吸毒者戒断症状反应;②治疗社区(thera-peuti community)又称戴托普(daytop),这是由国外兴起的一种由戒毒康复者通过自我管理到达降低复吸率的集体治疗方法。其理念是相信人是可以改变的,相信集体的力量可以促进这种改变。脱毒治疗后的患者自愿住入治疗社区,社区内有等级制,按级别承担不同任务,如整理卫生、做饭等,表现好的被升级,差的降级或被逐出。只要坚持到底,复吸率明显降低至30%~40%。③匿名戒毒者协会(Narcotic Anonymous,NA),是由匿名的戒毒者组成的自助互助的小组,运用十二传统和十二步骤法,互相鼓励、互相支持、互相监督,达到不复吸的目的。

(3)美沙酮维持门诊:美沙酮是一种合成的麻醉性镇痛药,为中枢神经系统 μ 受体激动剂,化学结构与吗啡相差甚远,但基本骨架(功能团)相同,故药理作用与吗啡相似。美沙酮维持门诊治疗是应用合法、方便、安全、有效的药物美沙酮来替代海洛因等阿片类物质,通过在门诊的长期、持续性治疗,减少患者对阿片类物质的滥用,降低共用注射针具吸毒的艾滋病病毒感染高危行为,恢复个人功能、家庭功能和社会功能。美沙酮口服 2~4 小时达到血液高峰,体内作用时间 24~36 小时,欣快感比海洛因小,不会过度镇静,能够使患者保持正常的生理和心理功能,能降低对海洛因的渴求感。对成年人 14 年和青少年 5 年的追踪研究表明,美沙酮没有毒性作用,副作用通常很轻微,主要有便秘、出汗、短暂性皮疹、体重增加、水潴留。对在美沙酮维持程序中的患者进行反应时间、驾驶能力、注意力、智力等测定,结果与对照组比较,发现前面几项没有显著性差异,但患者组的智力状况 10 年后有了明显的提高,考虑可能是与患者生命质量的提高有关。

美沙酮是管制麻醉药品,作为治疗药品供患者长期使用是一种治疗方法,不是"小毒代大毒",如同高血压和糖尿病等一样,需要长期或终生维持用药。参加美沙酮维持治疗的患者每天在工作人员的监督下服用美沙酮口服液,抑制其对毒品的渴求,减少非法药物的用量和使用频度。

美沙酮维持治有以下五个优点:①患者的戒断症状较轻;②对毒品的渴求感较弱;③患者的依从性较好;④维持治疗门诊可作为心理行为干预、艾滋病抗病毒治疗的平台;⑤患者的功能恢复较好。而患者在美沙酮维持治疗门诊接受治疗以后,无需持有、使用、购买毒品及非法渠道获取毒资,身份由违法犯罪者转变为门诊患者。

美沙酮维持门诊治疗的阿片类物质成瘾者有以下情况之一者,不能或暂时不宜接受维持治疗:①美沙酮过敏史;②支气管哮喘史;③急性肝炎或慢性肝炎活动期;④严重肝、肾功能损伤及心功能障碍;⑤传染期肺结核;⑥伴有严重精神疾患;⑦因其他疾病住院治疗期间。

5. 预防 阿片类物质成瘾是儿童少年精神活性物质所致精神和行为障碍中最严重的一种,戒除十分困难,常言道"一朝吸毒,终生戒毒",所以预防是关键。预防可以从三个方面入手:一是降低阿片类物质的可及性,二是针对滥用倾向青少年人群的干预,三是消除阿片类物质使用的社会环境。

政府和有关部门须继续加强对阿片类物质的管控力度,降低少年儿童对这些物质的可及性。对易感少年,如有学业差、情绪品行有障碍、家庭关系不和、反社会性格、患慢性疼痛性疾病、家长有犯罪或吸毒史等,必须特殊地关注,以免卷入吸毒活动。对有吸毒史的儿童少年一定不要放弃,社会、家庭有责任为其提供脱毒、康复、心理矫治、技能训练等一系列的服务,争取能够重返社会。由于艾滋病的蔓延50%以上来自静脉吸毒,所以,吸毒不仅是个人的问题,也是一个公共卫生问题。现在各国政府都更加人性化地为成瘾者提供服务,在不戒断的前提下减少用药的危险度。例如,为注射用药者提供干净的注射器和针头,以减少 HIV 病毒的传播;放宽美沙酮的门诊供药,做好替代、维持治疗等。政府、社区、学校要加强各种形式的宣传教育,提高增强少年儿童对这些毒品的认识。

(三)大麻

1. 流行病学 大麻是全世界第一位的滥用物质。12~17 岁的青少年使用者近十年增加了一倍。在美国每天有 60 万青少年在吸食大麻;加拿大 15 岁以上人群中 7.4% 在最近一年中至少使用过一次大麻。我国台湾 18 岁以下的青少年中,0.9% 有吸食大麻经历。何倩等对武汉市的 5677 名在校大学生进行调查,结果显示有 113 人曾经至少使用过 1 次毒品,而使用频率最多的就是大麻。

2. 发病机制　从印度大麻中提取出的 Δ-9-四氢大麻酚(Δ-9-tetrahydrocanna-binol,THC)通过模仿内源性大麻素,与内源性大麻素受体-CB1 和 CB2 结合,激活多重细胞内信号转导通路,降低神经递质的释放,参与记忆、认知、运动控制的调节,对人的精神活动产生影响。

3. 临床表现和诊断

(1)临床表现

1)急性期精神症状:吸食大麻后数小时内可以出现典型的四期精神症状:①陶醉兴奋期:半个小时内,可产生一种自得其乐的欣快感,然后产生梦样体验,有松弛感和滑稽感,会激动、傻笑;②发展期:视、嗅、听等感官敏感,伴有栩栩如生幻象,即使有微小的刺激也可通过自身的想象而扩大;③深度幻觉期:通过想象进入一种虚无缥缈的境界,虽然有一定的自知力,但身体已陷入无能为力状态,思维变得混乱和崩溃,焦虑、惊慌代替欣快感;④沉睡期:经过几小时的"颠倒迷离"后进入沉睡,醒后可有疲劳感。

2)中毒性精神病状态:①中毒性谵妄:一次大量使用时可出现意识不清,同时伴发错觉、幻觉、思维障碍、恐惧和冲动行为;②急性焦虑发作:吸食过量时产生严重的焦虑恐惧,伴有灾难或濒死感,还可产生偏执观念;③急性抑郁反应:有些患者可产生一过性的抑郁状态,悲观厌世,有自杀意念。

3)长期吸食后的精神症状:随着时间迁延,吸食者可以完全不顾个人卫生,饮食不佳,人格扭曲,对任何事物缺乏兴趣,注意力、计算力和判断力减退,思维迟钝,记忆混乱,呈精神衰退状态。长期使用大麻是否可以促发精神分裂症尚有争议。

(2)诊断

1)吸食史。

2)症状:急性期主要有四期变化,似醉酒样症状,伴有结膜充血和心动过速。

3)尿检:即使停药数天或数周后尿检仍呈阳性。

4. 治疗　因大麻主要是精神依赖,一般不需要药物脱瘾治疗,给予心理支持即可。动机访谈(motivation interview)可以激励患者改变自身行为模式的动力和动机。社会干预如完善患者的社会支持系统,认知行为治疗可以改善患者的认识和行为模式,均可起到预防复吸的作用。对比较突出的精神症状可给予抗焦虑、抗抑郁药或抗精神病药物。

(四)镇静催眠剂

医疗上对儿童少年使用镇静催眠剂的机会不多,主要是抗癫痫及夜惊、梦游症的短期对症治疗。镇静催眠剂成瘾母亲所生育的新生儿可以出现类似成年人戒断样反应,如睡眠不安、哭闹拒奶、抽搐;如果哺乳,母乳中的药物成分也可以使婴儿成瘾。年龄较大的儿童少年可有镇静催眠剂依赖,其表现与成年人近似。

(五)其他

1. 新型毒品　近年,在青少年中使用频率最高的是称之为"舞会药""街头药"或"俱乐部毒品"(club drug)的新型毒品。新型毒品由于能迎合在社会生活高节奏状况下当代年轻人的需求,所以造成全球滥用的局面。2000 年与 1999 年相比,美国十大城市的甲基苯丙胺中毒急诊例数上升 33.3%,与"冰毒"有关的死亡人数三年中增加了 1.3 倍。2002 年,国内对物质滥用人员调查发现,新型毒品滥用场所以歌舞厅、迪厅(66.5%)为主,但有约 1/3 主要在家中。

(1)苯丙胺类(amphetamine-type-stimulants,ATS)兴奋剂:主要有甲基苯丙胺,又称"冰毒"(ice)和 3,4-亚甲基二氧基甲基苯丙胺(3,4-methylenedioxymethamphetamine,MDMA),又称"摇头丸"(ecstasy)。此类毒品属拟交感胺类中枢神经兴奋剂,易通过血-脑屏障,吸食后选择性作用于脑干以上的中枢神经系统部位,提高大脑皮层兴奋性,增强中枢神经系统活动。其作用机制是通过刺激中枢和外周的神经末梢释放单胺类神经递质多巴胺和去甲肾上腺素,并阻断递质的再摄取,使突触间隙多巴胺和去甲肾上腺素水平上升,从而产生神经和精神效应。"摇头丸"被制成白、黄、橘红、蓝绿等颜色,滥用的方式是以啤酒、矿泉水、可口可乐等送服。起效时间和服毒后主观感受与服毒剂量和个体敏感性有关,一般为30分钟左右起效。苯丙胺中毒剂量为15~20mg,成人致死量为0.15~2g,静脉快速注射120mg即可致死。甲基苯丙胺中枢兴奋作用比苯丙胺强,使用1.5mg/kg的剂量即可致死。

1)ATS所致精神障碍主要表现有:①急性中毒:轻度中毒表现为兴奋、躁动、血压升高、脉搏加快、出汗、口渴、呼吸困难、震颤、反射亢进、头痛等症状;中度中毒表现为错乱、谵妄、幻听、幻视、被害妄想等精神症状;重度中毒时可出现胸痛、心律失常、代谢性酸中毒、高热、抽搐、昏迷及呼吸、循环衰竭等。ATS急性中毒常见症状之一是体温升高,甚至出现恶性高热,恶性高热是中毒致死的原因之一。另外,ATS可引起肺动脉高压、心肌梗死、心肌病、高血压、心律失常、颅内出血、猝死等。②慢性中毒(较少):面红、瞳孔扩大、心率快、血压高、睡眠少,严重者全身衰竭;行为无目的性,出现类似偏执型精神障碍的症状。③戒断症状:以全身疲倦和严重的抑郁、焦虑、惊恐为特征,可见自杀。还可以出现意识障碍,剧烈的肌肉挛缩感,特征性胃肠痉挛,不能进食。一般在停药48~72小时达高峰,1~2周可以消失。④丙胺精神病:每日使用苯丙胺30~100mg 3个月内或不规律的长期使用数月内即可出现意识清晰状态下生动的幻觉(幻视多见)和继发感觉过敏、牵连观念、被害妄想,临床很像偏执性精神分裂症。其幻觉多带有鲜明的情感色彩、戒断时抑郁突出是临床鉴别的要点。

2)诊断:根据毒品吸食史及临床表现不难快速作出临床诊断。如血、尿中测得苯丙胺及其代谢产物,则可确诊。

3)救治:采取综合措施是成功的关键。包括洗胃、镇静、稳定血压、纠正水电紊乱及物理降温等。对中毒严重者,应不失时机地进行血液灌流,以迅速清除血中毒物。纳洛酮为阿片受体拮抗剂,对迅速改善呼吸、减轻昏迷有良好的效果。但纳洛酮初始剂量要足,因其半衰期较短,在昏迷及呼吸未明显改善之前,要持续静脉点滴。

苯丙胺引起的精神症状如焦虑、抑郁、幻觉、妄想等可以用相应的精神科药物对症治疗。

(2)氯胺酮(ketamine):即"K粉",主要在娱乐场所被滥用。使用者会疯狂摇头,很容易致颈椎骨折或造成心力、呼吸衰竭,过量可致死。"K粉"有一定的精神依赖性,对中枢神经的损伤比冰毒更严重。

(3)联邦止咳露:含磷酸可待因,强度大概为吗啡的1/4。大量服用可以产生快感和幻觉,心率加快、眩晕、低钾无力,长期服用可以成瘾。一次使用超过800mg可待因可致死。

(4)咖啡因:适度地使用有祛除疲劳、兴奋神经的作用,大剂量或长期使用会成瘾,一旦停用会出现精神委顿、浑身困乏疲软等戒断症状。咖啡因不仅作用于大脑皮层,还能直接兴奋延髓,引起阵发性惊厥和骨骼肌震颤,损害肝、胃、肾等重要内脏器官,诱发呼吸道炎症、妇女乳腺瘤等疾病,甚至导致成瘾者下一代智能低下,肢体畸形。学童如果饮用过量含咖啡因的饮料,可能会出现胸痛、头痛、过度活跃等现象。此外,还会促使一些学生做出不良行为,让老师更加难以管教。

(5)烟草:卫生部《2011年中国控制吸烟报告》指出,我国目前约有1500万名青少年是烟民,尝试吸烟的青少年不少于4000万。与1984年相比,2002年开始吸烟的年龄提前了4~5岁。2013年《世界卫生组织全球烟草流行报告》列出全球八大死因中有六项和烟草有关,和不吸烟者相比,吸烟者的寿命平均低15年。20世纪,已有约1亿人死于烟草流行,占全球死因构成的第一位。比吸烟更可怕的是吸"二手烟",因为侧流烟有害成分的浓度更高,如一氧化碳高5倍,烟焦油和烟碱高3倍,苯并芘高4倍,亚硝胺高50倍。我国人群中遭受被动吸烟危害的人数可高达5.4亿,其中15岁以下儿童有1.8亿,远高于青少年中吸烟者人数。

导致烟草成瘾的是烟草中的尼古丁。尼古丁与中枢神经系统的尼古丁乙酰胆碱受体(nicotinic acetylcholine receptors,nAChRs)结合,导致伏隔核(nucleus accumbens,NAc)多巴胺大量释放,使患者感到放松、愉悦、满足。当患者不吸烟时多巴胺水平降低,满足感消失,并产生心理和生理不适,促使患者再次摄入尼古丁,形成恶性循环。

戒除烟瘾应该使用综合疗法,即行为疗法、认知疗法加药物。行为疗法主要采取厌恶疗法、松弛训练、刺激控制。认知疗法主要是改变歪曲的认知,提高戒烟动机。药物疗法有尼古丁替代、nAChR部分激动剂及抗抑郁剂等。

(6)挥发性溶剂:挥发性溶剂可以先产生短暂的兴奋,体验到欣快的梦幻样"飘飘欲仙"感,达到高潮后会引起短时间睡眠。经常应用可发生部分耐药性及心理依赖,但是不会产生戒断症状。严重滥用者可产生错觉、幻觉、妄想、谵妄、精神运动性笨拙、情感脆弱和思维功能缺损。溶剂中其他有毒成分(例如汽油中的铅)可能造成脑、肝、肾及骨髓的损伤。由于气道闭塞引起的窒息可致人丧命。

2. 致幻剂 麦角酸二乙基酰胺(lysergids,LSD)为最强烈的致幻药,使用该药30~60分钟后就出现心跳加速、血压升高、高热、高血糖、瞳孔放大等反应,2~3小时左右产生感觉过敏、幻觉,判断力和控制力下降或消失,情绪起伏无常,注意力不集中,常会出现突发的、危险的、荒谬的强迫行为;常伴有眩晕、头痛、恶心呕吐、共济失调、痉挛性瘫痪等症状。当药效消失、迷幻期结束后,患者往往会感到严重的忧郁,有些人还会出现幻觉重现的现象,对这种现象的恐惧性反应有时会导致自杀行为。LSD会使服用者产生顽固的心理依赖性而不得不长期使用。而长期使用会出现药物耐受性,以致服用量不断加大,造成记忆力、抽象思维严重损害,还会导致孕妇的流产或婴儿的先天性畸形。

3. 可卡因(cocaine) 可卡因的药物效应类似苯丙胺,一次适量使用可引起欣快、脸红、脉速、瞳孔扩大。欣快消失后,出现抑郁、恐惧、乏力。为了避免这种不快,不得不反复使用。鼻吸者可造成鼻中隔穿孔,静注者可造成皮肤溃疡。反复使用或一次大剂量使用会产生情感高涨、短暂幻觉、身体失重感、敏感多疑等精神症状,类似偏执型精神分裂症。严重者可出现谵妄,常有伤人、毁物、自杀行为。而似小虫或蚂蚁在皮肤内爬行的幻触(又称Magana症)是可卡因精神障碍的特征性症状,以致患者不惜用刀子切开皮肤。多数症状于停药后数日消失,妄想消失比较慢,需要数周。急性致死量估计在1.2g左右。部分患者在停药后1个月以上,突然有出现和用药时相同的症状,称之为闪回现象(flash back),常为心理应激或环境变化所诱发。闪回现象不但存在于可卡因成瘾者,所有兴奋剂、致幻剂成瘾者中都可以见到。

知识框20-2 非依赖性物质的滥用

非依赖性物质的滥用(psychic dependence due to independent substance)指患者抱有强烈的某种动机(如减肥),持续地、不恰当地使用来自体外的某些物质,这些物质虽不产生精神或躯体成瘾,但会影响人的精神状态。这种滥用通常会导致不必要的花费,即使警告会伤害躯体或已经严重伤害了躯体,比如出现肾功能障碍、电解质紊乱,可患者仍不接受劝阻,坚持使用。

非依赖性物质主要有:抗抑郁剂,缓泻剂,减肥药,镇痛剂(如阿司匹林、乙酰氨基酚),解酸剂,利尿剂,维生素,类固醇或激素,驱虫剂,抗结核药(异烟肼),特殊的中草药或民间验方,工农业物质(重金属如铅、汞、锰、砷等,有毒气体如一氧化碳、二氧化碳、硫化氢等,有机化合物如苯及其衍生物、汽油等)和食物(蕈类、大麻子、肉毒杆菌污染的食品等)等。

因物质性质不同,其精神和行为障碍亦不相同。常见症状表现有:①意识障碍:轻重不等,形式不一,表现为感知模糊、意识混浊、意识蒙眬、谵妄、昏睡甚至昏迷;②精神病状态:思维迟缓、推理困难、逻辑性差,有时存在关系妄想或其他妄想观念;③情感障碍:表现情绪低落,郁郁寡欢,有时可出现焦虑、惊吓或恐惧的情绪,有时对周围漠不关心,兴趣减退,对所有一切都无所谓;④神经症综合征:表现精神衰弱综合征,癔症样症状,疑病症状,强迫症状及其他神经症症状。

(邸晓兰 童永胜)

第三节 性心理障碍

一、概 述

（一）基本概念

1. 定义 性心理障碍（psychosexual disorder）泛指在两性行为方面的心理和行为明显偏离正常，并以这类偏离为性兴奋、性满足的主要或唯一方式，从而不同程度地影响干扰和破坏了正常的性活动的一组心理障碍。

性心理障碍又称性变态（perversion）。由于 perversion 来源于拉丁文 perversus，有贬义，现代精神病学建议废用这个词，改用性偏好（sexual deviation）。后者非但无贬义，还有主动偏爱的意思。广义的性偏好障碍等同于性心理障碍，狭义的性偏好障碍特指除性身份障碍、性取向障碍以外的其他各种性心理障碍。

2. 性心理障碍的判别标准 因性心理障碍的成因并不清楚，故只能使用相对标准。

（1）生物学标准：性行为不符合生物学的需要与特征。

（2）社会性道德标准：性行为不符合特定历史阶段公认的社会道德规范和法律规定。

（3）相对程度标准：同性恋与异性恋、性戏中施虐或受虐的成分、人窥阴或露阴的欲望度等都不是有或无、是或否那么对立，应该是一个连续的谱系概念。这个谱系的两端会被视为偏常。

（4）平等标准：性行为使性对象遭受心理和躯体的损害或痛苦，且是非自愿的。

（5）利己标准：性行为使本人的心理、躯体、社会形象等受到损害或感到耻辱、痛苦。

3. 性心理障碍者的共同特征 性心理障碍者除在寻找性兴奋、性满足方式上与常人不同，在性活动生理过程以及心理活动的其他方面不应呈现异常。但因性偏好障碍在人群中比例小，其性行为方式目前还不能被大多数甚至是至亲的家人所理解，常要承受很多现实压力，有可能表现出某些有共性的心理特征：

（1）高度自省、文雅、敏感，富于情感色彩，性格偏内向者较多。

（2）社会生活适应良好，工作尽责。

（3）对自己的性行为偏常有充分的辨认能力，其道德伦理观念与常人无二。一部分人难以承受外界的压力想改变自己的性偏好，却发现力不从心而痛苦、矛盾；另一部分人能够自我认同，不希望改变，并可以应对来自外界的压力，不产生心理冲突。

（4）成长过程中父母性格冲突、家庭关系不睦者较多。

（5）并非性欲亢进的淫乱之徒，反而大多性欲低下，甚至不能完成正常的性生活。

（二）流行病学资料

尚无公认的儿童少年性心理障碍的流行病学资料，比较多的是个案报告或小样本研究。

（三）发病机制

性心理障碍发病机制至今不明。精神分析学派强调早期影响，行为学派强调后天习得。但是，人类任何疾病或者是任何行为都必定有遗传和生理生化的基础，外因只能起到诱发、修饰和病理塑型的作用。

1. 遗传 赫希费尔德发现 25% 的性欲倒错有遗传因素的参与，40% 性欲倒错者的家人中存在病态或者心理异常。新近人们对同性恋的基因位点的变化和同性恋的脑性别研究正在阐明。同性恋有其遗传和生理的基础，睾酮含量与性冲动或者性暴力的关系也早有关注。

2. 脑损害 一项 150 例恋物癖、露阴癖患者情况调查，发现 15 例有脑器质性改变，占 9.7%，其中恋物癖占 8.3%，露阴癖占 13%；既往有产伤 3 人，3 岁前颅外伤 2 人，早产 1 人，先天脑发育畸形（胼胝体发育不全）1 人，脑炎 3 人，梦游症 2 人，XXY 染色体异常 1 人，另 2 例情况不详。根据 Medonick 1988 年在哥本哈根大学医学院对难产婴儿做了大量的长期追踪研究，认为暴力与性犯罪行为者在围生期有脑损害。临床工作发现,在神经系统疾病和精神疾病患者中,常发生或者伴有各种性变态行为,说明脑器质性损害是性心理障碍的直接病因,特别是额叶、杏仁核、伏核、犁状皮质及边缘系统的皮层下等部位病变与发病密切相关。

3. 感觉刺激与愉悦中枢　大脑皮层接到感觉信息后会立即引起边缘系统的兴奋,分泌内啡肽类物质,带来愉悦感受。如果非愉悦(痛苦、耻辱等)的感受信息,偶尔与愉悦或者性快感体验并存,或者经历多次无关的重复,可形成导致愉悦或性快感体验的条件反射,形成受虐癖、恋排泄物癖等特殊的性心理障碍表现。视听、嗅味、触痛、温凉等各种感觉信息都参与了愉悦(性)构成,当这些感觉渠道因某些原因变成愉悦(性)的主渠道时,相应的性偏好,如窥阴(淫)癖、秽语淫癖等也就自然产生了。羞辱的信息(刺激)则是一种心理感受,若与愉悦感同时存在,则可能导致日后的受虐癖。

4. 儿童早期性教育的失误　在影响儿童性欲性心理发育的后天因素中,尤以家庭环境的影响最大。家庭的文化结构、父母的观念、角色行为、养育方式和养育条件,对孩子的性心理发育、性观念的形成影响很大。南京对94例恋物癖调查发现,患者家庭不健全的(单亲)占52%,92例均缺乏早期教育,儿童期对异性物品有神秘感占94.3%,青春期常有性幻想的占98.4%,有手淫习惯的占100%。

据调查,男性易性癖与母亲抑郁性精神状态有关;受父亲影响少的男孩,成年后容易有性虐待行为;错误的性别角色规范教育与异性癖、异装癖有明显相关性;对异性的厌恶教育,对性器官、性行为的肮脏、羞耻的教育,仇视、戒备异性的教育等,都与性洁癖以及其他性变态的发生关系密切。易装癖和恋物癖亦可始于偶然,多数在儿童或少年早期开始,在日后的漫长过程中没有得到正确的环境和教育影响,使其得以反复操作的机会,便逐渐培养成一种兴趣和嗜好,实际上是一种条件反射。钟友彬(1991)报道,33例性变态中28例可回忆起3～11岁之间的性经历;15例在5～8岁时有与同龄男女儿童互玩互看、互相触摸外阴部取乐的经历;5例幼时与母亲、姐姐等同床睡觉,并抚摸她们身体取乐,或者他们的阴茎被异性家人嬉戏玩弄的经历;其余8例虽没有明确的和异性亲密接触或者性游戏的经历,但他们自3、4岁能记事起对异性的鞋袜、赤脚等有特殊兴趣,或有偷看女性如厕、裸浴等经历。无疑他们这些产生快感的幼年性经历与日后的性变态的发生密切相关。

5. 个性特征　人的个性特征主要来自遗传及家庭早期教育。一项92例恋物癖调查,全部患者都属内向性格,胆小、易紧张者占91.3%,怕与异性交往占85.8%,宽厚老实者占94.5%,表现好的占95.3%。

6. 谱系概念　根据性别谱系和性行为谱系学说,性别本身就是个模糊的概念,性行为也就自然会呈现谱系现象。除了雌雄交配外,还存在同性恋和各种性(变态)行为的亚文化群体。人类个体最初也可以视为雌(卵子)雄(精子)同体(受精卵),以后向哪一性别发育则取决于内(Y染色体或SRY因子)外(主要是性激素环境)因素。常由于内外因素的矛盾使发育出现偏异,从而导致不同程度的中间类型。

7. 社会道德教化　现代社会性伦理道德制约着人们性观念,儿童少年性心理发展成熟的过程也就是性社会伦理道德的教化过程,与主流性观念相悖的教育和影响,可以诱发性偏好障碍,导致成年后的性行为与多数人相左,继而适应不良。

二、儿童少年性心理障碍的临床表现

(一) 性身份障碍

1. 易性症　对自身性别的认定与解剖生理上的性别调整呈逆反心理,持续存在厌恶和改变本身性别的生理特征的强烈愿望,比如借助异性激素或变性手术,其性爱倾向为纯粹的同性恋。并要排除其他精神障碍的类似表现或生殖器畸形、内分泌异常。上述症状至少持续存在2年。

2. 童年性身份障碍　通常最早发生于童年早期(一般在青春期前已充分表现),其特征为对本身性别有持续的、强烈的痛苦感,同时渴望成为异性(或坚持本人就是异性)。持续专注于异性的服装和(或)活动,而对患者的性别予以否定。仅有女孩子像"假小子",男孩子"女孩子气"是不够的,只有对男性或女性概念出现了全面紊乱时,才可考虑作此诊断。若已进入青春期,此诊断便不能成立。

3. 双重异装症 个体生活中某一时刻穿着异性服装,以暂时享受作为异性成员的体验,但并无永久改变性别的愿望,也不打算以外科手术改变性别。在穿着异性服装时并不伴有性兴奋,这一点可与恋物性异装症相鉴别。

(二)性偏好障碍

1. 恋物症 以某些非生命物体作为性唤起及性满足的刺激物。恋物对象多为人体的延伸物,如衣服鞋袜。其他常见的对象是具有某种特殊质地的物品,如橡胶、皮革或塑料。迷恋物的重要性因人而异,在某些病例中仅作为一提高正常方式获得性兴奋的一种手段。

2. 恋物性异装症 是一种特殊形式的恋物症。表现为对异性服饰的特别喜爱,反复出现穿戴异性服饰的强烈欲望并付诸行动,以体验异性角色,并满足自己的性兴奋。但是,患者并不要求改变自身性别的解剖生理特征。

(三)与性发育和性取向有关的心理和行为障碍

1. 性成熟障碍 个体为不能确定他/她的性身份或性取向而苦恼,从而产生焦虑或抑郁,最多见于少年,他们无法确定自己是同性恋、异性恋还是双性恋。有些个体常常已经有固定的性关系,却在一段时间的确定稳固的性取向之后,发现他们的性取向发生了改变。

2. 自我不和谐的性取向 性身份和性偏好是确定无疑的,但由于伴随有心理和行为障碍,个体希望它们并非如此,并可能寻求治疗试图加以改变。

自我认同、自我和谐的同性恋不是疾病,不被收录在国际疾病分类诊断系统中。然而由于同性恋与社会主流的性取向不一致,以及同性恋者高风险性行为比例较高,该群体因此出现焦虑、抑郁、自杀意念的比例也明显高于一般人群。

三、性心理障碍治疗

(一)心理治疗

1. 针对性身份障碍者的心理治疗

(1)首先要鉴定其性身份障碍是否为其他精神障碍所致。

(2)观察其性身份障碍的稳定性,至少2年以上。

(3)做好接受变性手术或接受激素治疗的心理准备。

(4)处理变性手术或接受激素治疗后的适应障碍。

2. 针对各种性偏好障碍的心理治疗

(1)接受其偏好的合理性,减少自责、羞辱感。同时给予自我保护教育。

(2)认知疗法。

(3)厌恶治疗。

(4)精神分析疗法。

3. 针对性发育和性取向有关的心理和行为障碍的心理治疗 主要是通过各种有效的心理治疗方法,改善患者自我不认同、不和谐的状态,避免由此继发的抑郁、焦虑、痛苦等心境。

(二)药物治疗

抗抑郁、抗焦虑药物改善因为受到外界压力或自我不认同、不和谐而产生的抑郁、焦虑情绪以及失眠、进食障碍等躯体化症状。

(邸晓兰)

第四节　儿　童　虐　待

一、概　述

儿童虐待(child abuse)的问题比我们想象的要普遍得多,它发生在不同肤色、不同社会阶层、不同种族以及宗教信仰的儿童中,涉及包括婴幼儿、儿童以及青少年所有年龄段的孩子。发现被虐待的儿童或做出诊断通常因施虐者普遍性的否认而大打折扣,受虐的儿童有时也会否认这些不幸的经历。我国的文化传统中,对孩子的打、骂往往被视为"管教"孩子的必要手段,因此比较难以界定正常管教与虐待之间的界限。

虐待不仅影响少年儿童的身体健康和发育,还会影响其心理健康。儿童期被虐待史与成年期的各种精神疾病、人格或行为问题有紧密联系。无论何种形式的虐待,对儿童来说都是一种应激。有证据表明,虽然儿童期受虐待并没有在当时出现精神问题,但此时受虐儿童的神经回路的代偿能力已经受损,处于不可逆的应激超敏化状态。日后生活中遇到并不很严重的生活事件,也会诱发神经回路的过度激活,表现出非特异性的临床症状。反复多次地过度激活,进而发展为各种精神障碍、人格或行为问题。脑电、核磁共振研究发现,受虐儿童大脑左半球的额叶、颞叶、海马、杏仁核都存在异常。

二、分类和定义

(一) 定义

儿童虐待是指危害或损害儿童身心健康发展的任何行为,或任何不做出某作为以致儿童身心健康发展受危害或损害的行为。

(二) 分类

1. 忽视(neglect)　忽视是儿童虐待中最常见的形式,即不为儿童提供足够的关心和保护,包括情感忽视和躯体忽视两种形式。忽视表现为不让孩子吃饱饭,不尽看护的责任,没有足够的监督,赶出家门,忽视孩子的幸福感和安全感,不给予孩子足够的情感支持等;也包括拒绝、拖延为孩子提供医疗服务,不让孩子上学校,不允许接受长期培训等。

2. 身体虐待(physical abuse)　即为任何可以导致非意外性质躯体损伤的行为,例如殴打、咬、火烧、冻以及圈禁,无原则严酷体罚也归于此。身体虐待也可以用受伤的部位来描述,如皮肤和表面组织的损伤、头部损伤、内部器官的损伤、骨骼损伤等。

3. 情感虐待(emotional abuse)　施虐者言语或表情传达给儿童这样的意思:他们是没用的、有缺点的、不可爱的、没人想要的、危险的。施虐者或是使用刺激、贬低、恐吓、鄙视、孤立、威胁、谴责,或冷嘲热讽语言;或是为孩子设定过分美好的或无法企及的目标,给孩子巨大的压力。情感或心理虐待的严重程度首先要看施虐者是否是故意的,其次要看施虐者的虐待行为是否对儿童造成伤害。一些专家认为情感或心理虐待这个词不应使用,而言语虐待似乎更能贴切的描述出监护者的病理性行为。

4. 性虐待(sexual abuse)　指成人,或同伴使用暴力对儿童实施性行为。施虐者与受害者之间可以是同性也可以是异性。性虐待涉及可能是长期存在的,也可能是仅有一次的事件。在评定两个儿童之间的性活动是虐待还是性游戏,主要看两个儿童之间的性别、年龄、体力、智力差距。此外,性虐待也包括那些诱惑儿童性行为的做法,例如,对未成年人描述有关色情的活动,以及促进或参与幼妓的非法性交易。

三、虐待的评估及处理虐待

评估或处理儿童虐待需要许多不同专业组织的协作配合,包括儿科医生和其他基层医务人员、急诊工作者、放射科医生、病理学家、法律援助人员、律师、社区服务部门,以及各种从事精神卫生的专业人员。精神病学家和其他精神卫生专业人员可以从不同的途径介入儿童虐待的问题。他们可以本着学术的或法律目的来评价受虐儿童,也可以个人参与或是作为学科间协作的一员。他们可能会有助于法庭做出裁决,而且会推荐有关的治疗方法或地点。

精神科医生可以评估施虐者以澄清其是否精神病患者,是否有出庭的能力,是否不能清醒保护自己,是否有治疗的可能性,以及是否适当终止其家长的监护权。在法律规定的范围内,精神科医生也可以判定儿童心理创伤的原因、特点以及程度。对于某些虐待情况,如由监护者人为造成的,精神科评估对于确定对受害者及施虐者的治疗方法显得尤为重要。心理健康专家可以在公共道德的范围内处理这类事情,可以通过分享信息,培训律师、法官和立法者使他们具有相关专业知识。另外,除了帮助制定正规的管理条例外,精神病学家以及其他心理健康专业人员还可以在临床工作中提供治疗。他们可以提供给因为受虐待而出现情绪或行为问题的儿童个人或家庭进行治疗。家庭治疗、游戏治疗(如沙盘或拼图游戏治疗)都是比较常用的方法。

(童永胜 杨可冰)

第五节 慢性躯体病所致心理问题

慢性疾病是指病程超过 3 个月,且每年住院时间不少于 1 个月,严重干扰了患者正常生活的疾病。患有严重的或慢性的疾病会干扰儿童的生长发育、学习或人际关系。儿童的慢性疾病主要包括:慢性肾脏疾病、白血病、癫痫、哮喘、过敏性紫癜、风湿性疾病、出生缺陷等。

一、慢性躯体病所致心理问题

(一) 情绪障碍

患者因为躯体病痛引起的自卑和焦虑,医学检查和治疗引起的痛苦和恐惧,长期服药引起的外貌改变和躯体不适,长期活动受限引起的孤独和不快,父母和其他人对待他们态度的改变等,这些不良刺激会出现以焦虑抑郁为主的情绪障碍,这在慢性疾病引起儿童心理或精神问题中是主要的部分。

(二) 行为障碍

表现为已经发展的行为出现退化。例如:一个四岁的女孩,在 18 个月前已经学会如何如厕和使用马桶。但因为哮喘病住院治疗,出现夜间遗尿的现象。此外,可表现为不合群、多动、攻击行为等。

(三) 精神病性症状

患者在长期患病、社会功能受损、明显被孤立孤独的背景下,很容易诱发出更加严重的精神疾病,出现幻觉、妄想或明显怪异行为等精神病性症状的风险明显高于正常的儿童。

二、慢性躯体疾病所致心理问题的治疗

治疗原则以心理治疗及家庭治疗为主,情绪和行为障碍明显者可适当、短期使用抗焦虑药和抗抑郁剂。

(邱晓兰 杨可冰)

思考题

1. 校园预防儿童少年自杀的关键是什么?
2. 精神活性物质依赖综合征的表现有哪些?
3. 阿片依赖的治疗手段有哪些? 理论基础是什么?
4. "望子成龙""揠苗助长"是否属于儿童虐待?

第二十一章

儿童少年期精神障碍药物治疗

第一节 概 述

儿童少年期精神障碍的主要治疗方法包括心理治疗和药物治疗,特别是某些较严重的精神障碍,药物治疗必不可少。1937 年 Bradley 采用苯丙胺治疗儿童行为障碍的著名临床试验,被认为是儿童精神药理学的开端。之后,儿童精神药理学得到稳定而缓慢的发展。近年来,循证医学研究对儿童少年期精神障碍的药物治疗已提供了大量依据。

关于儿童少年患者的药物治疗应注意以下的问题:

1. 病史采集应详尽,躯体及心理评估需全面 在使用药物前,须详细了解病史(包括以往有无严重躯体疾患,如肝、肾、心血管病和药物过敏史等),全面评估儿童少年的精神症状、病情的严重程度,作出正确诊断。还要了解有哪些共患病,并做全面仔细的身体检查,最后选择适当的药物治疗。

2. 应充分考虑患者的年龄以及药物对发育的潜在影响 与成人不同,儿童的肝脏/体重比值较大且肾小球滤过率更快,因此,药物在体内的代谢和清除速度通常比成人要快,致药物半衰期缩短,这种药动学差异在临床应用上可体现为:儿童可能需要更大的体重校正剂量(mg/kg)使血药浓度达到治疗水平,即可能耐受更大剂量的精神药物。且不同儿童对不同药物耐受性差异很大,这种差异与儿童的年龄、性别、体重、疾病种类、病情的严重程度无明显量的关系。儿童生长发育过程中体重、身体各个器官的组成比例在不断变化,各个器官相对重量和体液容量的改变,可明显影响药物分布和不良反应,特别是中枢神经系统因年龄影响差异很大。例如:学龄前儿童对抗精神药物敏感,容易出现急性肌张力障碍;学龄期儿童在使用选择性 5-羟色胺再摄取抑制剂(SSRIs)时,比成人更容易出现行为激越;由于去甲肾上腺素通路的发育差异,三环类抗抑郁药物对儿童疗效较差。因此,用药要个体化,从低剂量开始,逐渐增加,及时调整剂量。

3. 应兼顾生物学因素和环境对儿童行为、情绪的影响 年龄越大,环境因素影响越大。因此,药物治疗只是综合治疗的一部分,通过药物治疗改善症状,为心理治疗、技能培训和接受教育搭起平台,通过各种综合性治疗和干预使儿童获得总体性康复。

4. 应及时关注超适应证用药风险,做好家属的知情同意 许多已经用于成人患者的药物,因各种原因尚未对儿童少年患者进行临床试验,也有很多药物未获得国家药品管理部门批准用于儿童患者,或者没有确认药物的适应证。但是,新型抗精神病药物和抗抑郁药物较之传统药物的确有许多优势,特别是在安全性方面。这些药物用于儿童少年患者的疗效和安全性已经有不少文献报道,也有了很多循证依据。事实上,也只有通过临床医生的药物使用经验积累,才能推动药物适应证获得批准。尽管如此,医师使用这些未被批准适应证的药物仍属于超适应证(off-label)用药,具有一定风险。因此,临床医生在选用这些药物时,一定要向儿童少年患者和监护人说明使用药物可能获得的益处和可能出现的不良反应,得到青少年患者和家长的知情同意。

第二节 抗精神病药物

抗精神病药物是一组用于治疗精神分裂症及其他精神病性症状的药物。临床上已使用的抗精神病药物有9大类40余种,其中常用于儿童少年的药物有奋乃静、氟哌啶醇、舒必利以及非典型抗精神病药物利培酮、奥氮平、喹硫平、齐拉西酮等。

一、作用机制

抗精神病药物按药理作用可分为两类,即典型抗精神病药物和非典型抗精神病药物。前者又称为传统抗精神病药物,主要是阻断多巴胺 D_2 受体,影响多巴胺的中脑-大脑皮质通路和中脑-边缘系统通路;对结节-漏斗系统通路的影响可导致内分泌和代谢的改变;对黑质-纹状体通路的影响导致锥体外系的不良反应。药物的镇静作用和控制精神运动性兴奋的作用与去甲肾上腺素的阻断有关。非典型抗精神病药物又称为新型抗精神病药物,除了作用于多巴胺 D_2 受体以外,也作用于5-羟色胺受体。这类药物使用剂量通常较小,不良反应较少,总体而言安全性更好。

二、临床应用

(一)适应证和禁忌证

主要用于治疗儿童精神分裂症和预防精神分裂症复发,控制躁狂发作和其他精神病性症状。对儿童少年期行为问题,如冲动、攻击、暴怒发作和反社会行为有一定疗效,有些药物治疗抽动障碍。

严重心、肝、肾等脏器疾病、严重感染、重症肌无力及药物过敏者禁用。白细胞减少症、青光眼、易发生低血压反应者慎用。

(二)用法和剂量

1. 奋乃静(perphenazine) 属吩噻嗪类药,具有一定镇静作用。对血液、肝脏的毒性较低,但有较严重的锥体外系不良反应。用药应从小剂量开始,一次2mg,一日2~3次,以后每隔3~5日增加4~6mg。用于行为问题,剂量不必像治疗精神分裂症那么大,视疗效和耐受性来调整剂量,一般10~20mg/d。

2. 氟哌啶醇(haloperidol) 属丁酰苯类药,镇静作用弱,却易致锥体外系不良反应,儿童易引起急性肌张力障碍。由于毒性较低,常用于治疗儿童精神分裂症、抽动障碍。也用于治疗冲动、攻击和破坏性行为。用药应从小剂量开始,初始剂量为一次0.5~1mg,一日2次,以后每隔3~5日增加1~2mg,治疗剂量低,一般在6~16mg/d。用于抽动障碍时,学龄前期儿童初始剂量为0.5~1mg/d,治疗剂量为1~4mg/d。学龄期孤独症患者合并抽动或严重攻击等行为时,剂量为0.75~2.5mg/d,急性精神病发作时剂量可达10mg/d。

3. 舒必利(sulpiride) 属苯酰胺类,有较强的抗精神病作用,对孤独、淡漠以及抑郁症状的改善优于其他典型抗精神病药。常用于治疗儿童精神分裂症、抽动障碍、Tourette综合征等。儿童初始剂量为50~100mg/d,分2~3次服用,以后每隔2~4天增加100mg/d,最高剂量可达300~500mg/d。维持剂量为100~300mg/d。

4. 硫必利(tiapride) 是一种含甲砜基的邻茴香醚胺衍生物,有安定、镇静、镇吐、镇痛等作用。常用于治疗精神运动性兴奋、焦虑、紧张、恐惧不安、行为紊乱、抽动障碍和7~12岁儿童青少年抽动秽语综合征等。学龄期儿童初始剂量为75mg/d,分3次服用。常用剂量为100~300mg/d,如有需要可用至400~450mg/d,分3次服用。

5. 氯氮平(clozapine) 属三环类抗精神病药,是非典型抗精神病药物。该药锥体外系不良反应较少,但因可能导致粒细胞缺乏,限制了临床应用,仅作为精神分裂症的二线用药选择。该药对代谢的影响也十分显著,因此儿童应定期检测血糖、血脂,适当控制体重。氯氮平还会导致癫痫阈值的降低,使用于儿童时需特别注意。儿童初始剂量为 12.5～25mg/d,分 2～3 次服用,以后每天可增加12.5～25mg,可缓慢增至 100～300mg/d。维持剂量为 50～100mg/d。

6. 利培酮(risperidone)　属高选择性 5-HT/DA 受体平衡拮抗剂,是非典型抗精神病药物。由于镇静作用较弱,对认知功能影响较小,在治疗精神分裂症中得到广泛应用。2007 年被美国食品药品监督管理局(FDA)批准用于治疗 13～17 岁儿童精神分裂症,延缓精神分裂症的复发;最近又被美国FDA 批准用于 10 岁以上儿童的急性躁狂/混合型躁狂发作,以及 5～16 岁儿童孤独症合并行为问题者,及抽动障碍。ADHD 合并明显的攻击、破坏和违反规则行为、品行障碍可以在使用治疗 ADHD 药物的同时合并利培酮治疗;对于精神发育迟滞、孤独症儿童的破坏性行为也有效。国外推荐儿童剂量0.01～0.1mg/(kg·d),每日 1～2 次口服。从小剂量开始,起始剂量一般为 0.5mg/d,以后每周增加。治疗儿童精神分裂症的最高剂量可达 6mg/d;在治疗有效后,应维持药物治疗较长时间。治疗行为问题时,剂量应小于治疗精神分裂症,一般在 2～4mg/d。主要不良反应是锥体外系不良反应。

7. 奥氮平(olanzapine)　属非典型抗精神病药物,对多种受体有亲和性,包括 5-HT$_{2A/2C}$、5-HT$_3$、5-HT$_6$、D$_{1～5}$、M$_{1～5}$、肾上腺素 α_1 及 H$_1$ 受体。2009 年被美国 FDA 批准用于治疗 13～17 岁儿童精神分裂症。据报道该药可以改善治疗无效的青少年严重行为紊乱和冲动攻击行为。国外推荐儿童剂量0.1～0.2mg/(kg·d),每日 1～2 次口服。起始剂量为 2.5mg/d,最大剂量可达 20mg/d。该药有很好的疗效和耐受性,主要不良反应是体重增加和嗜睡。

8. 喹硫平(quetiapine)　属非典型抗精神病药物,为脑内多种神经递质受体拮抗剂。2009 年被美国 FDA 批准用于治疗 13 岁及以上儿童精神分裂症;该药还可治疗双相障碍躁狂发作和严重行为紊乱、冲动攻击行为。国外推荐儿童剂量 0.7～4.0mg/(kg·d),每日 1～2 次口服。起始剂量为12.5mg/d,最大剂量可达 800mg/d。有较好的疗效,锥体外系不良反应轻,少见体重增加、腹痛等不良反应,儿童的耐受性好。

9. 帕利哌酮(paliperidone)　帕利哌酮是利培酮的活性代谢产物 9-羟利培酮,属于苯异噁唑衍生物。目前认为该药是 5-HT/DA 受体拮抗剂,通过拮抗中枢 D$_2$、5-HT$_{2A}$、5-HT$_1$、肾上腺素 α_2 和 H$_1$ 受体起作用。帕利哌酮已被美国 FDA 批准用于 12～17 岁青少年精神分裂症的治疗。该药可有效改善患者的个人和社会功能。使用帕利哌酮的儿童和青少年需要更频繁的监测各项指标。应从小剂量开始加量,口服起始剂量为 3mg/d,每天一次。根据病情缓慢加至目标剂量 6～9mg/d。

10. 阿立哌唑(aripiprazole)　属非典型抗精神病药物,是 D$_2$ 受体和 5-HT$_{1A}$ 受体的部分激动剂,对5-HT$_2$ 也有较高的亲和力。2007 年被美国 FDA 批准用于治疗 13～17 岁青少年精神分裂症,10 岁以上儿童躁狂发作/混合躁狂,以及儿童青少年抽动障碍、暴怒等行为障碍。该药安全性较好,较少引起锥体外系反应和体重增加,对泌乳素和心脏 QT 间期的影响也很小。国外推荐儿童初始剂量 1～2.5mg/d,分 1～2 次口服;推荐剂量为 10mg/d,最大剂量可达 20mg/d。同时需定期监测血压、血糖等。2013 年,英国国家卫生与临床优化研究所(National Institute for Health and Clinical Excellence,NICE)有关儿童精神病与精神分裂症诊断管理指南指出:对于 15～17 岁青少年精神分裂症,假如其无法耐受利培酮,或因药物禁忌无法使用利培酮,或使用后不能控制症状者,可选择阿立哌唑。

11. 齐拉西酮(ziprasidone)　属非典型抗精神病药物,是 5-HT、DA 受体拮抗剂,特别是对 5-HT$_{2A}$和 D$_2$ 受体亲合力强。用于治疗精神分裂症,除可改善阳性症状外,还可改善阴性症状,提高认知功能。不引起体重增加和血清泌乳素水平升高。国外推荐儿童剂量 0.5～1.5mg/(kg·d),每日 1～2次口服。该药有很好的耐受性,不良反应轻,但需要心电图监测 QT 间期。

12. 氨磺必利(amisulpride)　属于苯酰胺类非典型抗精神病药物。对多巴胺 D$_2$ 和 D$_3$ 受体有较高的亲和性。药理性质与舒必利相似。该药可有效改善精神分裂症的阳性症状和阴性症状,具有抗抑郁剂作用。氨磺必利可用于 16 岁以上儿童青少年精神分裂症的治疗。初始剂量 50mg/d,常用治疗剂量为 400～800mg/d,分两次服用。

三、不良反应及处理

抗精神病药物可产生许多方面的不良反应,与药物种类、剂量或患者的个体差异有关,但多数药物具有相同的不良反应,有的在用药后短期内出现,也有的在长期用药后出现。

(一)抗胆碱能和抗肾上腺素能不良反应

常见口干、视力模糊、便秘、尿潴留、心率加快等。一般不需要特殊处理,严重的不良反应时需停药。

(二)神经系统不良反应

神经系统不良反应以锥体外系不良反应较为常见。

1. 急性肌张力障碍 多在服药数日内发生,表现为眼、面、口、颈、躯干肌的局部肌痉挛。肌内注射氢溴酸东莨菪碱0.3～0.5mg后,可迅速缓解。

2. 静坐不能 发生率达20%～40%,多发生于用药后第2～3周。表现有烦躁不安、不能静坐或静卧、反复走动或原地踏步。治疗可试用地西泮或普萘洛尔。

3. 类帕金森症 十分常见,以动作缓慢或者运动不能、静止性震颤及肌张力增高为特征。抗胆碱能药物如盐酸苯海索(安坦)有效。

4. 迟发性运动障碍 系长期大剂量服用抗精神病药物引起的特殊而持久的锥体外系不良反应。最常见是口-舌-颊三联症,亦可表现为肢体的不自主摇摆、舞蹈指划样动作或四肢、躯干的扭转等。治疗困难,早期发现、及时停药尤为重要。

(三)其他不良反应

皮肤过敏、肝损害、体位性低血压、心动过速和心电图异常。轻者对症处理或减少药量,重者需停药。药物所致粒细胞减少症及恶性综合征,宜停药,并对症处理。

第三节 抗抑郁药物

抗抑郁药物(antidepressants)是消除病理性情绪低落,治疗抑郁症状的精神药物。它不同于精神兴奋剂,不能提高正常人的情绪。部分抗抑郁药物对强迫障碍、惊恐发作及广泛性焦虑障碍有治疗效果。目前将抗抑郁药物分为四类:①三环类抗抑郁药物(tricyclic antidepressants,TCA),包括在此基础上开发出来的杂环或四环类抗抑郁药物;②单胺氧化酶抑制剂(monoamine oxidase inhibitors,MAOIs);③选择性5-羟色胺再摄取抑制剂(selective serotonin reuptake inhibitors,SSRIs);④其他递质机制的抗抑郁药物。前两类属传统抗抑郁药物,后两类为新型抗抑郁药物。其中MAOIs在儿童应用较少。

一、三环类抗抑郁药物

这是经典的抗抑郁药物。常用药物有丙米嗪、阿米替林、多塞平、氯丙咪嗪等。

(一)作用机制

TCAs通过阻断突触前膜神经元对去甲肾上腺素、5-羟色胺的重摄取,增高突触间隙神经递质的浓度,促进突触传递,而发挥抗抑郁作用。此外还有抗胆碱能与抗组胺作用而引起不良反应。

(二)临床应用

1. 适应证和禁忌证 主要用于治疗各种抑郁障碍,也用于治疗广泛性焦虑障碍及惊恐发作;氯丙咪嗪还可以治疗强迫障碍。TCAs是治疗注意缺陷多动障碍(ADHD)的二线药,主要用于一线药物治疗无效,或因不良反应不能耐受一线药物的患者。临床研究报道对于ADHD疗效约60%～70%,可改善注意障碍和多动等核心症状,但改善认知功能的效果不如哌甲酯。TCAs对伴焦虑和抑郁症状的ADHD尤其适用。严重躯体疾病、癫痫、青光眼患者禁用。

2. 用法和剂量 应从小剂量开始,每天2～3次口服,剂量缓慢递增,1～2周内加至治疗剂量。

国外推荐儿童治疗剂量为 2.0~5.0mg/(kg·d)。症状缓解后,继续应用治疗剂量 4~6 周,然后递减至半量维持治疗约 6 个月。

（三）不良反应及处理

1. 外周抗胆碱能不良反应　是常见不良反应,如口干、视物模糊、便秘、排尿困难,少数可导致尿潴留。一般不需要特殊处理,出现严重的不良反应时需停药。

2. 心血管系统不良反应　心动过速、体位性低血压,对心脏的奎尼丁样作用可引起传导阻滞、心律不齐,应密切观察心电图变化。

3. 过度镇静　有报道称此类药物可引起过度镇静。

近年来由于 TCAs 不良反应较多,加之新型抗抑郁剂的问世,其应用已逐渐减少。

二、选择性 5-羟色胺再摄取抑制剂

SSRIs 是近年广泛应用的新一代抗抑郁药物,具有疗效好、不良反应少、耐受性好、服用方便等特点。在 SSRIs 类药物对于儿童抑郁症的治疗应用中,氟西汀的有效性证据最充分,有三个临床试验支持。舍曲林、帕罗西汀、西酞普兰的证据也较多。美国 FDA 已批准氟西汀用于治疗 8 岁以上儿童抑郁症、氟伏沙明用于治疗 8 岁以上儿童强迫症;舍曲林用于治疗 6 岁以上儿童强迫症。其他 SSRIs 药物没有获得 18 岁以下儿童少年使用的适应证,但由于其安全性较好,经患者监护人签署知情同意后,仍被使用。

近年来英国药品和保健品管理委员会和美国 FDA 指出 SSRIs 类药物有可能增加儿童少年的自杀风险。这种看法是基于 24 项安慰剂对照研究,这些研究包括了 9 种抗抑郁剂,受试患者达 4400 人,其中 2200 人接受 SSRIs 治疗。尽管无自杀死亡病例,但是自杀观念和自杀行为(包括自杀企图)的发生率为 4%,高于安慰剂对照组 2%。那么,SSRIs 类抗抑郁剂是否不应该用于儿童和青少年? 答案是可以用于儿童和青少年。在 20 世纪 80 年代,青少年自杀率一直增长。专家们认为 SSRIs 的广泛使用是近些年来青少年自杀行为发生率降低的主要原因。FDA 据此认为 SSRIs 的自杀风险很小,但的确客观存在,要求所有的抗抑郁剂都要标明在儿童少年中有导致自杀观念和自杀行为的潜在风险,建议医生要向患者和家长详细告知 SSRIs 的相关信息和禁忌证等。

（一）作用机制

通过选择性抑制 5-HT 再摄取,使突触间隙 5-HT 含量增高,到达治疗效果。药理作用上的高度选择性显著减少了由于作用于其他受体所出现的不良反应,临床应用的安全范围较 TCAs 显著加大。

（二）临床应用

1. 适应证和禁忌证　临床研究和应用证实,SSRIs 对于抑郁障碍的疗效与 TCAs 相当,还可用于广泛性焦虑障碍及惊恐发作、强迫障碍、神经性厌食、创伤后应激障碍等。可治疗儿童少年的冲动行为。SSRIs 不能与 MAOIs 合用,以免导致 5-羟色胺综合征。需用 MAOI 时,至少应停用 SSRIs 药物 2 周。

2. 用法和剂量　此类药物不需监测血药浓度。对儿童少年患者,宜从小剂量开始,根据疗效和不良反应调整剂量,有助于提高依从性。每日一次,早餐后服用为宜。

（1）氟西汀(fluoxetine):儿童起始剂量 5~10mg/d,起效时间一般需要 2~3 周,可根据症状增加剂量,国外推荐儿童剂量为 0.3~0.9mg/(kg·d)。

（2）舍曲林(sertraline):儿童起始剂量 12.5~25mg/d,起效时间一般 1~2 周,可根据症状增加剂量,国外推荐儿童剂量为 1.5~3.0mg/(kg·d)。

（3）氟伏沙明(fluvoxamine):儿童起始剂量 50mg/d,以后根据症状增加剂量,国外推荐儿童剂量为 1.0~4.5mg/(kg·d)。

（4）西酞普兰(citalopram):儿童起始剂量为 10mg/d,以后根据症状增加剂量,国外推荐儿童剂量为 0.3~0.9mg/(kg·d)。

（三）不良反应及处理

1. 神经系统 头痛、行为激越、烦躁不安、失眠乏力、困倦等；少数出现轻度镇静作用。

2. 消化道 恶心、厌食、胃部不适、腹泻、便秘等。

3. 其他 偶见过敏反应。

这些不良反应轻微而短暂，大多数均自行消失，或通过减小剂量而消失。有报道这些药物与青少年自伤率升高及自杀观念增加有关，临床使用时应警惕。

三、其他抗抑郁药物

（一）文拉法新

文拉法新（venlafaxine）为 NE 与 5-HT 再摄取抑制药。

1. 作用机制 具有 NE 和 5-HT 双重再摄取抑制作用，还有轻度 DA 再摄取抑制作用。

2. 临床应用

（1）适应证和禁忌证：主要用于重性抑郁障碍、广泛性焦虑障碍。几项使用文拉法新治疗儿童和成人注意缺陷多动障碍的研究发现用药后症状减轻，适用于伴有焦虑的 ADHD。禁与 MAOI 合用。

（2）用法和剂量：国外推荐儿童剂量 1~3mg/（kg·d），每日一次口服。

3. 不良反应 常见消化道反应，如厌食、恶心、呕吐，剂量较大时可能有心动过速、血压升高。

（二）米氮平

米氮平（mirtazapine）为 NE 与特异性 5-HT 能抗抑郁药物。

1. 作用机制 米氮平阻断突触前肾上腺素 α_2 受体，加强 NE 和 5-HT 的释放，使突触间隙两种递质的浓度增高。阻断 5-HT$_2$ 和 5-HT$_3$，特异地增强 5-HT$_1$ 介导的神经传递，故疗效好，且耐受性较好。阻断 H$_1$ 受体而有镇静作用。起效迅速，在治疗一周后即开始显现疗效。

2. 临床应用

（1）适应证和禁忌证：适用于各种类型抑郁障碍，尤其适用于伴有明显焦虑、激越、失眠的患者。禁与 MAOI 合用。

（2）用法和剂量：国外推荐儿童剂量 0.2~0.9mg/（kg·d），每日一次，睡前口服。

3. 不良反应 常见镇静、困倦、头晕、疲乏，食欲和体重增加。

（三）安非他酮

安非他酮（amfebutamone）为 NE 和 DA 再摄取抑制药物。

1. 作用机制 安非他酮也称布普品（bupropion，丁胺苯丙酮），可能通过增强 NE 功能、再摄取抑制 DA 而产生抗抑郁作用。

2. 临床应用

（1）适应证和禁忌证：可用于 16 岁以上青少年 ADHD 和抑郁障碍的治疗，以及青少年患者的戒烟治疗；初步研究显示安非他酮对抑郁和 ADHD 共病有一定疗效。不推荐用于 16 岁以下儿童。

（2）用法和剂量：初始剂量 75mg/d，加量宜缓慢，常用日剂量为 150~450mg/d。

3. 不良反应及处理 常见有口干、便秘、恶心、激动、失眠等。中午前服药可避免失眠。

第四节 心境稳定剂

心境稳定剂是治疗躁狂发作以及预防躁狂发作和抑郁发作的药物。包括碳酸锂，抗癫痫药物丙戊酸钠、卡马西平。近年开发的新型抗癫痫药加巴喷丁、拉莫三嗪、托吡酯等也用于治疗心境障碍。

一、碳 酸 锂

碳酸锂（lithium carbonate）是最常用的心境稳定剂。

（一）作用机制

锂盐的作用机制未明,可能是抑制脑内 NE、DA 和乙酰胆碱的合成与释放,并增加突触前膜对 NE 和 5-HT 的再摄取,还能促进 5-HT 的合成与释放。

（二）临床应用

1. 适应证和禁忌证　美国 FDA 已批准碳酸锂用于 12 岁以上青少年双相情感障碍躁狂发作急性期及维持治疗。美国儿童和青少年精神病学学会(American Academy of Child and Adolescent Psychiatry,AACAP)发表的双相情感障碍治疗指南中也推荐该药为躁狂发作和维持治疗的一线用药。国外几项开放性研究结果显示,该药用于双相情感障碍急性抑郁发作的治疗,可有效改善抑郁发作、减少自杀行为的发生。该药也可预防双相障碍躁狂发作和抑郁发作。对于严重攻击性行为和品行障碍有一定疗效。严重心血管疾病、中枢神经系统疾病、脑损伤、脱水、糖尿病、甲状腺功能低下、肾功能不全等禁用。

2. 用法和剂量　国外推荐儿童剂量 10~30mg/(kg·d),每日 3 次口服,从小剂量开始,逐渐增加剂量。由于锂盐的治疗剂量与中毒剂量很接近,其疗效和毒性作用均与血锂浓度密切相关,因此,治疗期间应定期监测血锂浓度,据此调整剂量。有效的血锂浓度为 0.8~1.0mmol/L,锂浓度低于 0.8mmol/L 时疗效不理想,超过 1.4mmol/L 时易发生中毒。

（三）不良反应及处理

由于儿童肾脏排泄功能好,儿童锂盐半衰期比成人短(10~12 小时),一般来说儿童对碳酸锂有较好的耐受性。但年幼儿童可能出现更多不良反应且更严重,故在治疗时应更频繁监测肝肾功能、心电图等各项指标。

1. 常见不良反应　乏力、思睡、手震颤、厌食、上腹不适、恶心、稀便、呕吐、多尿、口干、甲状腺功能减退等,在儿童患者中,头痛和腹痛等的发生率较高。

2. 锂中毒　当血锂浓度 >1.5mmol/L 时,患者可能出现中毒症状,不仅前述不良反应会加重,严重者可能出现呕吐、腹泻、粗大震颤、抽动、呆滞、眩晕、构音不清、意识障碍、惊厥、休克等。应立即停用锂盐,并查血锂浓度,积极对症处理。

二、丙戊酸盐

丙戊酸盐(valproate)是传统抗惊厥药物,也是心境稳定剂。

（一）临床应用

1. 适应证和禁忌证　对躁狂发作的疗效与碳酸锂相当,对双相障碍混合型、快速循环型以及碳酸锂治疗无效者可能效果更好。也可用于品行障碍、冲动和攻击行为。肝炎活动期禁用。有报道称丙戊酸盐可诱发多囊卵巢综合征,故女性患者慎用。

2. 用法和剂量　儿童起始剂量 5~10mg/(kg·d),以后按需要每周增加 5~10mg/kg。常用剂量 10~30mg/(kg·d),分 2~3 次口服。

（二）不良反应

常见胃肠道刺激症状、思睡、共济失调、震颤、转氨酶升高等。偶见中毒性肝炎。丙戊酸盐有较强的致畸性,潜在的急性不良反应包括体重增加和脱发。

三、卡 马 西 平

卡马西平(carbamazepine)为抗惊厥药物,也是心境稳定剂。

（一）临床应用

1. 适应证和禁忌证　对治疗急性躁狂发作和预防躁狂复发均有效,尤其对碳酸锂治疗无效、不能耐受碳酸锂的不良反应以及双相障碍快速循环型效果较好。也可用于冲动和攻击行为。青光眼、房室传导阻滞、肝功能损害、白细胞减少者禁用。

2. 用法和剂量　从小剂量开始,每 3 ~ 5 日增加剂量。儿童常用治疗剂量为 10 ~ 20mg/(kg·d),分 2 ~ 3 次口服。

（二）不良反应及处理

常见视物模糊、口干、便秘,眩晕。如出现嗜睡、步态不稳、眼球震颤和复视,提示剂量过高,故应及时适当减少用量。偶见皮疹、白细胞和血小板减少及肝损害。

四、拉 莫 三 嗪

拉莫三嗪(lamotrigine)是新型广谱抗惊厥药物,临床研究已证实该药具有心境稳定剂作用。

（一）临床应用

1. 适应证和禁忌证　主要用于双相障碍的治疗和预防,也可有效改善 ADHD 症状。以儿童患者为对象的开放性研究发现,拉莫三嗪对抑郁和躁狂症状均有改善作用,且不良反应较少。AACAP 发表的双相情感障碍治疗指南中也推荐该药作为青少年双相情感障碍患者的抑郁发作治疗。已知对拉莫三嗪过敏者禁用;心、肝、肾功能损害者慎用。

2. 用法和剂量　该药与包括丙戊酸在内的其他药物合用(2 ~ 12 岁):从小剂量开始,在开始 2 周予 0.15mg/(kg·d),分 1 ~ 2 次口服,至第 3 周加至 0.3mg/(kg·d),以后每 1 ~ 2 周可增加 0.3mg/(kg·d)的剂量,一般维持剂量为 1 ~ 5mg/(kg·d),分 1 ~ 2 次服用(最高剂量为 200mg/d)。当单独与丙戊酸合用,为 1 ~ 3mg/(kg·d),分 1 ~ 2 次服用。用药剂量宜个体化。

（二）不良反应及处理

常见有头晕、头痛和胃肠道不适。可能导致皮疹(约为 10%),尤其在用药初期,缓慢加量可减少皮疹产生的可能。一旦出现危及生命的严重皮疹,应立即停药。其他不良反应包括镇静、视物模糊或复视、共济失调、震颤、失眠、疲劳、协调能力变差等。

第五节　抗焦虑药物

抗焦虑药物是一组主要用以减轻焦虑症状的药物,应用范围广泛,种类较多,具有中枢和外周神经系统抑制作用的药物都曾列入此类。目前应用最广泛的是苯二氮䓬类,其他还有丁螺环酮、β 肾上腺素受体阻滞剂等。

一、苯二氮䓬类

苯二氮䓬类(benzodiazepines)在治疗剂量时具有镇静、抗焦虑、抗癫痫和松弛肌肉作用,剂量较高时有催眠作用。国内常用的有 10 余种。

（一）作用机制

主要是通过增加 γ-氨基丁酸(GABA)和甘氨酸两种抑制性神经递质的活性而起到中枢抑制作用,抗焦虑作用与抑制脑干网状结构及边缘系统的 5-HT 能活性有关。

（二）临床应用

1. 适应证和禁忌证　常用于焦虑障碍,也可用于躯体疾病或各种器质性原因所致的继发性焦虑状态、失眠。严重心血管病、肾病、药物过敏及对该药依赖者禁用。因苯二氮䓬类药物在儿童少年使用的安全性及疗效尚未建立,临床应需注意使用剂量较低并密切监测。

2. 用法和剂量　地西泮 1.25 ~ 2.5mg/次,阿普唑仑 0.2 ~ 0.4mg/次,可分 2 ~ 3 次口服或睡前一次顿服。不宜长期服药,一般不超过 2 周,以免产生药物依赖。如病情需要时,可采用药理作用不同的抗焦虑药交替使用。

（三）不良反应

在治疗剂量时不良反应轻微,如嗜睡、软弱、头昏和眩晕等,偶见皮疹。长期服用可致产生药物依赖,突然停药可出现戒断反应。

二、丁螺环酮

丁螺环酮(buspirone)是非苯二氮䓬类新型抗焦虑剂。

(一)作用机制

是5-HT$_{1A}$受体部分激动剂。通常剂量下没有明显的镇静、催眠作用,也无药物依赖的报道。动物实验模型表明本品主要作用于脑内神经突触前膜DA受体,产生抗焦虑作用。

(二)临床应用

1. 适应证和禁忌证　适用于各种焦虑障碍,对冲动和攻击行为有一定疗效。青光眼、重症肌无力、白细胞减少及对本品过敏者禁用。严重心、肝、肾功能不全者慎用。

2. 用法和剂量　开始剂量5mg/次,一日2~3次口服,第二周可加至10mg/次,一日2~3次。常用治疗剂量20~40mg/d。

(三)不良反应

不良反应较少,有口干、头晕、头痛、失眠及胃肠功能紊乱等。

第六节　治疗注意缺陷多动障碍药物

一、中枢兴奋剂

中枢兴奋剂指能提高中枢神经系统功能活动的一类药物,用于治疗注意缺陷多动障碍(ADHD)已有70年历史。350项临床试验(包括3000例儿童)证实了兴奋剂治疗ADHD的确切疗效和安全性。临床使用的中枢兴奋药包括短效、中效和长效哌甲酯(methylphenidate,MPH)、苯丙胺(amphetamine,安非他明)、莫达非尼(modafinil)和苯异妥因(phenylisohydation,匹莫林)。苯丙胺类在国内尚未用于ADHD。莫达非尼是新一代中枢兴奋剂,可有效改善ADHD症状,提高理性思维和克服冲动的能力,提高大脑的策略性思考能力,个体耐受性好,不良反应较少,目前国内尚未用于ADHD。匹莫林是一种长效兴奋剂,因为该药偶尔会引起致命的肝脏毒性作用,目前已禁止使用。

哌甲酯是最常用的治疗ADHD的中枢兴奋剂,国内有短效制剂哌甲酯(利他林,ritalin)和长效制剂盐酸哌甲酯控释片(methylphenidate hydrochloride controlled-release tablets)。

(一)作用机制

哌甲酯治疗ADHD的作用机制推测是通过抑制突触前膜多巴胺(DA)/去甲肾上腺素(NE)转运蛋白活性,减少DA/NE的再摄取,提高突触间隙DA/NE浓度,加强多巴胺能和去甲肾上腺素能神经传递,从而有效控制症状。前额叶富含DA和NE受体,推测药物通过这些受体而起作用。

研究报道哌甲酯治疗学龄期儿童的ADHD有效率为70%。用药后可改善注意障碍、多动及冲动等症状,减少破坏性行为。在进行有关认知的心理测验时发现兴奋剂能够提高警醒水平、反应时间、短时记忆、言语学习及非言语技能,减少冲动性,提高学习成绩,尤其是工作量、效率、完成功课的准确性,还能提高社交功能(改善与父母、兄弟姐妹、老师和伙伴的关系)、提高自尊水平和生活安全性(减少意外事故,如:骨折、溺水、交通事故等)。

哌甲酯$t_{1/2}$为30分钟,口服后吸收快,服后达峰时间为1~2小时,一次服药可维持4小时左右。可通过血-脑屏障,90%经尿排泄,尿酸性者药物排泄增快,24小时可排出70%,无蓄积作用。

(二)临床应用

1. 适应证和禁忌证　哌甲酯用于治疗ADHD、发作性睡病以及巴比妥类、水合氯醛等中枢抑制药过量引起的昏迷。

儿童期精神病,如精神分裂症,严重焦虑或恐惧、易激惹、肝功能和肾功能损害者、青光眼、高血压、甲状腺功能亢进、心血管疾病、癫痫以及最近曾服用单胺氧化酶抑制剂者禁用,幼儿慎用。

2. 用法和剂量 因为中枢兴奋剂的剂量-效应关系有明显的个体差异,临床医师应由小剂量开始,渐增至出现疗效或不良反应,然后维持此剂量。一般以最小剂量达理想效果,且不良反应最小为最适剂量。短效哌甲酯剂型为 10mg/片,由于半衰期较短,大多数儿童需在中午第二次服药,有的需要服第三次药物,以保证晚上完成作业。常用剂量为 5~40mg/d,早餐及午餐后、下午 4 时分 3 次口服。下午 4 时后禁服。

哌甲酯控释剂具有独特的渗透泵结构,在早晨 1 次服药后血药浓度迅速升高至有效水平,快速控制症状,随后逐渐增加血药浓度,形成上升型血药浓度曲线,良好控制全天症状,可以持续 12 小时,保证儿童在学校上课、课外活动及回家后的良好状态。剂型为 18mg、36mg、54mg。18mg 相当于哌甲酯 5mg,3 次/天。未服用过哌甲酯的患者,推荐起始剂量为 18mg/d,如需剂量调整,可每周增加 18mg,直至最高剂量 54mg/d。需整颗吞服,不得咀嚼、掰开或磨碎。

治疗开始后应每周随访,了解治疗效果和不良反应,根据疗效和不良反应调整药物剂量。一旦患者病情稳定,可每隔 3~6 个月进行访谈以评估学习和行为情况,并监测食欲、体重、身高及发育速度变化等方面的不良反应。

疗程很难事先预见,可能需要持续数年,少数需要持续到成人期。可以定期(例如,每年一次)对患者的情况进行评估,决定是否需要继续治疗。

早先的观念认为进入青春期后药物将不再有效。产生这种观念的原因是少年期外在的多动症状已经不明显,并出现各种共患疾病。例如,学习困难、厌学、对立违抗、品行障碍等,这些问题单靠中枢兴奋剂不可能完全解决,需要配合心理治疗和其他药物。实际上药物对于少年期 ADHD 的注意缺陷和冲动有显著疗效,临床上许多患者服药后能够感受到烦躁减轻,学习更加专心。国外两项治疗青少年 ADHD 的双盲试验证实了哌甲酯治疗青少年 ADHD 的临床效果。

(三) 不良反应及处理

1. 消化道不良反应 是最常见的不良反应。表现为食欲减退、恶心、腹痛或上腹部不适,一般在 1~2 周后可逐渐消失,无需特殊处理,严重者可适当减量。食欲减退是用药的最大障碍,使很多家长无法坚持用药。处理办法是增加早、晚餐进食量,以弥补中餐摄入的不足,或睡前加餐。将药物加入食物服药,可以减少腹痛反应。

2. 睡眠障碍 也很常见。常见入睡困难,通常见于下午用药或使用长效剂者,一般在 1~2 周后可逐渐消失,如失眠严重者,可改为早上一次服药,或提前服药时间。

3. 情绪不稳 不常见。轻者情绪易激动、好哭、发脾气,严重的出现抑郁症状。前者一般不需处理,大多数会逐渐消失,出现严重抑郁症状应停药。

4. 心血管不良反应 包括心率轻度加快和血压增高,通常都较轻微而且短暂。但药物可能使一些有潜在心功能不全患者的猝死危险性升高,因此对于家族中有因心血管疾病早逝者或是不论在治疗前还是治疗中有先天性心脏病、胸痛、心悸以及病因不明的晕厥发作者,在用药过程中都应警惕。

5. 其他 剂量过高,或对药物高度敏感的儿童可能会表现出反应迟钝,应减少剂量。有极少数因哌甲酯引起中毒性精神障碍的病例报道,表现为躁狂、幻觉、妄想等,应及时停药。少见头痛、嗜睡和疲倦等不良反应。

长期服用兴奋剂是否成瘾,或出现其他物质滥用?到目前为止在使用兴奋剂治疗 ADHD 的患者中,尚未发现治疗剂量的兴奋剂所致成瘾和严重药物依赖的病案报道。Wilens 对 5 项前瞻性和回顾性研究(共 956 名儿童)的荟萃分析表明,服用兴奋剂可以减少 ADHD 患者在成年期的酒精与药物使用风险,该保护效应是没有使用兴奋剂治疗者的 2 倍。保护效应可能的机制是药物减轻 ADHD 症状尤其是冲动行为,减少品行障碍及日后反社会性人格障碍的发生率,提高学习成绩,或者改善同伴及家庭关系等。Barkley 对一组服用哌甲酯的青少年追踪 13 年,结论认为无论应用哌甲酯时间长短,都没发现成年期物质依赖和滥用的证据。

兴奋剂是否会抑制儿童少年的生长发育？2006 年 Spencer 对 178 名 6～13 岁使用哌甲酯控释剂治疗 ADHD,并随访儿童的生长发育指标 21 个月。使用敏感的期望值作为评价标准,与标准化 Z 分比较。结果发现身长比期望值短 0.23 厘米,体重减轻 1.23 公斤,差异不具有统计学意义。结论是长期治疗对儿童生长发育没有显著影响,仅仅在治疗早期会出现体重下降。所以,在密切观察药物的不良反应、保证儿童营养的摄入、定期监测儿童的身高体重的情况下用药,一般不会出现影响生长发育。

20 世纪 70 年代关于兴奋剂可能妨碍儿童生长发育的观念,导致了"药物假日"的提出,即服用药物治疗的儿童只在上学期间服药,在周末、假期停药。近年来研究证实,药物治疗带来的生长发育危险问题比先前认为的要少得多,并非所有服用兴奋剂的儿童均有必要有药物假期。而且当儿童适应一种药物在体内的浓度时,最初出现的不良反应在几周后降低。如果在周末或假期停药,在星期一可能又出现不良反应。所以临床上不再建议儿童在周末停用药物。如果 ADHD 行为既影响了学校活动,又影响了家庭生活和课外活动,在寒暑假期间也不要停用药物。

二、盐酸托莫西汀

托莫西汀(atomoxetine)是一种新型特异性去甲肾上腺素再摄取抑制剂。2002 年 11 月美国食品与药物管理局批准托莫西汀用于治疗 6 岁及以上儿童、青少年及成人 ADHD,2007 年 9 月在中国上市。

(一) 作用机制

托莫西汀选择性抑制 NE 的突触前转运,增强 NE 功能,起到治疗 ADHD 作用。该药物对 NE 转运体的亲和力很高,而对其他转运体(5-HT 转运体、DA 转运体)的亲和力很低。托莫西汀选择性作用于大脑前额叶皮质,不增加大脑内纹状体、伏隔核的多巴胺水平,因此无药物依赖和诱发抽动的危险。该药主要在肝脏内由细胞色素酶 P450 2D6 代谢,半衰期在强代谢者为 4 小时,在弱代谢者为 19 小时。

(二) 临床应用

1. 适应证和禁忌证　托莫西汀在缓解 ADHD 症状方面明显优于安慰剂,并且显示出量效关系。与哌甲酯的对照研究显示两药疗效相当。

对本药过敏者、青光眼、正在服用 MAOI,急性肝功能衰竭者禁用。有癫痫病史的患者慎用。

2. 用法和剂量　托莫西汀有三种规格(10mg、25mg、40mg),起始剂量为 0.5mg/(kg·d),一周后逐渐增加剂量至目标剂量,约 1.2mg/(kg·d)。每日早晨单次服药或早晨和傍晚分两次服用。剂量超过 1.2mg/(kg·d)未显示更多的益处。最大剂量不应超过 1.4mg/(kg·d)或 100mg/d,选其中较小剂量。

(三) 不良反应及处理

一般情况下托莫西汀的耐受性好,不良反应少见,且大部分不良反应短暂。

1. 消化道反应　最常见的不良反应,包括腹痛、食欲下降、恶心、呕吐、消化不良、便秘等,通常出现在刚开始服药或药物剂量调整期,可以通过缓慢增加药物剂量来解决。

2. 睡眠障碍　失眠、嗜睡等神经系统症状在开始应用时较常见,嗜睡者可以改为睡前服药。

3. 心血管不良反应　长期观察发现舒张压轻微增高、脉搏轻度增快;未发现严重的安全问题。

4. 对生长发育的影响　在应用托莫西汀治疗时短期内对身高和体重有一定的负面影响,但从长远看(已经进行了为期 3 年的随访),托莫西汀不影响最终的身高和体重。不过,在使用盐酸托莫西汀过程中还是必须对患者的生长发育进行监测。

5. 其他　少见不良反应有疲劳、体重减轻、头晕、兴奋、皮疹、情绪不稳、易激惹等。

(高雪屏　苏林雁)

思考题

1. 儿童应用精神药物需要注意哪些问题？
2. 中枢兴奋剂的使用原则（重点哌甲酯）是哪些？
3. 抗精神病药物的常见不良反应有哪些？如何处理？

第二十二章
儿童少年期精神障碍心理治疗

第一节 概 述

一、定 义

心理治疗（psychotherapy）是指专业心理治疗师，应用心理学的原理与方法，通过言语和非言语的方式与被治疗者（儿童少年）进行互动，引起被治疗者的认知、行为、情绪、躯体功能、人际关系等的有关问题发生积极变化的一种治疗方法。

儿童少年遇到的问题大多数为发展性问题，比如分离焦虑、适应困难、学习困难、同伴冲突等。解决上述问题不仅可以借助于心理治疗，有时也可以借助于心理咨询。儿童少年心理咨询（psychological counseling）又称儿童少年心理辅导，是指专业心理咨询师，应用心理学的原理和方法，帮助、启发来访者（儿童少年）开放自己，汲取自身经验解决问题，接纳并欣赏自己，克服心理障碍的过程。

由于儿童少年心理治疗与心理咨询在心理学的原理与方法、工作性质、工作对象、最终目标等方面有所重叠，所以常常放在一起讨论，有时甚至概念互换。但在实际应用中，两者在很多方面则各有侧重（表 22-1）。

表 22-1　儿童少年心理治疗与心理咨询主要区别

	儿童少年心理治疗	儿童少年心理咨询
从业人员	常常是儿童少年精神科医师，不仅需要具备儿童少年心理卫生知识，而且还要掌握儿童少年精神病学知识	大多是临床心理学家、社会工作者、教师等，需要了解儿童少年心理卫生知识
工作场所	医疗环境和私人诊所，相对固定、封闭的场所	相对宽泛，学校、社区、广场、医院等均可
工作对象	已发生精神障碍的儿童少年	被日常心理问题困扰的正常儿童少年，及恢复期以后的患者
工作重点	常侧重针对无意识层面工作，重点在于重建患者的人格	多在意识层面进行，重视支持性、教育性、指导性工作
工作目标	常比较模糊，着眼于整个人的成长和进步	往往较为直接、具体、明确，如针对某一不良行为
疗程长短	相对较长	相对较短

二、发展简史与发展趋势

早在药物和手术疗法诞生之前，利用心理机制来治疗疾病已在民间广为流传。19 世纪起，医学前辈们将催眠术引入精神障碍的治疗,逐步开创了各种心理理论机制与治疗方法。由于认为儿童少年不会探讨自我内心的情感,不会积极主动地自我表达,所以儿童少年心理治疗的开展晚于对成人的心理治疗,首先发展的是对儿童少年心理的研究。

1905 年,法国的学校采用艾尔弗雷德·比内(Alfred Binet)智力测验的早期成果来进行教育分类,推动了儿童少年心理的研究及应用。

1909 年,精神分析学派的奠基人西格蒙德·弗洛伊德(Sigmund Freud)的"小汉斯"治疗案例,尝试了从心理的角度来解释和治疗儿童期心理障碍。尽管弗洛伊德本人并未直接参与儿童个案的咨询与治疗,但他仍被认为是最早进行儿童心理治疗的人物。同年,希利(Healy)医师在美国芝加哥创立了第一个儿童精神病理研究所,对儿童行为发展进行生物、心理和社会的研究,并对一些过失儿童进行行为指导。之后,儿童行为指导所在美国的许多地区相继成立。由此,有学者认为这个时期儿童的心理咨询与治疗开始起步。

1926 年,弗洛伊德的女儿安娜·弗洛伊德(Anna Freud)以一系列名为"儿童精神分析技术"的演讲,奠定了她在儿童精神分析方面先行者的地位。

1932 年,梅拉妮·克莱因(Melanie Klein)强调儿童游戏的象征意义,近似成人的自由联想,可以表露潜意识精神活动,展示自我的精神状态。因此他将儿童的自由游戏引进来代替成人的自由联想技术,从而发明了游戏治疗(play therapy)。

至此,儿童精神分析领域诞生了两位主要代表人物—安娜·弗洛伊德和梅拉妮·克莱因,也诞生了两大阵营—精神分析治疗和游戏治疗。尽管两者在很多观点上存有差异,但对于儿童心理治疗的发展仍然意义深远。

1940—1950 年间,儿童心理分析治疗成为主要的治疗方法。

行为治疗开始盛行之后,儿童心理学家通过实验,发现儿童恐惧症可以人为产生,也可以运用学习原理去除,因此行为治疗方法在儿童临床工作中的应用价值得到提高。1960 年以后,行为治疗、认知疗法、家庭治疗等逐渐被引入儿童心理治疗。

随着时代的发展,儿童少年心理治疗逐步显示出简洁明了、实用高效等特征,并呈现各流派整合化、治疗时间短程化的趋势。

三、儿童少年心理治疗的特点

(一) 被动求助为主

小年龄的儿童,由于自我觉察和解决问题的能力发展尚浅,往往不能意识到心理问题的存在;而成长中的少年,自我独立意识较强,遇到了心理困惑,不愿意父母较多干涉,所以少年接受心理治疗常常是由父母带来被动求助。因此在第一次的访谈中,治疗关系的建立尤其重要。

(二) 言语沟通受限

儿童受发展水平影响,语言理解和表达的能力并不完善,因此常常需要使用游戏、绘画等非语言交流技巧。治疗师要尽可能使用接近儿童发展水平的语言或其他方式交流,以减少他们的焦虑和挫折感。

(三) 依赖家庭环境

家庭是儿童少年赖以生存的环境。相对于成人对家庭环境变化的左右和控制,儿童少年往往只能被动地对父母争吵、父母离异、学习压力等变化做出反应—呈现某些心理问题。因此,解决儿童少年的心理问题需要具有系统的眼光,将父母或其他养育者,甚至老师等纳入心理干预系统。

(四) 个性可塑性强

儿童少年期是人生发展阶段中变化最为丰富的时期,个性不确定,容易受环境变化及治疗的影响,体现出很强的可塑性。

（五）身心交互影响

儿童少年的情绪和行为障碍有时与躯体问题关系密切。比如少年情绪波动应留意甲状腺功能是否异常等；所以，在儿童少年心理治疗前，仔细询问和检查躯体状况非常重要。

知识框22-1　儿童少年心理治疗中的家长培训

由于儿童少年心理治疗的上述特点，不论是专业性的心理治疗，还是教育性、指导性的培训都趋向于将儿童少年家长纳入工作体系中。

家长培训理论上适用于所有儿童少年家长，但实际工作中，由于资源有限，往往倾向于改善养育技能缺陷的父母，如智力低下的父母、虐待或忽视儿童少年的父母。对于有行为、发育问题的儿童少年，如注意缺陷多动障碍、品行障碍、孤独谱系障碍患者，家长管理困难，亲职压力大，以资源取向为导向的心理支持不仅可使患者家长适度的宣泄不良情绪，还可以引发正向情绪、正向经验，促使自我复原、增加自我效能；同时使家长得到充分专业知识的解惑，以及特殊的养育技能培训。

家长培训在不同的机构方法不同，可以是教育性的、一般性的传授技能，以讲课或专题讲座的形式进行；也可以采用行为治疗等方法，分析父母和儿童少年存在的特定问题，采用适当的技巧进行矫正；或是借助于团体咨询的模式，将具有相同问题的儿童少年家长组织起来，在治疗师指导下共同交流与讨论问题等，让家长走出"自我封闭"状态，感到来自社会各方面力量的支持。

通过家长培训，父母不仅从理论上学习了儿童少年心理卫生知识，也在实践中运用了管教技巧，不断地积累经验，帮助儿童少年健康、稳定地成长。

四、儿童少年心理治疗的原则、分类与适用范围

（一）在儿童少年心理治疗工作中要遵循的原则

1. 建立良好的治疗关系　良好的治疗关系对于心理治疗至关重要，面对儿童少年尤其如此，一旦建立了良好的治疗关系，就会对儿童少年产生积极影响。由儿童少年被动求助特点决定了治疗师不仅要与儿童少年，而且还要与儿童少年的养育者（父母或其他监护人）建立良好的治疗关系。

2. 尊重信任儿童少年　儿童少年心理问题的产生往往涉及多方面、多层面的因素，实际治疗中，父母多会试图把治疗师拉入"同盟者"或"支持者"的阵营，所以治疗师要注意保持中立的态度，充分听取父母和儿童少年本人双方的阐述，客观分析问题，防止主观片面性的产生和情感倾向性的出现。儿童少年也会因此感到被尊重和信任而减少对抗。

3. 治疗方案因人而异　儿童少年受到不同的家庭背景、父母教养方式、个人健康状况和发展特征的影响，即使同一类型的问题，表现形式也可能大不一样。所以在儿童少年心理治疗过程中，治疗师需要结合环境、发展阶段等因素，因人而异制订出针对性较强的干预方案，提高治疗效果。

4. 把握时机，灵活运用治疗技术　尽管儿童少年表面上多是被动求助，但其内心深处对于目前遭受的困扰常常感到无助与无力，渴望得到他人的同情和支持。对此治疗师应给予充分关注与理解，及时把握住治疗切入的时机，同时结合不同个案的特性，灵活应用各种心理学理论与技术，帮助儿童少年恢复正常的心理状态。

5. 保护儿童少年隐私　保密原则是心理治疗基本的职业道德之一。在面对儿童少年进行治疗时，除了不向外界泄露治疗的资料外，对于需要和父母进行核实的内容，也应征得儿童少年本人的同意。但保密也是有限度的，如果儿童少年出现了自杀、离家出走、攻击他人、破坏公共设施的企图时，

则应及时向家长或有关机构报告,做好安全保护工作。

（二）分类

1. 依据治疗形式分类

（1）个别心理治疗(individual psychotherapy)：以单独的来访儿童少年为治疗对象,定期进行"一对一"的心理辅导。

（2）团体心理治疗(group psychotherapy)：以具有类似性质或共同问题的一组儿童少年为治疗对象,定期参加治疗师组织的治疗性聚会。

（3）家庭治疗(family therapy)：以儿童少年所属家庭为对象的治疗方法,属于广义的集体治疗的范畴。

2. 依据治疗理论与实施要点分类　常用的有：支持性心理治疗、分析性心理治疗(analytically oriented psychotherapy)、认知治疗、行为治疗、认知行为治疗、游戏治疗等。

（三）适用范围

儿童少年心理治疗的范围广,涵盖了儿童少年生长发育、同伴关系、学习、生活、家庭以及疾病防治和康复等各个方面的心理卫生问题。如儿童少年情绪障碍、行为障碍、社交障碍、睡眠障碍、饮食障碍、排泄障碍、学习问题、亲子关系问题、危机干预和创伤治疗,各种心身疾病等。

五、儿童少年心理治疗的目的、意义与局限性

（一）目的

儿童少年心理治疗目的在于解决儿童少年与青少年面临的心理困惑,减少不适症状,改善不良行为,促使人格进一步成熟,并以积极的心态和恰当的行为方式去解决问题,适应社会生活。

（二）意义

儿童少年心理治疗意义在于,它是一种助人自助的过程,治疗师在专业理论与方法的指导下,帮助儿童少年发现自我,改变自我,从而消除内心困扰,促进成长,最终达到自我实现。

（三）局限性

儿童少年心理治疗并不是万能的,也有其局限性：比如它能改变儿童少年的情绪和行为,但不会使儿童少年的个性彻底转变;它能开发儿童少年的潜能,但不能无中生有;它能减轻挫折感给儿童少年造成的痛苦,但抹不去痛苦的经历;它能帮助有求变欲望的儿童少年,无法帮助拒绝接受帮助的儿童少年;它能改变由心理因素造成的障碍,无法改变由生物学因素导致的障碍。此外,它不可能解决所有的困惑,改善的效果也因人而异,因问题而异。

六、儿童少年心理治疗的基本步骤与过程

儿童少年心理治疗一般分为资料收集、分析诊断、制订计划、实施干预和随访巩固五大基本步骤。而贯穿整个过程中最重要的是信任、理解和坦诚的治疗关系,也是有效治疗的基础。

（一）资料收集

这是儿童少年心理治疗第一步。主要通过会谈和观察的方式,针对性地了解相关的情况：如个人发育和发展史、家庭环境、学习、学校情况、人际关系等,及特殊性的精神障碍儿童少年的心理状态与行为特点,情绪或行为障碍儿童少年的思想和情感体验之间的相互作用及冲突产生的过程等。

（二）分析诊断

分析所收集的资料,作出诊断和制定治疗目标。应当把握住关键性的问题,全面考虑生物、心理、社会等因素,尽可能验证这些判断的正确性。在明确诊断的基础上,与儿童少年和家长就治疗的目标达成共识。

（三）制订计划

儿童少年心理治疗的计划依据目标不同、具体情况不同而有所差异,应注意方案的切实可行性。

此外,家长的参与也是计划的一部分,是直接参与治疗还是支持性作用,依照不同的操作模式而有所区别。

(四) 实施干预

明确了治疗的目标和治疗计划,方可实施干预。有些心理治疗,如行为治疗,往往还需进一步签订契约,较为详细、明确地规定双方的责、权、利。具体的干预措施随心理治疗的流派不同。

(五) 随访巩固

儿童少年心理治疗多数是一种延续的过程,因此治疗师在治疗后的一段时间内,都应当随访儿童少年及其家长治疗的效果,这也传递出治疗师对他们的关怀。如果随访显示问题已经解决,那么心理治疗可告一段落。

五大步骤尽管有先后顺序,但并非只能按部就班地进行。治疗师可以结合自身和儿童少年的具体情况,灵活掌控,适时调整治疗计划,使心理治疗不断迈向最终目标。

七、儿童少年心理治疗的注意事项

儿童少年心理治疗通常需要注意以下几点。

1. 治疗师保持情绪稳定,情绪变化大时不宜进行心理治疗。
2. 治疗师应同来访儿童少年及其家庭等保持客观的治疗关系。
3. 治疗师应当全面收集资料,避免主观臆断。
4. 治疗师应能保持价值观中立与客观性。
5. 治疗师应尊重来访者,不引导儿童少年暴露与治疗目的无关的隐私。
6. 治疗师要防止团体治疗中儿童少年对病态表现感兴趣,避免加深病理性的体验,做好引导和解释工作。
7. 治疗师需灵活运用治疗方法,积极关注儿童少年自身、父母或环境中对儿童少年成长有用的资源,帮助他们发挥潜能,避免对问题的过度挖掘。

第二节　支持性心理治疗

一、概　念

支持性心理治疗(supportive psychotherapy)又称支持疗法,治疗师通过改变环境或帮助儿童少年充分运用身边存在的支持资源,来加强儿童少年对精神应激的适应能力,重建心理平衡。

二、基本理论

支持性心理治疗主要依赖于“应激与适应”的基本概念。应激(stress)是出乎意料的紧张性事件,作用于个体后引起的强烈情绪波动,个体需要耗费额外的精力去适应、处理这种事件。如果适应机制失效,机体将逐渐趋于病理化,直至疾病产生。所以需要“支持”,调动一切可能的积极资源,建立信心,从而使内外压力减轻,对痛苦的耐受力加强,恢复心理平衡。

三、治疗目标

治疗者帮助儿童少年在应激时区别什么是内在性的感知,什么是真实的外部情境,什么是适应性、可接受的行为,从而使儿童少年逐步改变原有的行为习惯,间接达到消除症状的目标,最终达到帮助儿童少年克服困难,应付心理挫折、适应环境的目的。

四、适　应　证

支持性心理治疗适用于突然发生的严重的紧张性应激事件,如交通事故、亲人死亡、自然灾害等;

环境适应障碍,如开学、转学、移民等;严重精神疾病恢复期;慢性疾病或临终关怀;严重生理缺陷或残疾患者;及其他各种特殊心理治疗实施之前。

五、常用技能

（一）倾听（listening）

认真听取儿童少年的叙述,理解其痛苦,可使求助者在治疗师的关心、安慰、支持和鼓励中,产生信赖感,鼓起战胜困难的勇气和信心。

（二）解释（interpretation）

由于受到不正确观念的影响而产生的问题,治疗师可以通过适当地解释纠正求助者的想法,减少或消除其因误解而产生的情绪反应。在对求助者问题实质,及其解决问题的能力充分了解后,治疗师可提出切实可行的指导或建议。

（三）适当保证,培养信心

保证的目的是给儿童少年建立一份安全感,缓解紧张、焦虑、恐惧、抑郁等负性情绪,让他有信心主动地处理自己面对的困难。治疗师的保证既要有足够的依据,又不可过分,以免儿童少年产生被人欺骗的感觉,或产生依赖感,难以独立地看待问题,调整自己的行为。

（四）善用资源,改变环境

儿童少年在困境中,往往会忘记自己拥有的,甚至忘记了求助。治疗师一方面要协助儿童少年寻找自身或周围可利用的各种资源,如亲人和同伴的支持,另一方面,又要衡量儿童少年处理困难的能力,以决定是否将工作范围扩大到学校等处,寻找更多的资源。

此外,控制和训练、劝说、调整关系、改变对"挫折和应激"的认知等都属于支持性心理治疗的技能。治疗师需要全面充分地学习掌握这些技术,以更好地推动治疗的进行。

六、治疗过程

通常分为三个阶段:

（一）心理诊断阶段

主要是和儿童少年及父母建立良好的治疗关系,收集资料,给予初步诊断,并共同商讨治疗目标。

（二）问题改变阶段

根据儿童少年自身情况,结合各种治疗技术,帮助儿童少年或父母改变认知,获得适应性的行为和问题处理方式。

（三）治疗结束阶段

给予综合性、结论性的解释,概括并推广儿童少年和父母获得的经验,"举一反三",学会自己处理问题。

七、治疗原则和要点

支持性心理治疗是儿童少年心理治疗中最基本,也是最重要的治疗方法之一,治疗师在实际运用中应注意:

（一）把握适当的治疗关系

适度的治疗关系贯彻于治疗的每个环节,比如在倾听中,治疗师既要充分了解发生了什么,又要避免父母毫无头绪地诉说扰乱思路,适时打断切入十分重要;面对小年龄的儿童少年,治疗师要避免过分的关心、安慰,这容易使儿童少年产生依赖甚至依恋,也可能引起儿童少年母亲的不悦。

（二）将父母纳入治疗中来

父母是儿童少年除自己以外最近的资源,也是最为有力的支持系统。所以父母对于治疗的作用不可忽略。

（三）干预措施切实有效

治疗的措施针对具体的问题设立,干预的步骤应切实可行。如对于情绪不好、行为不恰当的儿童少年,在了解了实际交往的困难后,可逐步训练他学习各种情况发生时的应对招数,不良情绪的释放方式、释放时间和释放场合。

【典型病例】

5 岁的蒙蒙随父母从外地来南京生活,进入陌生的幼儿园一时难以适应,表现烦躁、哭闹、时常叫道"我不去幼儿园了"。父母哄劝无效,因此寻求心理帮助。治疗师首先了解到蒙蒙的父母近来工作非常忙,晚上常常加班,与孩子相处的时间明显减少;以前的幼儿园的老师对蒙蒙特别呵护,而在新幼儿园她有些失落;蒙蒙哭闹不休,父母劝说无效,情急之中打过两次,但是并无改善。治疗师接下来分析蒙蒙发生情绪反应的原因:生活环境的突然改变使蒙蒙有些手足无措,父母工作时间延长与蒙蒙相处减少,同时老师的关注减少,使蒙蒙感到孤独无助,产生了情绪问题和适应障碍。治疗目标是稳定情绪,建立自信。在征得全家同意后,治疗师通过玩"吹泡泡"游戏和蒙蒙建立了良好的治疗关系,然后一边"倾听"蒙蒙的叙述,一边表示理解她不开心的原因,并逐步启发蒙蒙回想自己拿手的"本领",使她找到自信。当治疗师得知蒙蒙擅长画画时,治疗师鼓励她在幼儿园里展示自己的作品,打开和人交往的渠道,促进她融入新的集体。同时治疗师指导父母同老师做了沟通,取得了老师的配合,建议父母尽量多些时间陪孩子,加强心理支持。一周后,蒙蒙情绪好转,结识了几个新朋友,治疗师对之给予充分肯定,鼓励其继续努力,不断进步。

第三节　行　为　治　疗

一、概　　念

行为治疗(behavior therapy)又称行为矫正法,以行为学理论为基础,其核心思想认为人类的绝大多数行为都可以通过学习获得,因此通过学习个体既可以消除那些不适应行为,也可以获得所缺少的适应性行为。

二、简　　史

行为主义最初产生于 20 世纪初。主要代表人物有巴甫洛夫(Z. P. Pavlov)、华生(J. B. Watson)、斯金纳(B. F. Skinner)、艾伯特·班杜拉(Albert Bandura)等。行为主义的理论发展大致经历了早期行为主义(1913—1930,强调绝对客观的研究方法)、新行为主义(1930—1960,强调刺激-反应之间的中间变量的作用)、新新行为主义(1960 至今,重视认知、思维在行为调节中的作用)三个时代。

三、基　本　理　论

（一）经典条件反射(classical conditioning)

由俄国著名生理学家巴甫洛夫通过实验室中研究狗的消化过程无意发现。经典条件反射是指:一些原本不引起有机体反应的中性刺激(铃声),由于反复与能引起有机体反应的无条件刺激(食物)相伴出现,成了预示无条件刺激到来的信号,而能引起有机体的反应。平常生活中的望梅止渴、谈虎色变等都是经典条件反射的行为表现。

（二）操作性条件反射(operant conditioning)

来源于行为主义心理学家斯金纳的老鼠学习推动杠杆获得食物的实验。操作性条件反射行为是指:一种由行为的结果决定行为是否习得的学习过程。良好结果的行为会因为受到积极的强化而增多,而不良结果的行为会因惩罚而减少。不过,行为也会因强化的停止而减少,直到消退。行为治疗便是利用这种强化使求助者消除不良行为,习得适应性行为。

(三)学习理论(learning theory)

由班杜拉等人提出,也叫做观察学习。该理论认为,个人的行为可以通过观察(模仿)另一个人的行为而习得。班杜拉还提出了替代式强化,例如儿童少年可以因为自己的同学"拾金不昧"被树为榜样,他就会因这种替代强化而做出"拾金不昧"的举动。

四、治 疗 目 标

目标通常是治疗师帮助求助者改掉他们自己意识到必须要改的不良行为,或帮助求助者学习到良好的行为。治疗的目标必须客观、具体、可评估、可重复,并且能够获得检验和修正。

五、适 应 证

行为治疗的适应证相对较为广泛,焦虑、抑郁、学业困难、成瘾行为、缺乏自信、社会技能障碍、尿床、大小便失禁等问题行为的治疗都可考虑选用。

六、常 用 技 能

(一)放松训练(relaxation training)

这是一种主要通过放松肌肉和心境,达到稳定情绪、消除疲劳、振奋精神等目的。在儿童少年治疗中,放松训练主要用于消除儿童少年考试等焦虑。常见的放松训练法有想象性放松法和深呼吸放松法两种。前者主要运用想象的技术,使儿童少年处于自然舒适的环境中,比如平静的大海边,跟随治疗师的指导语自行想象内容情境,逐渐放松下来。后者是通过调节呼吸获得放松感。当儿童少年感到紧张,无法放松时,治疗师配合儿童少年的呼吸节奏给予这样的指示:"深深地吸进来……慢慢地呼出去……深深地吸进来……慢慢地呼出去……"。

(二)系统脱敏法(systematic desensitization)

这是行为治疗中应用较早的技术之一,由沃尔普(J. Wolpe)始创。常常针对特殊客体或情况而恐惧或焦虑所产生的心理障碍,如考试焦虑、恐高、怕蛇等。

主要包括下面3个步骤:

1. 恐惧或焦虑等级 与儿童少年一起建立恐惧或焦虑等级表(由低到高排列)。

2. 放松训练 练习自己能把自己放松下来。

3. 系统脱敏 照儿童少年自己所判断而定的等级表,由最低级情境开始,进行想象脱敏(或实地、实物脱敏),一直到对此情境不再恐惧或焦虑为止,然后,再上升至高一级进行脱敏。如此直到最高等级的恐惧或焦虑。

(三)模仿学习法(modeling or imitation)

治疗师通常采用看电影或录像、听录音及做示范3种方式训练儿童少年的行为,前两种属于被动学习,儿童少年仅仅处于观察的位置,后一种属于主动学习,儿童少年本人也要参与。模仿学习法中,治疗师常常就儿童少年的某一行为问题设立各种各样的情境,以保证儿童少年在不同生活场景都能获得适应性行为。

(四)强化疗法(reinforcement methods)

所谓强化,是指个体的某一行为反应的结果增加了这种行为日后发生的概率,具体分为4种:正强化(给予一个好刺激,行为增加),负强化(去掉一个坏刺激,行为增加),正惩罚(施加一个坏刺激,行为减少),负惩罚(去掉一个好刺激,行为减少)。比如父母、老师的鼓励表扬多是正强化;而日常生活中的打骂、体罚则多是正惩罚。

1. 行为塑造技术(behavior shaping) 通常采用正强化的技术,以"大目标、小步子"为原则,逐步矫正儿童少年的行为,使之接近适应性行为模式。需要注意的是,每一个"小步子"后都要制定出强化的标准,以确保儿童少年有不断前进的动力。

2. 代币法(token economics) 代币是奖赏的符号,小红旗、分数、纸片、筹码等都可以成为代币。无论形式如何,当代币累积到一定数目时均可以换取相应等级的食物、娱乐或其他特权。代币疗法是有形的正强化法,不但能够矫正儿童少年的不良行为,还能培养适应性行为。一旦施行代币疗法,既往轻易满足儿童少年的"好东西"都要"没收",以确保代币的珍贵性,维持儿童少年努力的动机。

3. 消退技术(extinction) 消退技术是指在某种不良行为(如哭闹等)出现时,不予注意或不理睬,减少或停止对这种行为的强化,从而使该行为逐渐消失。通常父母对于故意哭闹的儿童少年不理不睬,儿童少年觉得"哭闹"没有意思,便会停止这种行为。

(五)角色扮演(role playing)

多用于改变儿童少年的不良行为和培养社会技能的训练,类似于生活中的"设身处地"。儿童少年通过亲身扮演"角色"来认识处于这一角色位置时的行为及和其他人的交往关系,进行实际的预演和排练,并听取治疗师或其他小朋友的评价与反馈,再次进行表演、模仿,学习新的行为。

七、治 疗 过 程

行为治疗是一个系统化的、以数据为基础的干预模式。

第一步:根据具体问题行为发生的情境来决定谁需要做评价,需要接受治疗。

第二步:确定儿童少年的行为"糟糕"是"谁"的评价,父母老师的评判标准是否客观,进一步将问题变得可操作。

第三步:收集与问题或目标行为有关的数据,儿童少年为什么会有这种行为。

第四步:与儿童少年共同协商,设定治疗目的和目标,确定治疗协议。

第五步:根据前面的结果,治疗师选择某一治疗技术来进行干预。

第六步:治疗者定期、系统地收集儿童少年行为变化的数据,及时调整和修改治疗目标与策略。

第七步:治疗者要制定策略,以保证已经形成的良好行为能保持下来,并使儿童少年可以举一反三。

八、治疗原则和要点

(一)适应儿童心理发展

行为治疗中,对儿童少年问题行为的分析从其外在表现入手,询问儿童少年问题时也要用对方可理解的语言,比如紧张焦虑的儿童少年表现出频繁上厕所行为,治疗师希望准确测量问题的发生频率和时间等,就"上厕所"这一外在行为提问:"你在什么时候才总想上厕所?",而不问"你什么时候才紧张焦虑?"。

(二)采用"非认知性"方法

儿童少年的行为更多地受外在控制的影响。小年龄儿童少年的不良行为,很难通过改变认知结构来矫正,通常采用"非认知性"的治疗方法。比如3岁的小朋友随地大小便,无法控制自己的行为,也不为此感到羞愧。治疗师只能按时提醒他坐坐便器,而儿童少年每次将大小便解在坐便器里后,治疗师要立即给予口头表扬或物质性奖励。

(三)采用操作性技术

操作性技术对年幼儿童少年外显行为的改变十分有效,它不仅能在治疗室使用,也可以在生活中运用这些技术来改变儿童少年行为。

(四)治疗方案针对性要强

预先设立的奖惩必须分明,良好行为发生后要即刻提供奖惩,善用条件化的作用,加强行为重塑的成效。

【典型病例】

陈某被诊断为儿童情绪障碍,主要表现为考试焦虑,治疗师决定采用系统脱敏的方法帮助她渡过难关。首先是利用感觉尺度(图22-1)评价主观焦虑恐惧的程度,这涉及所有使她产生感觉的考试情境,并将不同情境下的感觉分值由低到高排序(表22-2)。

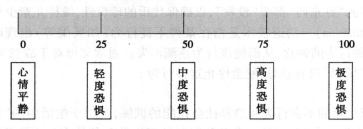

图22-1　恐惧的主观度量尺度

表22-2　一个考试焦虑学生的恐惧等级表

情境	评分
1. 考前一周想到考试时	20
2. 考前一天晚上想到考试时	25
3. 走在去考场的路上时	30
4. 在考场外等候时	50
5. 进入考场时	60
6. 监考老师准备分发考卷时	75
7. 拿到试卷开始考试时	85

接下来,治疗师采用放松训练使陈某练习并达到完全放松的境界。前期工作完成后,便进入正式的系统脱敏阶段,这里选择的是想象脱敏疗法。

治疗师:请你坐在沙发上,闭上眼睛,身体放轻松。好,想象一下,下个星期就要考试了(即第1级情况),你正在课桌前做着练习题。感到有些害怕吗? 心跳快了吗?

陈　某:没有害怕。

治疗师:好,一个星期过去了,到了考前的这个晚上,你在复习明天的考试科目(即第2级情况)。感到害怕吗? 心跳加快了吗?

陈　某:有些害怕、紧张,心跳快了一点。(陈某表情显露出她有些紧张,呼吸也比先前加快了。治疗师请她在想象中练习刚才学会的放松方法,大约5分钟后,陈某的状态恢复正常,害怕、紧张情绪得以消除。)

治疗师:非常好,今天早上就要考试了,现在你走在去考场的路上,同行的还有其他同学,大家都在谈论今天的考试(即第3级情况)。这一刻,你觉得害怕和紧张吗? 心跳如何?

陈　某:害怕……很害怕……心跳快了。我不想再走了。(陈某的呼吸明显急促起来,面部肌肉有些抽搐,手脚也轻微颤抖。)

治疗师:是,我理解,不过你无意间听见了同学的谈论,发现大家都有些紧张,这使你有些好奇,你也走近他们去继续倾听。听着听着,你发觉原来大家和我一样害怕考不好啊! 其实我已经复习得很充分了,只要正常发挥肯定没有问题。你跟着我的话说,一边说,一边练习想象或深呼吸,把自己放松下来。

陈　某:原来他们跟我一样害怕考不好啊,其实我已经复习得很充分了,只要正常发挥肯定没有问题……（起先陈某眉头微皱，呼吸急促。喃喃地重复治疗师的话四五遍，伴随着自我的放松训练，大约七八分钟后。她的眉头舒展开来，呼吸恢复平稳，讲话声音逐渐大了起来。）

治疗师：还紧张吗？

陈　某：（轻轻摇摇头，面露微笑）好多了。

然后接着各个逐步进行第4,5,6,7级情况……直至，完成全部的治疗。如果条件允许，治疗师也可以考虑选择现场暴露法进行治疗或加强效果，但要注意把握实施的强度。

第四节　认知行为治疗

一、概　　念

认知行为治疗（cognitive-behavioral therapy，CBT）是以改变儿童少年对事情的看法、感知、或信念等适应不良的"认知"为主要目标，并与行为疗法相互结合，促使儿童少年的认知、情感及行为发生变化，使之心理状态逐渐好转的疗法。

二、简　　史

认知行为治疗来源有三：一是起源于20世纪50年代的理性情绪疗法（rational emotive behavior therapy，REBT），由美国临床心理学家艾伯特·艾丽斯（Albert Ellis）首创。不过他在实际治疗中总会应用行为干预的方法，所以后来又改称为理性情绪行为疗法。这种吸收人本主义、哲学和行为治疗等众多技术的治疗方法逐渐发展为最盛行的认知行为疗法之一。第二是20世纪60年代初期，阿伦·贝克（Aaron. T. Beck）创立了一种治疗抑郁的认知疗法，并将其成功应用于广泛性焦虑、惊恐障碍等心理及人格障碍的治疗。第三是70年代时期，唐纳德·梅钦鲍姆（Donald Meichenbaum）的自我指导训练（self-instructional training，SIT）也成为认知行为疗法的重要流派。目前，已知的认知行为疗法有20多种不同的方法，并且仍在不断壮大。

三、基 本 理 论

认知行为治疗尽管流派不同，但均具有共同的假设，即：个体情绪和行为取决于对事件的认知，即解释与看法。如果认知发生了偏差，那么不良的情绪和行为就会产生，出现心理冲突与困扰。因此，治疗的关键在于改变认知—改变行为。

四、治 疗 目 标

认知行为治疗的基本目标：一是帮助儿童少年改变自己对某样事情的不适当看法、解释与信念，二是在前者的基础上，消除情绪困扰和不适当行为，建立适应性的情绪和行为。

五、适 应 证

认知行为治疗对于认知能力有一定的要求，因此适合年龄稍大的学龄儿童少年（8岁以上），治疗本身适用的范围十分广泛，对于程度较重的精神障碍如焦虑、抑郁、疑病症、强迫性障碍、社交恐怖、惊恐障碍、创伤后应激障碍、精神分裂症等也常常作为首选疗法之一。

六、常 用 技 能

认知行为疗法由于综合了认知治疗和行为治疗两大心理治疗方法，所以它的技术资源十分丰富，主要涉及改变认知的技术和改变行为的技术。

（一）改变认知的常用技术

1. 不合理信念辩驳（debating）技术 是理性情绪行为疗法中最常用的技术之一，以 ABC 模型：诱发事件（activating events）A—对事件的看法与信念（beliefs）B—事件引发的个人行为和情绪后果（consequences）C 为基础，着重探寻 B 当中哪些是合理的信念，哪些是不合理的信念。比如一名学生因考试成绩不理想而烦躁、抑郁，那么事件 A 是考试，感觉 C 是烦躁、抑郁，自己总结的想法 B 是：这次考试太难了；我没有复习好；我必须保证前三名，否则不是好学生，没人会理我。相比总结的前两个原因，第三个明显具有绝对化、不合理的特征。

治疗师一旦发现了儿童少年的不合理信念，便要积极主动地、连续不断地向儿童少年发问，质疑其不合理的信念。通常采用的提问方式有两种：①质疑式：直截了当地发问。如"你从没考过第四名或者再后的名次？是不是考第四名就是坏学生？一无是处了？你们班上没有考到前三名的同学都不是好人，你都不和他们讲话的吗？"②夸张式：以夸张的方式放大儿童少年的不合理信念，让他自己也感到可笑与无道理。如："你真的是糟透了，与所有的前三名之后的同学一样，全是坏学生"。

2. 合理情绪想象（rational-emotive imagery，REI）技术 儿童少年常常会被自己不合理的信念所困扰，对于失败的情境不断地夸张想象，从而产生不良情绪与行为。合理情绪想象技术首先要儿童少年将注意力集中于苦恼事件发生的画面和体验，然后，通过改变不合理的认知来改变儿童少年的负性情绪体验，最后停止想象，帮助儿童少年了解自己情绪、内在体验和症状之间的联系，明白自己是如何夸张、加强负性情绪自我体验的，进而更加合理地关注现在。

3. 认知构造（cognitive structuring） 这一技术主要是为了帮助儿童少年在遭遇困难时，通过自我对话，避免产生自我挫败的想法和行为。一般分为 5 个步骤：①设立一个特定的情境，由治疗师首先示范怎样大声自我指导和行动；②在治疗师的大声指导下，儿童少年实施正确的行动；③儿童少年开始大声地自我指导，同时行动；④儿童少年小声自我指导，同时行动；⑤儿童少年默默地自我指导，同时行动。这样，从治疗师最初的言语示范到最后儿童少年的内心提醒，逐渐形成习惯克服不合适的行为。

4. 认知重构（cognitive restructuring） 这一技术建立在两个假设之上：一是认知缺陷或非理性思维及挫败的自我陈述导致自我挫败行为；二是儿童少年可以用替代性的认知观点来改变原有的缺陷想法或挫败的自我陈述。通常有 6 个步骤：①先介绍这一技术的基本原理；②同儿童少年交流问题产生的情境，确定儿童少年的想法；③介绍合理的想法，付诸实践；④帮助儿童少年从不合理的想法转换到合理的想法；⑤介绍正性的自我陈述，付诸实践；⑥通过作业，追踪儿童少年实践的效果。

5. 认知家庭作业（cognitive homework） 认知治疗过程的最后就是布置认知家庭作业，需要儿童少年回答一些具体的问题。如：

（1）我打算与哪一个不合理想法、信念辩驳，要不要放弃它？

（2）这个想法、信念是否正确？

（3）哪些证据能够证明这个想法、信念不正确？

（4）如果我没有做到自己认为必须要做到的事，最坏的结果可能是什么？

（5）如果我没有做到自己认为必须要做到的事，最好的结果可能是什么？

（二）改变行为的技术

认知行为治疗中改变行为的技术基本上接纳融会了行为疗法中的主要技术，系统脱敏、放松技术、角色扮演等在治疗中仍然适用，具体内容可参见第三节行为治疗。

七、治疗过程

（一）确定问题

治疗师首先帮助儿童少年理清思路、明确问题的方方面面，然后使用情境分析来帮助儿童少年识别问题的诱发事件、当时发生情境中有什么人在场、刺激源是什么、强化因素是什么，儿童少年需要尽可能记录和回忆在产生问题的情境中当时的想法、感受和自我陈述。

(二) 重新看待问题产生的情境

治疗师通过和儿童少年一起明确自我对话和问题的关系,帮助儿童少年寻找其思维方式和观念的不合理性,以及和情绪困扰之间的关系。当儿童少年明白自我对话是怎样引起负性反应时,治疗师同儿童少年可以一起重新看待问题情境。

(三) 纠正不良认知,产生新的行为

治疗师帮助儿童少年纠正不良认知,这是治疗中最重要的一步。治疗师可以运用各种技术,教会儿童少年用合理的思维方式取代不合理的思维方式,避免不合理信念的重新产生。当更加合理、更现实的新认知建立后,为了使儿童少年更好的掌握治疗中的内容,可以通过行为治疗技术等,巩固、强化产生的新行为。

八、治疗原则和要点

(一) 治疗关系的建立非常重要

无论面对什么样的儿童少年,治疗师都不作"好"、"坏"的条件评价,要无条件地接受,这一点很重要。这样做,一方面使儿童少年意识到人活着都是有价值的,而价值不会因为某一具体的不恰当行为被否定;另一方面,只有无条件地接受儿童少年,儿童少年才更有可能与治疗师更好地合作治疗。

(二) 启发产生改变愿望

儿童少年通常是被动就诊,主要是因为他们的行为问题困扰了他人,而他们自己往往并没有意识到需要改变。因此,治疗师需要在建立良好关系的基础上启发产生改变愿望,并就治疗的任务达成一致。

(三) 采用符合患者年龄的方式

由于儿童少年年龄小,因此治疗师要使用角色扮演等儿童少年可接受的方式和语言,有效地教会儿童少年分辨哪些想法会产生困扰情绪,哪些不会产生困扰情绪。

一般来说,低于 8 岁的儿童少年认知发展不够成熟,理解认知行为疗法有些困难。所以年龄超过 8 岁的儿童少年应用认知行为疗法往往更加有效。

【典型病例】

小明是个注意缺陷多动障碍患者,行为比较容易冲动,最让妈妈担心的是过马路总是不看红绿灯,为此妈妈带来就诊。治疗师了解到小明早上时间特别紧,所以经常一路飞奔过马路,怕迟到被老师批评,甚至罚站,这是小明最不愿意的。小明认为被老师批评的人就不是好学生,所以宁愿闯红灯,也不能迟到。治疗师首先采用不合理信念辩驳的技术质疑小明对于"好学生"的绝对化,又帮助他分析了成为"好学生"与忽视交通安全之间是否存在不合理的联系,两者是不是"鱼和熊掌,不可兼得"?使小明认识到"每个人都有可能犯错误,只要勇于改正就好""如果早 10 分钟起床,就可以比较从容地去上学"。然后,治疗师针对小明易冲动的特点采用了认知构造干预技术,当他要行动前采用以下自我指导步骤:"停!""我要做什么?""后果会是什么?""应该做什么?""怎么做?"起先跟随治疗师的示范自我指导,进而自己大声指导,最后在内心中默念提醒自己,形成习惯克服行事的冲动性。治疗一段时间后,小明的冲马路的行为得到了好转,也体会了"三思"的好处。

第五节 家庭治疗

一、概 念

家庭治疗(family therapy)是一种以整个家庭系统为对象而进行心理治疗的方法。治疗师通过与

家庭中全体成员定期地接触与会谈,运用家庭成员间的互动影响,改善家庭的结构与功能,从而间接地消除或减轻儿童少年的心理问题,使家庭朝着健康方向发展。

二、简　　史

家庭治疗诞生于 20 世纪 50 年代,基本可以追溯到两个来源。一是由内森·阿克曼(Nathan Ackerman)1958 年所著的《家庭生活的动力学》对当时的临床心理学家与学者所带来的启示;另一个是格雷戈里·贝特森(Gregory Bateson)及其同事在研究精神分裂症患者亲子反应行为中所做的工作而提供的"双重约束"的观念,即患者的父母,尤其是母亲常常会向患者提出两种相反的约束要求,使得患者无所适从,产生矛盾心理和奇异的行为。阿克曼的临床工作产生了注重心理动力学取向的家庭治疗方法,而贝特森的治疗产生了注重系统取向的家庭治疗方法。后者由萨尔瓦多·米纽庆(Salvador Minuchin)继承并进一步发展,创立了结构性家庭治疗。20 世纪 80 年代以后,系统式家庭治疗的米兰学派、索解治疗学派、故事学派、新女性主义学派等逐渐兴起,这些流派认为治疗师不再是治疗的权威与专家,家庭内部本身拥有解决问题的经验和资源,即家庭具有自助功能。此时家庭治疗已进入后现代主义的发展阶段。今天的家庭治疗趋向于整合的模式,而其他的心理治疗中借用家庭系统的观点来理解个人的心理和行为,也大大拓宽了治疗师的思路。

三、分　　类

家庭治疗的分类通常依据不同的流派而主要分为以下几类:

(一)分析式家庭治疗(analytic family therapy)

分析式家庭治疗以精神分析理论为基础,了解家庭内部各成员之间的互动,强调个人内在的心理冲突,早期家庭中的冲突经验对目前的家庭人际冲突的影响,着重改善情感的表达和满足,以及对欲望的处理,促进家庭成员的心理成长。

(二)系统式家庭治疗(systematic family therapy)

系统式家庭治疗认为每一个家庭成员都有自己特定的认知模式—内在构想。这种内在构想影响其他家庭成员,又受他人的影响,通过家人间的循环反馈产生正常或异常的行为。所以治疗师需要"扰动"问题家庭现有的模式,引进新的观点或做法,形成适应家庭发展的新的互动模式。

(三)结构式家庭治疗(structural family therapy)

结构式家庭治疗认为家庭应该具有阶层化的结构,才可能功能良好,所以父母就是父母,不可能和孩子平起平坐。父母可以形成一个协作的次系统,如果孩子不适当地被卷入父母一方而形成另一个次系统时,原先清晰的代际边界就会变得模糊,麻烦就会产生。

(四)策略式家庭治疗(strategic family therapy)

策略式家庭治疗认为症状是由于整个家庭系统的功能不良而产生,问题必须由治疗师提出一系列策略来解决。要求家庭按照治疗师的指令执行新的互动模式,解决问题。

(五)人本主义家庭治疗

人本主义家庭治疗认为每个家庭都具有各种各样的潜能,治疗过程强调沟通和对情绪的体验,通过学会有效的沟通,将家庭中的潜能激发出来,以促进家庭的成长。

四、基本观念

尽管流派不同,具体的理论也有所差异,但家庭治疗通常具有以下基本观念:

(一)"家庭"是一个整体

治疗师将家庭作为一个整体,以"夫妻""亲子"及"家庭"的关系与系统为其主要着眼点,淡化以"个人"的观点来探讨、分析心理与行为现象。通过促进家庭的变化而改变个人的心理行为表现。

(二) 注重"系统"的观念

世界万象由不同系统构成,系统间相互影响。按系统论的基本观点,"总体"大于各个"部分"相加之和。因此,调整整个家庭常常会比调整个人解决问题更有效。系统论阐述家庭的另一个特征是"动态平衡",它指家庭通过自我调节可以在变化中保持平衡的状态,这也提示家庭本身具有解决问题的内在影响力。

(三) 从"人际关系"分析家庭成员的相互行为

所谓人际关系,是指两个人相处在一起时,经由接触、沟通、相互影响而构成"两者"的"整体"关系与行为表现,而非两个单人的数学总合。而且所有两人的反应,都是"双方"相互影响而产生的结果。家庭治疗注重人际关系,从人际反应理解个人的行为。

(四) 从"群体观念"分析全体家庭的行为

家庭是由婚姻关系及血缘关系的人员所组成的特殊群体,所以要使用组织、角色、权力分配、沟通、情感与关系等群体的概念来理解其团体的心理、行为。同时要以"家庭发展"的眼光来分析家庭各个不同的发展阶段。

五、治 疗 目 标

治疗的目标在于协助一个家庭执行健全的家庭功能。即有健全的"家庭结构";各个成员角色清楚,各归其位,且成员间不形成畸形的联盟;成员间有良好的沟通,感情上的相互支持;对内有一致的"家庭认同感",对外有适当的"家庭界限"。不过,具体治疗时,仍要考虑家庭所在主体文化的人际关系与价值观念,参考社会所期待的家庭关系,以便治疗目标确实可行。

六、适 应 证

由于儿童少年与家庭息息相关,理论上大多数的问题可以通过家庭治疗解决。不过临床治疗中多用于儿童少年学习困难、儿童少年行为障碍、儿童少年适应障碍、人际关系问题、亲子关系不良、神经性厌食等心身疾病、及与家庭有直接关系的各种问题。

七、常 用 技 能

(一) 家谱图技术(genogram)

这是由一系列的符号、文字组成的了解家庭信息、展示家庭成员关系、反映家庭结构的图解。最早由默里·鲍恩(Murray Bowen)发明并应用于多代际的家庭治疗中。家谱图蕴含的内容丰富,可以反映家庭成员的生物学、心理学及社会方面的诸多信息,尤其可以了解现有家庭中父母双方的原生家庭情况。具体操作中,可以手工绘制,也可以采用改良的家庭剪贴画、家庭印象贴图法等新技术。

(二) 提问技术

由于家庭治疗面对全体家庭成员,所以信息可以相互"核实",通过适当引导,提问可以获得比较真实的信息和启发。常用的提问法有:

1. 直接性提问　如"孩子在谁的面前最不听话?","什么情况下容易发脾气?"直接性提问是调查性的,目的在于了解家庭成员的现状及其相互关系。

2. 假设提问　如"如果爸爸妈妈怎么做,你就会开心一些?"这种提问方式需要建立在已经收集了家庭信息的基础上,不仅有助于儿童少年拓宽思路,也为父母的改变提供了具体可行的措施与标准。

3. 循环提问　又叫迂回询问,即向第三者询问对其他两人关系的看法,如:"孩子,你觉得爸爸平时对妈妈关心多不多?""爸爸对刚才母子俩的对话怎么看?"。这种提问有时能有效避免阻抗,更好地掌握家庭关系的信息。

4. 内省性提问　如:"如果你请孩子的爸爸帮助你一同管教孩子会怎么样?"这种问法是促进性的,鼓励家庭成员调动他们自身解决问题的资源。

（三）中立技术

系统式家庭治疗比较强调中立。主要体现在四个方面：一是关系中立，即治疗师对每个家庭成员都保持客观和公正的立场；二是价值观中立，对家庭的信仰、价值观等不作出主观议论和评价；三是对"问题"中立，治疗师将问题视为家庭功能失调的表现，而不是病理性的症状；四是对变化的中立，治疗师对家庭的改变和变化结果保持中立态度。

（四）重构（refarming）

也可以理解为是重新赋义。通过对儿童少年问题的重新定义，如"哭闹是害怕父母不理睬自己，渴望父母的关注"，为父母提供新的解释和思考，可以有利于父母完全无条件接受孩子，以接纳的心态理解孩子，保持帮助孩子的良好状态。

（五）家庭作业（homework assignment）

目的是巩固疗效。治疗的作业通常具有一定的目标，对儿童少年及其家庭均会产生较大的扰动作用。比如：记秘密红账（keeping merit-accounts）是使父母改变只关注缺点不关注优点的习惯，通过关注儿童少年的优点，能够接受问题儿童少年，稳定自己的情绪，同时也使儿童少年在父母眼中看到自己"好的表现"，增强自信。

具体实施时，角色扮演、家庭雕塑、家庭木偶访谈、家庭联合涂鸦等诸多技巧也可以灵活选用。

八、治 疗 过 程

家庭治疗从开始到结束，通常按下列步骤进行。

（一）开始阶段

治疗师首先要向家庭的全部成员作出说明和解释，即什么是家庭治疗，互相要遵守的原则等。在治疗早期，治疗师要重视治疗关系的建立，治疗双方共同寻找出问题的所在及改善的方向。

（二）进行阶段

治疗师运用各种具体方法，立足于改善儿童少年的行为及家庭成员之间的关系。尤其最重要的是处理家庭对关系改变时产生对抗，适当地调整家庭"系统"的平衡。

（三）终结阶段

当求治儿童少年家庭已养成自行审察、自行改进的习惯，并能维持改善的行为时，治疗师将逐渐把前进的动力归还给家庭本身，以恢复家庭的自然秩序，以便家庭继续发展。

九、治疗原则和要点

家庭治疗将家庭视为一个小群体，这是由父母与不同年龄子女所构成的特殊小群体，所以需注意以下一些基本原则：

（一）注重"感情与行为"，淡化"道理与理由"

即不能单靠说理来追究原因与责任，治疗中要考虑"情"的一面。让父母与儿童少年双方都感到彼此诚恳、关心、相爱的情感。

（二）注重"此时此地"

即关心"现在"的人与事，而不去追究"过去"问题发生的来源。着重于如何去调整、改善、适应"现在"家庭所面对的情况。

（三）强调优点，忽视缺点

小至个人，大至家庭，当面对产生的问题时，很难集中于生活中正面的事。争吵不休的家庭，常常看不见宽容，爱护与热情。治疗师要帮助父母发现孩子的闪光点，以便协助他们恢复好的情感。

（四）不代替做重大决定，只提供协助辅导

实施治疗中，治疗师只协助家庭分析求助问题的不同解决方式的利弊及可能的结果，而不替父母做主，决定重大事情。尤其要注意保护儿童少年同父母谈判交流的权力和决定的权力。

【典型病例】

7 岁的小雨,最近因为好发脾气就歇斯底里地闹,父母担心是不是精神上出了什么问题而带来诊。通过与家庭的交流,治疗师了解到小雨的生活状态有些僵化,要学很多的东西,父母既往的管教也多以"拳头"为主,她与父母在一起就感到"憋气",话也不能好好说,最近发现哭闹原来可以让父母束手无策,因此学会了以此来反抗和控制父母。其实小雨是个能干懂事的孩子,独立性强,在学校表现也很好。第一次治疗结束,布置作业:小雨记下未来的一周,自己哭了几次,每次为什么哭,父母分别观察孩子的优点,记录越细越好。

第二周,每个家庭成员都带来了自己的作业,治疗师请家长每人朗读自己记录的内容,小雨听到父母记录了她很多优点非常高兴。通过这个作业,爸爸妈妈发现女儿许多可爱之处,她发脾气是有条件的,即在不同场合以及不同人的反应情况下小雨的表现是不同的,家长明白了怎么做才能使小雨情绪稳定。治疗师肯定了全家的努力,请全家继续做作业。

接下来的几次来访,家庭互动继续向良性循环方向发展,父母反映小雨的情绪已经大为好转,哭闹行为几近消失,也"长大"了不少,学会了很多自己独立处理事情的能力,父母也能用合理的方式教养孩子。

第六节　游戏治疗

一、概　念

游戏治疗(play therapy)是以游戏为治疗手段或媒介,使儿童少年进行心理投射和升华,释放紧张情绪,体验现实中不允许的幻想,从而矫正情绪、心理、与行为障碍,促进身心的发展。

二、简　史

1909 年弗洛伊德第一个在治疗中引入游戏,1920 年赫明·胡克-赫尔穆特(Hermine Hug-Hellmuth)在心理治疗中也使用游戏这一手段。1926 年安娜·弗洛伊德做了一系列名为"儿童少年精神分析技术"的演讲,阐述了游戏用来建立儿童少年与治疗者之间关系的重要意义。1932 年梅拉妮·克莱因认为,可以使用儿童少年的自由游戏来代替成人的自由联想(free association),发明了游戏治疗。20 世纪 30 年代末期,结构性游戏治疗从精神分析的架构中区别出来,它以目标为导向,相信游戏中发泄的价值。此外,行为治疗理论、认知治疗理论等也被引入游戏治疗中。1980 年多拉·卡尔夫(Dora Kalffyu)发明沙盘治疗(sandtray therapy),这种疗法以荣格的基本理论为基础,治疗师将沙盘视为儿童少年精神的象征,着重关注儿童少年对于小道具的取用和如何放置,以及儿童少年在不同的发展时期的转变过程。

三、分　类

(一) 按治疗形式分类

一般分为指导性治疗与非指导性治疗,主要区别见表 22-3。

(二) 按治疗对象分类

1. 个别游戏治疗　治疗师与儿童少年"一对一"进行游戏,游戏中常以儿童少年为主,让儿童少年在游戏中逐渐暴露问题,治疗师通过引导,让儿童少年症状逐渐改善,获得成长。适用面较为广泛。

2. 团体游戏治疗　团体治疗和游戏治疗自然而有机结合的治疗方式,为开放性的,任何成员都可以随时加入进来。主要运用指导性、非指导性游戏治疗技术等,针对儿童少年不同问题开展不同的游戏疗法。

表 22-3　指导性治疗与非指导性治疗的区别

治疗形式	指导性治疗	非指导性治疗
主要责任者	治疗师本人,肩负解释与辅导的责任	儿童少年自己,对自己负责,对自己引导
玩具选择	规定玩具和内容	儿童少年自己选择玩具和主题
治疗师的作用	解释、回答、介入	介入、在观察游戏的同时给予儿童少年语言上的肯定
治疗师	建构治疗单元,介入儿童少年的潜意识、隐匿或明显行为,有意图地挑战儿童少年的防御机制,引导向有益的方向发展。	以儿童少年为中心,介入节制的,治疗双方边玩边沟通
治疗取向	疾病取向	人本取向
治疗方法	玩偶治疗,棋类游戏,完形治疗,亲子治疗,家庭治疗	讲故事,玩偶治疗,艺术治疗

3. 亲子游戏治疗　也称家庭游戏治疗,治疗师根据具体情况设计出以儿童少年为中心,儿童少年与父母共同参与的游戏情境,共同建构一个可接受的、安全的环境,使儿童少年能够在游戏中充分表达自己,同时建立起对自己和父母的信任。

（三）按理论来源分类

一般分为精神分析游戏治疗、结构式游戏治疗、儿童少年中心游戏、认知行为游戏治疗等。具体阐述可参见本节基本理论部分。

四、基 本 理 论

学派不同,运用游戏治疗的理论基础也不同,实践中常用的有以下几种：

（一）精神分析游戏治疗

这一学派认为假如儿童少年内心的欲望和需求得不到满足,会产生一系列心理障碍和行为问题,而游戏可以使儿童少年对各种欲望或需求得到发泄或补偿,让被动经验变成主动活动。治疗师摒弃了治疗中使用大量解释的方式,将游戏作为一种儿童少年解决困难的工具,允许儿童少年在游戏时自然表露潜意识中的冲突,以一种安全的方式来面对自己的情感和问题。

（二）结构式游戏治疗

结构式游戏治疗不强调潜意识的分析,而指出个人之所以会出现问题,是因为能量太多,或者说情绪张力太高,所以,如果能够想办法把这些能量消耗掉,问题就会解决。对于儿童少年来说,游戏是其发泄能量的最佳途径。在此基础上,"发泄游戏治疗"诞生,通过设定游戏情境,使用玩具游戏、编故事、艺术治疗等各种不同技术,让儿童少年发泄掉内心的紧张和焦虑。

（三）儿童少年中心游戏治疗

这是以卡尔·罗杰斯（Carl Rogers）的人本主义心理学为理论指导,强调以儿童少年为中心的治疗方法。治疗师注重与儿童少年良好关系的建立,互相信任,让儿童少年感受安全,并在此安全的氛围下发展出需要的技能。

（四）认知行为游戏治疗

这种疗法注重儿童少年的主动性,让儿童少年认识到可以控制自己的行为,以及需要为自己行为负责。治疗师设计游戏情境要根据儿童少年不同发展阶段面临的不同问题,让儿童少年在游戏中改变不合理认知、改善行为。

五、治 疗 目 标

1. 通过游戏发展更加正向的自我概念;可以自己做决定,并承担责任。

2. 拥有经验感,提升为自己做决定的能力。

3. 能自我指导与自我接纳,并具有弹性。

4. 发展内在评价系统。

5. 更加善于处理自己的问题。

六、适 应 证

游戏治疗的适用范围极为广泛,可以应用于学习障碍、缺乏自我控制、依赖、攻击行为、适应不良、父母离异、受虐、身体障碍等情况下的儿童少年。

七、常 用 技 能

（一）想象式治疗技巧

治疗师引导儿童少年运用与想象有关的游戏,以减轻或解决儿童少年存在的问题。主要包括假装性的游戏、放松想象游戏以及想象引导游戏。

（二）互动说故事技巧（mutual story-telling technique,MSTT）

先由儿童少年说一个故事,然后治疗师根据故事的主题,再创造一个比较健康和成熟的故事,与儿童少年进行沟通。也可以利用现有的童话故事或寓言来治疗。治疗师主要询问儿童少年故事或寓言的意义,以及儿童少年从中学到了什么。

（三）艺术治疗（art therapy）

主要利用绘画、橡皮泥等游戏,让儿童少年在一个舒适安全的状态下分享自己的感觉,对儿童少年问题的根源进行分析诊断,以利于开展进一步的治疗。

（四）规则游戏治疗

让儿童少年在具有一定规则的游戏中活动,有利于儿童少年增强自我控制。最常用的是国际象棋。儿童少年在下棋时的表情、反应、姿势和话语,都为治疗师提供了有价值的信息。治疗师可以借机与儿童少年讨论生命规则,并用自己的言行影响儿童少年。

（五）玩偶游戏治疗（puppy therapy）

在游戏情境中,治疗师借助于人型的玩具,如洋娃娃、布偶、指偶等,评估和处理儿童少年的一些问题。这种治疗使儿童少年站在"旁观者"的位置上,讨论洋娃娃的行为问题,所以不会有太大的顾忌,言谈真诚,也获得了自我创造的机会。

（六）玩具与物件技巧

治疗师通过儿童少年对手边的玩具或小东西（石子、气球、吹泡泡等）玩耍时的表情、行为等进行观察,评估儿童少年各方面的状况。

八、治 疗 过 程

游戏治疗是一个连续的过程,通常包括三个阶段:开始阶段、中间阶段(治疗阶段)、结束阶段。

（一）开始阶段

治疗前准备阶段。首先,治疗师要向父母介绍游戏的目的,并给予父母一些建议去帮助儿童少年接受治疗,如:提前告知治疗时间、地点等、告知儿童少年不会出现打针、抽血等医疗行为;其次,治疗师要进行自我介绍,取得儿童少年的信任;然后单独与儿童少年进入游戏室,介绍游戏室、玩具的使用等。对于年纪小的儿童少年,要注意安抚性的解释,告诉儿童少年治疗师可以倾听他的苦恼,帮助他解决问题。对于年龄大的儿童少年,可以签订保密协议书,提高依从性。

（二）治疗阶段

治疗师与儿童少年面对面进行治疗的阶段。治疗师应根据具体情况制订游戏治疗计划,在游戏中对儿童少年进行引导治疗。当儿童少年在游戏中能够表现出清楚、独立、合乎现实的正向或负向态度时,说明治疗已经取得令人满意的结果。

（三）结束阶段

治疗师需要提前告知结束时间,以及在治疗过程中要计划逐渐减少治疗的频率。防止治疗结束时儿童少年还没有做好退出治疗的准备,出现很多行为问题。

九、治疗原则和要点

游戏治疗遵循的原则主要表现在以下几个方面:

（一）接受、信任原则

治疗师要无条件接受儿童少年,对儿童少年有真正的兴趣。同时,治疗师要深信儿童少年有自己解决问题、表现负责行为的能力。这些都有利于儿童少年逐渐放松并表达自己的感情。

（二）许可、限制原则

在治疗室中,儿童少年感情表达的程度取决于治疗师许可的态度。要让儿童少年觉得治疗师说话算数,产生一种安全感,有利于他们决策能力的发展。但是对于儿童少年出现的危险行为必须加以限制,保护儿童少年的安全,治疗师可以在治疗前事先向儿童少年明确不可以做的具体行为。

（三）敏感、渐进原则

治疗师必须富有洞察力地观察儿童少年,向儿童少年解释出现的情感体验,以帮助儿童少年提高洞察自己的能力。另外,治疗师不能急于求成,欲速而不达。给儿童少年一个自由的空间,可能会因治疗师的耐心而获得成功。

【典型病例】

沙沙是孤独症患者,今年5岁。虽然长时间以来,沙沙一直接受专业机构的教育训练,但是妈妈希望从不同的途径多帮帮他。治疗师了解了上述情况后,觉得沙沙可以尝试游戏治疗。开始的几次治疗,沙沙表现过分焦虑,所以每次只能坚持15分钟,而且只是在治疗室无目的地走动,偶尔拿起玩具闻一闻,拒绝与治疗师合作游戏。后来治疗师用布偶模仿沙沙闻玩具的动作时,沙沙说了一句:"你在闻东西"来回应布偶,布偶回答:"是的。"此治疗师与沙沙的交流即转变为布偶与沙沙的对话,沙沙说他会用"摸它"与"闻它"的方式了解身边的东西。一段时间后,沙沙可以通过"布偶"为自己"说话",向治疗师表达高兴、生气,这表示沙沙表现出了整合与处理治疗经验的能力。接下来,沙沙将不同的"布偶"定义为不同的角色:强壮的小牛、慵懒的小猪、愤怒的狮子、甚至是爸爸、妈妈、治疗师等,他可以通过布偶做沟通。沙沙在治疗中渴望获得治疗师的赞赏,渴望得到奖品,这对维持治疗十分重要。接受游戏治疗一年后,沙沙学会了更好的表达和更直接的互动,在治疗室外与人的接触与交流也有许多进步。

第七节　团体治疗

一、概　　念

团体心理治疗(group psychotherapy)是将具有类似性质或共同问题的一些儿童少年组成团体,以团体为治疗对象,定期在治疗师的组织和引导下,通过儿童少年之间的相互影响,增进对人及对己的了解与认识,促进人际交往,增强沟通能力,解决心理冲突,消除精神症状,促使自我成长。

二、简　　史

1905年,美国内科医生约瑟夫·普拉特(Joseph Pratt)萌发了将团体治疗作为肺结核患者的辅助疗法之一,通过支持性和教育性的团体授课与集体讨论,增加患者对疾病的认识、消除不良情绪、提高治疗的依从性,取得了良好的效果。随后,1911 年维也纳精神科医生莫里诺(J. L. Moreno)最早使用"团体治疗"这一术语,并首创了"心理剧治疗"的形式。此外,精神分析学家巴诺(T. Bwrrow)创立小组分析疗法,斯拉夫森(Slavson)创立组织游戏的方法治疗有行为问题的青少年。第二次世界大战以后,团体治疗在欧美国家大为普及流行。20 世纪 40 年代,英国用团体疗法治疗神经症,20 世纪 50 年代,拉查尔(Lazarus)开创集体行为治疗,改变患者的问题行为和适应不良,伯恩(E. Berne)创立交互作用集体分析治疗。20 世纪 60 年代,罗杰斯等人倡导的人本主义团体心理治疗发展迅速。在这以后,各类团体治疗如雨后春笋般地涌现出来。如今团体疗法已成为一种更为深刻的团体经验形式,治疗技术也日趋多样化。

三、分　　类

(一) 依据心理理论和方法分类

1. 精神分析团体治疗　　精神分析团体治疗是将精神分析的理论、原则和方法应用于团体成员的一种形式。治疗的目标包括:创立一种气氛,帮助成员重新体验早期家庭关系;回顾影响现时行为的过去事件,揭示事件伴随的、被埋藏的情感;洞察"失败"的心理发展根源,激发矫治性的情绪体验。常用技术包括:启发并鼓励成员作自由联想、分析阻抗、揭示移情与反移情、解释等。治疗成功的关键在于治疗师需要及时有效地解除治疗成员对自由沟通与交流的抗拒和防御心理。治疗的适应证主要是神经症和人格障碍、边缘性精神分裂症等。

2. 行为主义团体治疗　　行为主义团体治疗是把行为疗法用于团体治疗。依据行为主义的理论,个人的不适应行为或各种神经症都是在其生活环境中学习获得的,可以通过重新学习被改变或使之消退。治疗的目标包括:帮助成员消除各种不适应的行为;学习有效的新行为模式;学习将"大目标"划分为具体的"小目标"。常用技术包括:集体系统脱敏、集体放松训练、角色扮演、示范疗法、社交技能训练等。治疗的适应证主要是行为问题、情绪问题、适应不良及神经症等。

3. 认知-行为团体治疗　　认知-行为团体治疗指在团体情境下将认知治疗与行为治疗相结合,改变治疗成员的认知、情感、态度及行为等。认知行为团体治疗的基本目标为帮助成员改变对某样事情的不适当看法、解释与信念;在此基础上,消除情绪困扰和不适当行为,学习并建立适应性的情绪和行为。然而,依据选用的认知治疗的不同流派,具体目标会有所差异。常用技术包括:与不合理信念辩论、合理情绪想象、角色扮演、脱敏技术、技能训练、认知家庭作业等。适应证包括各类焦虑症、抑郁症、冲动行为等。

4. 心理剧(psychodrarma)治疗　　心理剧是一种基于行动取向理论(action oriented theory)的治疗方法,认为个体的问题、冲突和精神创伤都产生于日常生活的情境中,因此,重新经历情感过程,直接感受内心体验,在行动中领悟到问题的关键所在,就能使个体的痛苦与冲突消除。治疗目标包括:为成员提供洞察的机会,促进被掩藏情感的释放,帮助成员发展出有效的新的行为;挖掘出成员本人解决冲突和体验自我主导的可能性。通常以角色扮演为主要技术。心理剧不仅用于专业机构中精神障碍患者的治疗,也被广泛地应用于普通学校的心理治疗中。

此外,治疗性团体还包括交互作用分析(transactional analysis, TA)、阿德勒团体、存在主义团体、个人中心团体、格式塔团体、沟通分析团体、现实治疗团体等。

(二) 其他分类

团体治疗分类众多,如依据团体开放程度可分为开放性团体治疗和封闭性团体治疗,依据组织规模可分为小团体治疗和大团体治疗,依据参加治疗成员的背景相似程度可分为同质团体治疗和异质团体治疗等,不再详述。

四、基　本　理　论

团体治疗不同于个体治疗那样拥有一套相对完整和系统的理论,但若从宏观与整合的角度进行把握,仍能发现它们的共同之处。无论何种流派的团体治疗都强调个体的心理问题、适应问题或行为问题是在人际交往中,在特定社会情境中产生或维持的,因此解决问题必须通过团体关系的功能来实现。团体治疗突破了个体与问题产生情境间的隔离状态,为个体提供了一种与现实经验紧密相连的团体关系和实实在在的学习场所,通过团体成员间的相互作用,使个体做出更有针对性的适应与改进。

五、治疗过程

团体治疗过程大致可分下列四个阶段:

(一) 治疗的准备阶段

主要是治疗前的准备工作。包括治疗师依据所持的理论,确定团体治疗的性质和目的、选择适合的成员、初步诊断和分析成员的问题等,此外还应确定合适的团体治疗场所、安排训练的环境,比如需要哪些道具等。

(二) 关系形成阶段

从第一次聚会开始,治疗师的主要任务是促进团体成员彼此了解,努力创立出适合团体治疗的气氛。治疗师的开场白十分重要,无论采取哪种方式的开场白,都要让成员明白自己参与团体治疗的基本理由、团体治疗的益处等。除此以外,治疗师还要促使所有成员建立一个相互遵守的合约和规则,特别是保密原则。当然,仅仅通过一次聚会是不一定会建立起完全适当的治疗关系,可能需要通过一段时间的治疗工作才能形成默契的集体关系。

(三) 治疗阶段

这是整个治疗阶段的重心,对治疗师而言,除了继续促进成员间交往和集体关系的融洽协调外,更重要的是依据所坚持的理论,采用相应的技术和方法来指导团体中的各种反应,促使团体的功能最大化。对于成员而言,通过彼此信息的了解、接受并支持他人、在互助的气氛中帮助他人、并通过相互反馈来仿效与学习,达到治疗的目的。

(四) 结束阶段

治疗结束前的一、二次聚会主要是对前面的团体治疗工作进行总结。治疗师还可以介绍一些治疗结束后的技巧,让全体成员在团体治疗结束后仍有聚会,以促进成员将治疗中的收获进一步整合,或为以后的治疗工作做好铺垫。

六、治疗原则和要点

(一) 治疗师的角色和功能

治疗师是团体治疗的领导者,黎伯曼(Lieberman)等人将其基本功能可以概括成以下三个方面:

1. 引发和激励团体成员的情绪 治疗师要勇于表达自己的情绪感受,成为行为的示范者,从而推动整个团体的发展;

2. 关心 治疗师不仅需要关心每一位成员,保持温暖真诚的互动,也需要关心整个团体间的情感交流与积极反馈,并对此做出回应;

3. 解释 治疗师是现实问题的阐释者,通过提供各种经验,帮助成员对各自的问题做出归因和解释,使成员在改变时有所参照。然而需要强调的是无论治疗师有多么融入团体,都不能忘记自己的角色和责任,否则治疗难以维系。

(二) 团体成员的选择

在团体成员的选择中,坦诚和保密是两条最重要的原则。一般而言,病情较轻、问题相似、不会因妄想或怪异行为而影响集体会谈的儿童少年可以参加,以利用其共同性,发挥互相影响与暗示作用,提高疗效。如是过分抑郁、退缩、不与人谈话或交往,以及精神病发病期的儿童少年则不宜参加。应尽力避免将某个与众不同的儿童少年纳入团体,如全组只有一个女性,或是某个儿童少年比其余组员年长许多等,应尽量避免。

　　此外,团体的具体人数、是封闭还是连续、活动安排、场地布置等可以依据治疗师所选用的具体理论、团体设计、治疗目标等做出全面、灵活地处理。

（三）不适合者及时转介

如发现个别儿童少年需要单独治疗,应及时转介。

知识框 22-2　团体训练

　　团体训练(group training)是指通过教育、指导、演讲、辩论、情景模拟等形式,运用放松、表象、暗示、角色扮演、心理剧等心理学技术和方法,结合其他辅助手段和设施,使团体成员在所设计的特定情境中积极活动,改善心理品质、提高心理素质、形成预期的行为、技能和习惯,以培养健康完善人格的活动。具体实践中,团体训练可分为四个层次:①生理水平的训练,如放松训练、生物反馈训练等;②心理机能训练,如观察力训练、自信训练等;③人格训练;④社会群体心理训练,如大众心理训练等。

　　例:自我控制能力训练

　　自我控制训练是指通过团体训练活动来提高成员的自我控制力。通常适用于个性不稳定、缺乏自控能力、行为冲动的青少年。以下介绍一个自我控制的团体训练方案,包括十个单元的活动,其训练目标为:①第一、二单元,帮助成员了解自我与接纳自我;②第三、四、五单元,帮助成员学习在团体中自我表露与自我控制;③第六、七、八单元,帮助成员学习应对诱惑与冲突情境的技巧;④第九单元,培养成员两性交往的正确态度与有效技巧。最后是第十单元,团体结束前的“活动回馈”与“未来展望”。实施方式:①确定人数:10 人团体;②制订训练方案:以游戏的方式引导领悟,分享体验。确定游戏内容和各项活动具体时间安排;③确定训练地点:团体训练室。团体辅导的时间:60 分/次。

　　参考读物:

　　刘勇.团体咨询治疗与团体训.广州:广东高等教育出版社,2003,357,389-390.

（陈一心　黄懿钖）

 思考题

1. 儿童少年心理治疗与成人有何不同? 治疗需要注意什么原则?
2. 什么是支持性心理治疗,对精神障碍儿童少年怎样施行支持性心理治疗?
3. 认知行为治疗的基本理论、常用技术与治疗原则是什么?
4. 家庭治疗的基本观念是什么,治疗的常用技术与基本原则有哪些?
5. 游戏治疗与团体心理治疗分类与基本原则分别是什么?

第二十三章

儿童少年精神障碍的预防与康复

第一节　儿童少年精神障碍的预防

　　预防(prevention)是指改变疾病的病程、促进疾病康复的干预措施。预防分为三级：一级预防：目的是在于消除病因,防病于未然,防止疾病的发生和增进健康。由于儿童少年处于生长发育阶段,其精神障碍的病因不清,所以一级预防的开展往往受到限制。二级预防：目的在于早期发现、及时治疗,促使疾病消退,防止病情加重。儿童少年精神障碍多数不能够早期被识别,很少能够早期及时得到治疗。三级预防：目的在于治疗疾病,减少社会功能的受损,促进疾病的康复。对于儿童少年精神障碍的患者,三级预防就显得非常重要。

一、预防的基本理论

　　从宏观和精神障碍发生的角度来讲,儿童少年精神障碍的发生与个体因素、家庭和社会(社区)环境密切相关,个体所面临的危险因素(risk factor)越多,疾病发生的可能性就越大;给予个体的保护因素(protective factor)越多,发生精神障碍的可能性就越小。预防就是减少危险因素对个体的危害,增加保护因素对个体的保护作用。

　　(一)危险因素

　　1. 个体因素　主要是与精神发育有关的因素,例如母孕期病毒感染、发育迟滞、难养性气质、性格过于内向、躯体残疾、生活自理和人际交往能力不足。

　　2. 家庭因素　主要是与儿童成长过程中的亲子关系有关的因素,例如父母亲精神疾病史、物质滥用和犯罪史、父母关系冲突、亲子冲突、对子女教育观点不一致、对子女期望值过高或漠视、家庭成员间虐待、家庭功能失调。

　　3. 社区因素　主要是与社区环境有关的因素,例如社会风气不良、住房拥挤、贫穷、犯罪率高、不良竞争、不健康的生活方式。

　　(二)保护因素

　　1. 个体因素　良好的精神和躯体发育、易养型气质、人际关系良好、能够并善于处理生活中的困难、会解决问题。

　　2. 家庭因素　父母亲对孩子的理解和接纳、正确的教育方法、家庭成员间和睦并且用幸福感、能够共同解决所遇到的问题、教会孩子解决问题、经济状况良好。

　　3. 社区因素　能够提供信息、互相帮助的社区氛围,平等、和睦、友好的邻里关系,积极向上的生活方式。

　　由于儿童少年精神障碍多数是由个体、家庭和社会等多种因素相互作用所致,所以在预防的过程中,也要考虑到这些因素的共同作用,进行综合性预防。基本原则是减少危险因素的影响,增加保护性因素的作用。

二、预防的主要内容

（一）一级预防

1. 消除病因

（1）母孕期营养保健：儿童心理发育的健康取决于身体发育的健康，后者是前者的基础。胎儿在子宫内的生长发育，需要有足够的热量与营养素供给。在妊娠的最初三个月，孕妇的营养状况对胎儿细胞的分化与骨骼的生长有直接影响，三个月至出生前，子宫内能量及营养素的供应，则决定着胎儿的营养、体重和体质、免疫力的强弱，各种蛋白质、核酸及一些辅助营养素的供给非常重要。

如果热量与蛋白质的摄入不足，可致胎儿生长发育低下，所有器官与组织分化较差，同时大脑的发育也受到影响，即营养不良对胎儿脑发育的阻遏作用，主要表现为脑神经细胞数目减少、脑重量下降、脑的酶含量下降等，尤其是在脑细胞生长的高峰期，这种阻遏一旦发生，以后难以弥补。

（2）环境因素：尽最大努力避免接触环境或职业因素中存在的有害或有毒物质，尤其在孕早期，胚胎对各种环境中存在的致畸原非常敏感，如果出现感冒、生殖道感染或患有糖尿病、肝炎、肾炎等疾病应及时到医院进行治疗，并在医生的指导下进行定期保健。

2. 防病于未然　产前诊断（antenatal diagnosis）又称宫内诊断或出生前诊断，即通过各种手段或技术对妊娠期间胎儿的性别及健康状况进行检查，用以防止具有严重遗传病、智力障碍及先天畸形的患者出生，达到优生的目的。常用的技术如下：

（1）超声波检查：目前常用的是 B 型和 M 型超声诊断仪。在孕 3 个月时胎儿外观上已发育成一个完整的个体，可以用超声波进行检查和辨别胎儿身体结构方面是否正常，有无畸形存在；孕 4～5 个月时，B 型超声胎儿的性别可以明显识别，这对于预防一些性连锁遗传病患者的出生有较大帮助；M 型超声可以对胎儿进行心脏结构的判断；在孕中晚期，用 B 超可以对胎儿进行发育速度，在子宫内的安全情况进行检测，可以发现胎儿宫内发育迟缓等，对胎儿在宫内是否缺氧进行初步判断等。

（2）羊水穿刺术：穿刺的目的是取羊水中胎儿的活细胞，进行细胞培养，用于染色体分析以筛查遗传病。如果发现不宜继续妊娠，则可进行选择性流产，以避免遗传病或先天性疾病患者的出生。

（3）绒毛吸取术：绒毛的吸取在孕 6～7 周开始，吸取胚囊周围的绒毛后进行细胞培养，然后再进行各种诊断以达到与羊水穿刺术一样的目的。

（4）胎儿脐血穿刺术：在超声引导下，用穿刺针穿刺入胎儿脐带内抽取胎儿血，以进行胎儿细胞培养，达到鉴定胎儿血型、性别、制备染色体进行遗传学诊断的目的。

（5）胚胎种植前的遗传学诊断（preimplantation genetic diagnosis，PGD）：PGD 技术是在进行试管婴儿技术进行助孕时，在胚胎发育至 6～10 个细胞时，用显微操作技术，从胚胎中取出一个或两个细胞进行遗传学诊断，筛选掉有遗传病的胚胎，把健康胚胎移植入子宫，使其发育成健康胎儿。PGD 主要适应证为：①X- 连锁遗传病，如血友病 A 等；②有染色体单倍体或多倍体（如 21- 三体综合征）遗传病患者出生史或高龄孕妇等；③单基因缺陷如家族性黑蒙性痴呆等。

（二）二级预防

1. 早期识别　儿童少年精神障碍的种类繁多，在临床上的表现形式也不一样，要针对每一种疾病采取正确的治疗方法进行治疗是三级预防中最重要的环节，而得到治疗的前提就是早期识别。儿童精神分裂症的发病多数在学龄期和青少年期，前驱症状不如成人患者那样明显，在早期识别方面存在困难，尤其是家长在孩子出现睡眠不好、学习成绩下降、发呆、情绪不稳定时不会带孩子到医院去寻求帮助。会因为没有及时得到诊断而错过了最佳的治疗时机。学龄期儿童常见的注意缺陷多动障碍（ADHD）也会因为家长或专业人员不能早期识别出儿童的注意力不集中、小动作多、活动量大、与人冲突明显等行为是疾病的表现，而是认为这样才是孩子尤其是男孩子的天性，而得不到及时的诊断和治疗。

2. 及时治疗　什么叫"及时治疗"？对于儿童少年精神障碍的治疗与对成人精神障碍的治疗一样,发现精神障碍马上进行治疗就是及时治疗。

对于重性精神病来说,药物治疗非常重要。选择对儿童少年有适应证的药物,进行"足量足疗程"的治疗,不能考虑到药物可能给患者带来的副作用而不治疗。

对于常见的行为障碍,心理治疗、行为治疗甚至父母亲教育是最常见的治疗方式,例如学龄期ADHD以药物治疗为首选,学龄前期儿童的ADHD症状主要就是对家长进行教育、注意力训练或者行为治疗。

对于情绪障碍的儿童少年,以认知治疗为首选,配合适当剂量的药物治疗。

（三）三级预防

1. 治疗疾病

(1)住院治疗:目前国内的儿童少年精神障碍住院病床多数位于精神卫生专门机构中,受家长病耻感(stigma)的影响,他们不会首先选择把孩子送到精神卫生机构中进行住院治疗,而是采取门诊定期随访的方式在门诊进行治疗。由于门诊治疗的用药不规范、服药缺乏督促、剂量不合适、副作用的出现、服药依从性差等特点,影响儿童少年患者的药物治疗效果。与门诊治疗相比较,住院治疗有用药规范、观察准确、专业性比较强、服药依从性好等特点,是重性精神障碍、急性精神障碍、严重自伤和伤人行为、门诊治疗效果不佳等患者的最好选择。

(2)药物治疗:药物治疗是治疗儿童少年精神障碍患者不可或缺的手段,对于存在生物学基础的患者必须进行药物治疗,例如有阳性家族史、发病年龄早、药物治疗有效等特点。同时,药物治疗也是心理治疗诸如行为治疗、家庭治疗、认知治疗的基础,药物治疗和心理治疗会起到相辅相成的作用。

2. 减轻损害　在治疗手段使症状得到改善的同时,还必须考虑的就是减轻精神障碍给儿童少年造成的损害。由于儿童少年精神障碍影响到他们的心理发展,多数儿童患病后会出现认知功能受损、智力水平下降、人际关系障碍、人格改变、精神活动衰退、社交能力下降等。预防的目的就是把疾病或障碍给患者造成的损害降低到最低程度,心理功能恢复到最好状态。

3. 促进康复　康复是任何一个疾病、障碍、残疾的个体所面临的问题,康复的目的是减轻障碍对患者的影响,使患者尽快适应环境,摆脱患者角色,尽早重返社会。

针对儿童少年可以使用的康复策略很多,主要包括以下内容:

(1)心理支持:对于住院的儿童少年,出院后的心理支持非常重要。摆脱患者角色,正确认识和对待自己的住院经历,正确认识疾病,掌握促进心理健康的方法。

(2)社会支持:学校和社会能够以正确的方式与患者进行交往,尊重、接纳、帮助、不歧视、不拒绝患者。力争患者受教育的机会,在正常学校或者特殊学校接受教育,无论知识教育还是职业教育都要有保障,同时还可以增加与同学们交往的机会,促进其人际关系的发展;社会支持在于大众对儿童少年精神障碍的意识度(awareness),例如联合国大会把每年的4月2日规定为"世界孤独症日",使更多的民众对孤独症有了认识。

(3)家庭干预:家庭成员是与儿童少年接触最多的人群,也是帮助他们的主要资源。对于儿童少年,在家中要让他们能够自理生活,做些力所能及的事情,保持与家人之间的情感联系。对于家人,要进行心理健康教育,学习促进心理健康的方法和技巧,帮助孩子康复。

三、预防模式和指标

（一）预防模式

1. 大多数的儿童少年精神障碍是由生物、心理和社会因素共同作用的结果,预防也应该从生物、心理和社会多个层面进行。

2. 预防应该有一定的目标。

3. 预防是针对大众健康水平而非个体水平。

（二）预防指标

预防指标主要是用于评估预防措施的效果，更多是对预防进行研究时使用，主要体现在以下三个方面：

1. 预防功效：治疗手段、药物、心理卫生服务等措施对儿童少年的效果和好处。
2. 实际效果：所实施的预防措施对预期目标来说，产生的实际效果、结局或利益。
3. 预防效益：为取得效益或达到预期目标所花费的金钱、资源和时间。

四、常见儿童少年精神障碍的预防

（一）精神发育迟滞（mental retardation）

精神发育迟滞是最常见的儿童少年期的精神障碍之一，患病率在 0~14 岁的儿童中占 0.33%~0.49% 之间。预防的主要措施体现在以下各个方面：①减少近亲婚配，不主张孕妇的高龄化；②提高产前诊断和助产技术，发现遗传性疾病，减少围生期脑损害的发生；③进行新生儿筛查和婴幼儿的定期检查，早期发现异常患者以便早期进行干预；④积极治疗各种能够引起颅脑损害的感染、中毒和外伤；⑤避免孕妇营养不良，促进胎儿大脑发育；⑥改善生活环境，避免环境污染；⑦提倡健康的生活方式，远离烟草、酒精和毒品。

（二）孤独症谱系障碍（autism spectrum disorder，ASD）

孤独症谱系障碍由于社会交往能力差和刻板的兴趣、行为，严重影响着患者对社会的适应能力，致残率很高，而且迄今为止未找到确定的发病原因，对它的治疗和预防仿佛无从下手。目前的常用方法有：①药物治疗，使用抗精神病药物可以缓解部分患者的精神症状，使用抗癫痫药物可以改善患者伴随的抽搐症状，使用兴奋剂可以使患者注意力集中；②特殊教育与训练，包括对家长的教育；③行为治疗是对孤独症患者的刻板行为、自伤、冲动伤人行为进行矫正，根据行为矫正的原理进行语言训练，提高孩子的社交技能，训练生活技能使其生活自理能力增加；④早期发现，早期治疗；⑤个体化、系统化、结构化的综合训练。

总之，孤独症谱系障碍的病因尚不明确，目前还没有一致公认的预防方法，可以根据孤独症的病因学假说，尽力去除一些可能的危险因素，例如进行孕产期的保健，预防母孕期的病毒感染，减少从环境中对重金属的摄入，也许会减少孤独谱系障碍的发生。

（三）儿童精神分裂症

研究证实，不少儿童精神分裂症在起病后相当长的一段时间才被识别和诊断出来。做到以下方面的工作，对预防精神分裂症有很大帮助：①早期发现，早期治疗；②药物治疗；③症状缓解或消失后，维持药物治疗 2~3 年；④辅助心理治疗，改善心理健康状况；⑤生活技能训练；⑥职业技能训练。

（四）注意缺陷多动障碍

注意缺陷多动障碍（ADHD）是最常见的儿童少年行为障碍。预防的手段主要有：①药物治疗，常用药物有哌甲酯即释片（利他林）、哌甲酯控释片（专注达）和去甲肾上腺素再摄取抑制剂（择思达）；②行为治疗；③认知行为治疗；④对父母的训练和帮助；⑤生活技能训练；⑥帮助儿童解决现实问题，教会其解决问题的方法；⑦认识自己的情绪，训练自我控制。

（五）儿童情绪障碍

由于儿童心理发展水平的限制，他们对情绪的感受和表达不像成人那样准确，不会用合适的词语去描述自己的内心体验。儿童情绪障碍以焦虑、抑郁、恐怖和强迫为主要症状。对儿童情绪障碍的预防，主要包括：①认识自己的情绪，做到用合适的语言表达出来；②解决人际交往中的具体问题，学会交往和解决问题；③学习放松技巧，调整自己的紧张情绪，减轻不愉快的内心感受；④适当的药物治疗；⑤利用亲子关系治疗的方法解决亲子间的矛盾和冲突；⑥家庭治疗可以改变家庭成员之间的不和谐因素。

（六）青少年自杀

近年来,青少年自杀呈现出低龄化和发生率逐年增加的特点,由于自杀的危机性和多原因性,自杀的预防显得非常困难。①开展心理健康教育,提高对儿童少年心理健康的重视;②提高儿童少年的应对挫折的能力,学会以合适的方式解决实际问题;③治疗可能引起自杀的疾病,例如抑郁症、慢性躯体疾病和肢体残疾;④加强对被用来作为自杀工具的管理,如农药、煤气、药品;⑤减轻学业压力、改善亲子关系,增强正性关怀。

第二节　儿童少年精神障碍的康复

康复(rehabilitation)是指应用各种有效的措施,减轻残疾的影响和使残疾人重返社会。精神康复(psychiatric rehabilitation)是精神医学的一个的分支学科,从"康复"的内涵而言,这门学科又是整个康复医学的一个组成部分,需要遵循康复与康复医学的概念和原则。

康复的基本原则:①功能训练(训练心理、躯体、日常生活、社会生活及职业等方面的活动能力或技能);②全面康复(在医疗康复、教育康复、职业康复、社会康复四大领域中全面地获得康复);③重返社会(通过功能改善及环境条件改变而促使康复对象重返社会,并力争成为独立自主和实现自身价值的人);④提高生活质量(在康复过程中最大限度地提高生活质量而尽量达到最理想的整体生活功能)。

康复不仅仅是指训练残疾人使其适应周围环境,而且也是指调整残疾人的周围环境和社会环境,以利于他们重返社会。康复的目的不是治愈某种疾病或障碍,而是提高其社会适应能力,提高患者的社会角色(social role)水平。

精神残疾的发生与发展与躯体残疾的形成具有同样的过程,是由精神疾病或精神障碍发展至病损、失能和残障的结果。儿童少年精神障碍的康复服务对象包括各种类型的儿少精神病及其致残者,主要包括儿童少年精神发育迟滞患者、精神分裂症患者和儿童孤独症患者。

一、精神残疾的评估

1994年颁布的《精神残疾评定标准》采用了1987年全国残疾人流行病学调查时所使用的精神残疾定义,将精神残疾列入残疾的范畴。

在该标准中,将社会功能缺陷筛选表(SDSS)中的10项评定内容综合改为5项,仍采用SDSS的0、1、2三级评分法进行评估。这5项内容包括:①个人生活自理能力;②家庭生活职能表现;③对家人的关心与责任心;④职业劳动能力;⑤社交活动能力。

《精神残疾评定标准》中的5项内容,有3项或多于3项评为2分者定为一级(重度)残疾;有1项或2项评为2分者定为二级(中度)残疾;有2项或多于2项评为1分者定为三级(轻度)残疾;5项总分为0分或1分者定为无精神残疾。

我国学者针对成人住院慢性精神分裂症患者设计了"住院慢性精神分裂症患者社会功能评定量表"用于对住院的慢性精神分裂症患者进行评估。

以上标准主要是针对成人精神病患者而且多数是精神分裂症而定的,儿童少年精神障碍患者没有专门的评估标准,是参照成人标准进行的。但是,对于儿童少年特定疾病的评估,例如儿童孤独症,有自己专门的临床评估工具,在评估功能损害时可以参照。

二、康复的程序和步骤

（一）康复前的功能评估

对于儿童少年精神康复患者,在康复前需要使用有关量表、评估工具对其社会功能进行评定。通过评估,以确定患者的社会功能缺陷具体表现在哪些方面,职业技能的受损,社会交往能力受损,还是生活自理方面的问题,通过评估的结果,对康复者划分精神残疾的等级,并根据评估结果为患者制订康复计划。

（二）对患儿症状的评估

由于精神障碍患者存在这样或那样的不适当行为，康复的目的是在纠正患者的不良或不适当的行为，建立和巩固良好或适当的行为。在进行康复时，要对每一个儿童少年的症状进行评估，也可以根据不同的康复手段的要求进行评估，例如针对孤独症患者的应用行为分析法（ABA）康复，该方法是在每一个教学回合实施时，都包括指令、辅助、反应、强化、停顿5个基本要素，在康复之前就要对孤独症儿童对5个康复要素反应能力的评估。

要把评估的结果，即患者症状的出现频度、出现时间、影响症状出现的因素、施加干预因素后症状的变化等记录下来，用于比较不同患者对同样一种康复方法、同一患者在不同时间里的康复效果。

（三）制订康复计划

1. 找出康复目标　根据对康复患者的临床诊断，患者、家庭和社会对患者的要求，患者实际能达到的能力等来确定康复目标。

2. 确定康复疗程　根据功能缺损严重程度、康复目标的难度、人力、物力、病情、家庭和社会的需要，确定康复疗程。康复疗程一般为数周至数年。

3. 明确康复措施　康复手段很多，针对不同儿童少年的不同障碍使用不同的康复方法，康复措施越明确越具体，效果就越好。对 ADHD 儿童多采用行为矫正法，对孤独症儿童采用应用行为分析法，对精神发育迟滞儿童则需要功能训练法。

4. 具体实施步骤　按照康复计划安排好康复任务和程序，制订出具体的康复步骤，在康复的过程中要记录各种症状、行为、关系的变化。

5. 阶段总结　一个康复疗程结束后，要及时进行阶段性康复效果评估。

三、康复的基本内容

（一）药物治疗的自我管理

要为患者挑选一种合适的治疗药物以及合适的维持剂量，使药物副作用最小并且使精神状况处于最佳状态。适合于儿童少年精神分裂症患者，主要包括4个技能训练内容：①掌握有关抗精神病药物的知识；②学会正确管理和评估自己所服药物的作用；③识别并会处理药物的副作用；④学习与医护人员取得联系和帮助的能力。

（二）症状自我监控

在康复过程中教会儿童少年康复者自我认识精神病复发的早期表现，做到尽早采取措施防止复发。包括4个基本技能训练的内容：①学习识别病情复发的先兆症状；②如何监控先兆症状；③怎样处置持续症状；④学会拒绝饮酒和拒绝吸毒的技能。

（三）重返社区

针对住院儿童少年精神障碍患者，通过训练为其出院并顺利返回社区做准备。主要的技能训练内容：①独立制订重返社区的计划；②社会联系的技能训练；③正确处理在社区生活中遇到压力的能力；④学会制订每日活动计划的能力；⑤学会制订约会和赴约的能力。

（四）注意力训练

主要用于注意缺陷多动障碍、儿童精神分裂症和儿童孤独症患者，尤其是 ADHD 患者，由于他们存在严重的注意力缺陷，没有办法完成一个动作或学习过程。可以从听觉注意和视觉注意两个方面对患者进行训练。听觉训练是让儿童认真听一段故事，故事中应包含有比较多的人物和细节变化，讲完故事后由儿童重复所听到的故事。视觉训练与听觉训练相似，让康复者看一段录像或电视短片，看后由儿童复述出录像或电视短片的内容。依照行为强化的原则，当儿童的注意时间增加时，就要给予强化，强化物可以是儿童喜欢的食品、玩具和活动。对于高功能的孤独症儿童或者 Asperger 综合征而言，听觉训练的效果会更好。

（五）个人仪表的训练

训练内容包括纠正离奇的装束、不恰当的化妆等。训练方法：①向患者讲述个人仪表对自己的重要性；②按照不同的角色要求、不同的社会身份来修饰自己；③在训练过程中，可对着镜子看自己的装束，对自己不恰当的装束进行批判和修正；④反复训练，使患者掌握自我修饰仪表的方法。

（六）解决问题技能的训练

对于儿童少年精神障碍患者来说，行为或情绪问题的出现是由于不能正确解决现实中的问题，如果教会他们自己解决问题的方法，在遇到问题或者在人际交往的过程中，就能够自己解决问题而不是以行为或情绪症状的形式出现。具体的方法是：①明确问题是什么；②解决问题的目的是什么；③具体的计划是什么，可以有多个解决问题的计划；④选择最好的那个计划去实施；⑤如果方法有用就鼓励自己进行下去，如果该方法没有用或效果不好，重新回到第三步，从中再找出更好的方法。

（七）改善自己的情绪

对于有情绪障碍的儿童少年患者来说，处理日常的情绪问题显得非常重要，因为如果每天困扰在自己的不良情绪中，任何活动都会受到影响。改善自己情绪的做法是：①经常做使自己感到愉快或者自己喜欢做的事情；②留住积极情绪，赶走消极情绪；③坚信一切困难都是可以解决的；④慎思自己的处境；⑤主动打开自己的心扉；⑥不被消极情绪所打倒。

（八）生活技能训练

训练目的是让儿童少年逐步掌握其环境中所必需的生活技能。主要在以下几个方面进行：①日常生活活动训练；②文体娱乐活动训练；③社会技能训练，以训练人际社交技能为重点。

四、康复的基本方法

（一）医院康复

儿童少年精神障碍患者医院康复的作用是要增加患者与现实环境接触的机会，心理状态和精神面貌获得明显改善，社会功能有所进步。长期住院可引起患者"衰退"倾向加重而导致所谓的"住院综合征（institutional syndrome）"：①情感淡漠；②始动性缺乏；③兴趣丧失；④无条件顺从；⑤不能表达感受，对工作人员的苛刻或不公平命令不表示愤慨；⑥丧失个人的人格特点；⑦个人的习惯、修饰及一般生活能力的退化。

与社区的接触越多，就越不会失去与"现实"世界、朋友、钱财和个人事件的联系，尽可能改变病室的不良气氛和工作人员盛气凌人的态度，增加康复措施和训练，将会消除住院患者的与世隔绝现象。

1. 改善住院环境

（1）建设开放性生活环境：开放式病房管理为精神病医院开展医院康复的重要前提，采取有力措施将基本封闭性环境转变为适度开放的环境，而这种开放性环境必须结合开放式管理：为住院患者提供较宽容的活动空间，接近现实生活的设施，有利于促进现实生活的条件。

（2）改善病房条件：由于患者在住院期间大部分时间是在病房中度过，病房条件的改善向着家庭化、人本化和社会化方向发展。

（3）调适住院气氛：住院气氛是指医院内的工作人员与患者以及患者与患者之间的人际关系气氛。有利于患者康复的环境氛围是：重视建立工作人员与患者之间的人际信赖关系；坚持良好的服务态度；以尊重人格、平等对待及促进独立自主性为工作方针。

2. 药物治疗 精神药物治疗是康复措施的重要组成部分，只有在精神药物使精神症状得到控制前提下，康复措施的其他手段才能得以实施，精神药物是精神康复的重要保护性因素。

精神病急性症状被控制后，应继续使用一个阶段（1.5～3个月）的抗精神病药治疗剂量，并在较长时间内（2～3年）服用维持剂量。维持用药可以继续控制精神症状，保持病情稳定，能较好地预防复发，有利于患者增强适应能力和人际社交能力，这不仅是临床医疗的需要，而且是院内和社区精神康复措施中的一个重要步骤。

3. 院内康复训练　在康复精神医学中,有不少康复训练项目已经制定了康复目标、疗程时间、操作方法、疗效评估等常规原则,按通常习惯仍较普遍地被称为某某"疗法"或"治疗",如音乐治疗、绘画治疗、烹饪疗法等。院内康复训练是为患者重返社会做准备,也是促使患者在生活技能上能够顺利地从医院环境过渡到社区环境。

（二）家庭康复

1. 家庭干预　家庭干预(family intervention)的基本理念是动员家庭成员尽最大可能参与并投入到对患者进行合作性处置的过程,以各种有效措施进行干预介入及训练行为从而达到预防复发、改善病程和恢复社会功能。

家庭干预的实施方法大体分为以下几个方面:①传授精神障碍及其治疗的知识;②训练并增强患者与现实环境的沟通和交流能力;③训练和增强患者对日常事务或困难的应付能力及解决问题的能力,以首先训练家属并以家属带动患者为主;④帮助家庭成员减少家庭内各种应激源。

2. 家庭治疗　家庭治疗(family therapy)是以整个家庭为对象来规划和进行治疗,把焦点放在家庭成员之间的关系上的一种心理治疗方法,而不是过分关注个体的内在心理构造和心理状态,因此,家庭治疗属于广义集体心理治疗的范畴。

家庭治疗起源于20世纪50年代,从个别心理治疗以及某些集体心理治疗发展而来,团体动力学的研究、儿童指导运动、婚姻咨询以及认识论进展对家庭治疗进展都起到了积极的影响。对儿童少年的各种障碍,家庭治疗都有其他治疗方法不可比拟的效果,尤其是对儿童少年情绪障碍。

3. 家庭生活技能训练　旨在提高儿童少年在家庭中的个人生活的自我照顾、与家人的交往能力和适当的学习知识,这些都应该在家庭中完成。

（三）社区康复

社区康复的主要目标是为社区精神障碍患者提供中间性或过渡性生活空间及相应的精神卫生与康复服务,尽量安排他们接受适应社会生活的各项能力训练,从而尽可能促进功能恢复而重返社会。

1. 学前康复　精神发育迟滞和孤独症儿童多数在学龄前已经被诊断出来,主要依靠当地或附近的妇幼保健机构进行康复和训练。对于精神发育迟滞儿童的康复和训练,妇幼保健机构的专业人员已经积累大量的经验,但是对于孤独症儿童,他们就显得力不从心,或只能提供有限的服务。这样,大量的针对孤独症儿童的康复训练任务就落到了社区,目前我国社区孤独症康复以私立的训练机构为主,个别的公立幼儿园设有特殊班。

2. 特殊教育　由于精神发育迟滞和孤独症儿童发病的特点,他们很难从常规教育中获益。从学龄前到学龄期,只有通过不同教育手段、方法和训练,才能使他们得到帮助。所谓的帮助并不是获得多少知识或达到同龄人的文化水平,而是基本的与人交往能力和生活自理能力。

3. 日间治疗　对有精神障碍或行为问题的儿童少年提供日间服务,它是利用环境因素的影响,一方面对患者进行药物治疗,一方面将患者安置于人为设计的控制条件下,组织他们去进行生活、学习、娱乐、劳动等活动。通过治疗,使儿童少年患者恢复丧失的能力,减轻痛苦体验,消除不平衡的心理状态,使患者早日回归到家庭、学校和社会中。日间治疗可以设在精神科儿童病房、综合医院儿科、心理保健中心和专门学校。

（杜亚松）

思考题

1. 儿童少年精神障碍三级预防的基本内容是什么?
2. 常见儿童少年精神障碍的预防手段各有什么特点?
3. 儿童少年住院康复的主要形式有哪些?
4. 康复的主要内容是什么?

第二十四章

儿童少年精神障碍相关法律及伦理学问题

第一节 儿童少年精神障碍相关的法律问题

儿童少年精神障碍的有关法律问题,在我国最近几年才受到关注。实际上自20世纪60年代起,美国的一些州就患有精神障碍儿童少年制定了有关法律条款,以保证他们的接受教育的权利、人身安全、有同样的机会参与社会活动。

一、几个基本的概念和原则

(一) 自主权(autonomy)

指个人的自我管理,不受他人的控制、干扰和限制做出自主的个人决定。对于儿童少年精神障碍患者来说,自主权是一项基本的权利,每一个人有义务尊重患者根据自己的利益和责任做出选择的权利,例如尊重患者对治疗方法和参与研究的知情同意就是医生对患者自主权的尊重。对于年龄较小的儿童来说,他们认知和情感发育水平不成熟并且缺乏生活经验,面对选择时在认知和情感上缺乏足够的与医疗有关的能力(capacity),因此需要父母的监护管理。

(二) 行善(beneficence)

要求医生为使儿童少年受益而工作,去除和阻止伤害,不做有伤害企图的事。儿童少年精神障碍患者获得权益和帮助是医疗服务的目标,他们有权利信任专业人员将保护他们的权益并要求良好和精湛的医疗服务,专业人员也有这样的责任。

(三) 公正(fairness)

要求专业人员行事公正、合理。儿童少年在接受治疗时要有与成年人大致相同的权利,这里不仅显示的是公证,更重要的是尊重。

(四) 无民事行为能力(incapability)

在某种精神障碍的影响下,儿童少年不能辨认自己的权利和义务,或者不能做出正确的意思表示,或者不能保护自己的合法权益。

(五) 无性自我防卫能力(incapability for self-defense against sexual offence)

儿童少年在精神症状或精神发育迟滞的状态下,心理能力受到了影响,丧失了对自身受到性侵害及其后果的实质性辨认能力,或者对自己行为的控制能力丧失。

(六) 习惯与冲动控制障碍(habit and impulse control disorder)

在过分强烈的欲望驱使下,不可控制地采取某些不当行为的一类精神障碍。这些行为系社会规范所不容或者会给自己造成危害,行为的目的仅仅在于获得自我心理的满足。包括病理性赌博、病理性纵火、病理性偷窃、病理性拔毛和病理性网络使用。

二、常使用的法律

有关儿童少年最常使用的法律主要包括:《中华人民共和国宪法》《中华人民共和国民法通则》《中华人民共和国青少年保护法》《中华人民共和国教育法》《中华人民共和国精神卫生法》及其相应的地方性法规,如《上海市精神卫生条例》。

三、相关法律的具体运用

(一) 医患关系(doctor-patient relationship)

在我国,医患关系更多的是一种社会学的概念,目前尚缺乏严格的法律界定。我国也还没有调整医患关系的特殊法律、法规,因此,许多人只好尝试从"合同关系""消费关系""伦理道德关系"等角度探讨医患关系。在讨论医患关系时,应考虑以下几个基本的原则:诚实信用原则、人道主义原则、恪尽职守原则、隐私保密原则和合理风险原则。

在精神科领域,由于精神疾患的特殊性更形成了精神科医患之间法律关系的特殊性,对于儿童少年患者有人还从"监护关系"来论证双方的权利义务。从传统的医学伦理学意义上讲,医患关系中还有许多约定俗成沿袭下来的成分,但从法律关系上找不到出处。

医患关系一旦建立,医生就有提供治疗服务的义务。患者一方可以随时无条件终止与该医生的关系,但医生却不能随意终止。如果医生没有合理地告知患者就单方面地停止对患者的治疗,而患者仍然需要这种医疗服务,那是违背职业操守甚至是违法的。紧急情况下,医生还应该帮助、陪伴患者度过危机时刻,特别是在处理儿童少年患者的自伤和自杀危机时尤为如此。

应该注意的是,医生不能以患者出现下列情况而终止医患关系:①未付治疗账单;②在治疗中不能合作;③向另一位医生咨询;④不能按时赴约。

医生的下列行为可能会构成对患者的弃置:①未与患者共度危机;②不恰当地将患者转诊给另外一位医生;③与患者有性关系或者希望终止治疗后有性关系发生;④有金钱、利益关系。

(二) 知情同意

知情同意(informed consent):指在医务人员在给患者提供足够信息的基础上,由患者做出自主医疗决定(同意或拒绝)。知情同意是患者的一项基本权利,他们在做出自主选择之前,有权了解自身的病情、医生的建议、治疗的利弊等内容。年龄太小的儿童同时还需要监护人的知情同意。

知情同意由三个基本要素组成,即告知、自愿及能力。告知(information)是指在患者做出知情同意之前,医生有义务和责任告知患者的病情、治疗的目的和性质,治疗的利弊及其他治疗方法,患者在未被充分告知的情形下做出的知情同意,在法律上会被视为无效同意;自愿(voluntariness)是指患者在做出知情同意的过程中不受外界的利诱或胁迫,患者的决定应是自愿自主的;能力(competency)是指患者作为知情同意权利的法律主体应当具有法律所要求的民事行为能力。知情同意的三个基本要素之间是相互联系,缺一不可。

法律意义上的知情同意有两条法律基础:①每位患者都有权决定对自己的身体做什么或不做什么,通常称为自我决定权(self-determination),自我决定权源于宪法中的个人自由权利;②医患关系的受信托付实质(fiduciary nature),它要求医生有责任善意地告知患者其病情的必要事实情况。

在对儿童少年患者进行医疗服务的过程中,向他们及其家长提供关于疾病、诊断、治疗康复、预后和社会资源等有用信息,使他们能够了解自己所面临的疾病、问题的潜在影响、解决问题的方法等,以便更好地帮助他们。

从传统的角度而言,法律认为未成年人在大多数情况下是不具有能力的,这种情况包括做出治疗决定的权利。这样,医生就必须获得父母或法定监护人的知情同意。当然,也有例外,这主要是指在急诊情况下,如果父母不能立刻到达现场,任何年龄的孩子都可以没有父母的同意而得到治疗,急诊意味着对患者的即刻治疗,否则可能导致死亡或残疾。

《中华人民共和国民法通则》(1986)第十一条规定:18 周岁以上的公民是成年人,具有完全民事行为能力,可以独立进行民事活动,是完全民事行为能力人。16 周岁以上不满 18 周岁的公民,以自己的劳动收入为主要生活来源的,视为完全民事行为能力人。第十二条规定:10 周岁以上的未成年人是限制民事行为能力人,可以进行与他的年龄、智力相适应的民事活动;其他民事活动由他的法定代理人代理,或者征得他的法定代理人的同意。不满 10 周岁的未成年人是无民事行为能力的人,由他的法定代理人代理民事活动。第十四条规定:无民事行为能力人、限制民事行为能力人的监护人是他的法定代理人。

在我国,面对未成年人的知情同意问题时,一般是告知为未成年人承担医疗看护职责的监护人的。对于未成年人的法定监护人设置,《中华人民共和国民法通则》(1986)第十六条规定:未成年人的父母是未成年人的监护人。未成年人的父母已经死亡或者没有监护能力的,由下列人员中有监护能力的人担任监护人。①祖父母、外祖父母;②兄、姐;③关系密切的其他亲属、朋友愿意承担监护责任,经未成年人的父、母的所在单位或者未成年人住所地的居民委员会、村民委员会同意的。对担任监护人有争议的,由未成年人的父、母的所在单位或者未成年人住所地的居民委员会、村民委员会在近亲属中指定。对指定不服提起起诉的,由人民法院裁决。没有第一款、第二款规定的监护人的,由未成年人的父、母的所在单位或者未成年人住所地的居民委员、村民委员会或者民政部门担任监护人。

(三) 常见的法律问题

1. **立法需要**　亟待解决的立法问题是针对儿童少年障碍患者的治疗、康复机构的设立,尤其是针对孤独症儿童和精神发育迟滞儿童的早期发现、早期治疗、康复、特殊教育、职业康复等工作的依法开展,将医疗、教育、民政、公安、残联、社会保障等部门的资源整合起来有效地服务于儿童少年精神病患者。

2. **青少年犯罪**　在行为障碍尤其是品行障碍患者中,有部分青少年因为攻击他人、破坏财物、抢劫、打架致伤、偷窃、性侵犯等行为而触犯法律,他们往往既往有对立违抗障碍或者注意缺陷多动障碍的病史,没有经过系统专业治疗而发展到青少年犯罪。青少年犯罪呈现出低龄化的现象,以偷窃、伤害、性犯罪为突出,网络或与网络有关的犯罪再逐渐增加。

3. **性犯罪**　儿童少年与性犯罪有关的法律问题有以下两个特征:①性虐待:通常发生在年幼儿童和精神发育迟滞儿童,女童为多见。他们多数无性自我防卫能力,性虐待者往往是家庭成员,继父、兄弟及其他异性成员。②性侵犯:被侵犯对象多数是精神发育迟滞患者,以强奸犯罪为突出,是司法精神病学鉴定的主要内容之一。男性性犯罪以性攻击为特点,猥亵、强奸、诱奸最常见。

4. **冲动控制障碍**　在没有合理动机的情况下,急剧产生,较快终止,不可避免地付诸行动。在青少年中,近年来对网络使用的冲动控制障碍越来越多,而病理性偷窃和病理性纵火相对较少。病理性网络使用的问题不仅仅是使用网络本身,更多的问题是沉溺于网络后所带来的人际关系、辍学、经济问题和相关犯罪。

第二节　儿童少年精神障碍相关的伦理学问题

一、儿童少年精神障碍相关的伦理学原则

(一) 知情同意原则

知情同意原则既是法律所涉及的问题,也是伦理学所涉及的问题,两者在针对儿童少年这一主体上是没有矛盾的。在有关的临床药物研究中也涉及研究药物、疗效、副作用、可能的获益、遇到问题如何处理等细节,一定要做到知情同意。

（二）保密原则

对隐私的保密是指患者在私下所写的信息如果未经口头或书面的许可，有不被外界知晓的权利。承认和保证患者私密的法律和伦理学依据主要有如下 3 个方面：①执业医师法中有相应的隐私保密条款，承认对患者这一权利的保护；②传统的各种有关精神卫生工作的伦理、宣言和法规；③隐私保密也可归入宪法中的一般公民权范畴。

《中华人民共和国未成年人保护法》（1991）第三十条规定："任何组织和个人不得披露未成年人的个人隐私"。医患关系一旦建立，医生就自动地承担起保证患者的隐私不予泄露的义务。但是未经精神疾病患者或者其承担医疗看护职责的监护人的许可，精神卫生专业人员不得将在精神检查和治疗患者时获得上诉信息披露给他人、媒体或作为笑料去谈论。有下列情况者要依法报告：①有可能实施危害他人或者危害社会的行为时；②有可能实施危害自身的行为时；③患者是 16 岁以下的乱伦、强奸、儿童虐待和其他犯罪的受害者时；④司法部门取证时。

二、常见的伦理学问题

（一）临床药物研究和应用

在成人精神病学领域里，治疗精神障碍的新药越来越多，而且显示出比传统药物有更多的优势，例如疗效好和副作用少。临床研究固然重要，但是一定要做到对新药认识（药理机制、疗效、副作用）的知情同意，安全、不伤害是基本原则。对于儿童少年来讲，基于伦理学的原则临床新药研究不主张在儿童中进行，所以，新药对儿童患者就没有适应证，针对这种情况，在应用新药时，一定要根据自己的专业知识和文献资料，来对新药进行把握，切不可紧跟成人的临床研究结果进行用药，更不可在用药方面赶时髦。

（二）个体化原则

对儿童少年患者在进行药物治疗时，要坚持个体化原则，针对他们的临床表现、生长发育情况、对药物的敏感性、既往用药经历、副反应等特点，在仔细进行观察的前提下，个别用药，定期观察临床反应。

（三）诊断和治疗中的伦理学问题

对于儿童少年精神障碍的诊断和治疗，与成人相比有很大的差别，不能以对待成人患者的思维方式和观点去对待儿童少年患者，要学习更多的有关儿童少年精神障碍的知识才能正确诊断和治疗，尤其是没有接受过儿童精神病学知识训练的专业工作者。

（四）临床工作中的多重关系

医生是一个非常专业的职业，工作中医生可能会充当多个角色，与儿童少年及其家长会有多重关系。医生一定要界限清楚，处理好与儿童少年及其家长之间的朋友、亲戚、老师、雇佣、经济等关系。

（五）医疗科研中使用网络的伦理学问题

近年来，随着网络的使用，有家长会通过电子邮件的形式与医生联系；此外，有研究通过网络收集被试的量表数据，这存在着儿童青少年隐私暴露的风险。这些之前都需要做好知情同意，需要不断强化意识，加强网络应用安全。

（杜亚松）

思考题

1. 儿童少年精神障碍服务中常见的伦理学问题有哪些？
2. 处理医患关系的原则有哪些？
3. 什么是知情同意？
4. 《中华人民共和国精神卫生法》是哪一年颁布的？

参 考 文 献

[1] APA. Dignostic And Statistical Manual of Mental Disorders Fifth Edition(DSM-5). American Psychiatric Publishing 2013:
31-86;87-122;155-187;189-234;461-480.

[2] Zheng Y,Zheng X X. Current state and recent developments of child psychiatry in China. Child Adoles Psy Ment Health,
2015,9:2-10.

[3] 郭兰婷. 儿童少年精神病学. 北京:人民卫生出版社,2011.

[4] 李雪荣,苏林雁. 儿童精神医学. 长沙:湖南科学技术出版社,2014.

[5] Baldermann JC,Schüller T,Huys D,et al. Deep Brain Stimulation for Tourette Syndrome:A Systematic Review and Meta-
Analysis. Brain Stimul. 2015,9(2):296-304.

[6] Hollis C,Pennant M,Cuenca J,et al. Clinical effectiveness and patient perspectives of different treatment strategies for tics
in children and adolescents with Tourette syndrome:a systematic review and qualitative analysis. Health Technol Assess,
2016,20(4):1-450.

[7] 精神障碍诊断与统计手册. 5 版. 美国精神医学学会,(美)张道龙,等译. 北京:北京大学出版社,2015.

[8] 牛津精神病学教科书. 5 版.(英)Gelder M,Harrison P,Cowen P. 刘协和,李涛,译. 成都:四川大学出版社,2010.

[9] Mataixcols D,Fernández de la Cruz L,Isomura K,et al. A Pilot Randomized Controlled Trial of Cognitive-Behavioral Ther-
apy for Adolescents With Body Dysmorphic Disorder. J Am Acad Child Adolesc Psychiatry. 2015,54(11):895-904.

[10] Dyl J,Kittler J,Phillips K A,et al. Body dysmorphic disorder and other clinically significant body image concerns in ado-
lescent psychiatric inpatients:prevalence and clinical characteristics. Child Psychiatry Hum Dev,2006,36(4):369-382.

[11] Martin A Katzman,Pierre Bleau,Pierre Blier,et al. Canadian clinical practice guidelines for the management of anxiety,
posttraumatic stress and obsessive-compulsive disorders. BMC Psychiatry,2014,14(Suppl 1):S1.

[12] 李薇,符林梅,郭敏,等. 创伤后应激障碍的国内外干预方法概述. 中国健康心理学杂志,2015,23(12):
1902-1906.

[13] Bartlett J. Childhood-onset schizophrenia:what do we really known Health Psychology & Behavioural Medicine,2014,2
(1):735-747.

[14] Gallagher Lii B J,Jones B J. Childhood stressors and symptoms of schizophrenia. Clinical Schizophrenia & Related Psy-
choses,2013,7:124-130.

[15] 杜亚松. 儿童青少年临床精神药理学. 北京:人民卫生出版社,2011.

[16] 李凌江,马辛. 中国抑郁障碍防治指南. 2 版. 北京:中华医学电子音像出版社,2015.

[17] Koppen I J,Von G A,Chase J,et al. Management of functional nonretentive fecal incontinence in children:Recommenda-
tions from the International Children's Continence Society. J Pediatr Urol,2015,12(1):56-64.

[18] Nunes M L,Bruni O. Insomnia in childhood and adolescence:clinical aspects,diagnosis,and therapeutic approach. J Ped-
iatr(Rio J),2015,91(6 Suppl 1):S26-35.

[19] 世界卫生组织. ICD-10 精神与行为障碍分类. 北京:人民卫生出版社,1993.

[20] 李雪荣. 现代儿童精神医学. 长沙:湖南科学技术出版社,1994,348-357.

［21］杜亚松. 儿童心理障碍诊疗学. 北京：人民卫生出版社,2013,143-163.

［22］Lester P,Liang L J,Milburn N,et al. Evaluation of a family-centered preventive intervention for military families：parent and child longitudinal outcomes. J Am Acad Child Adolesc Psychiatry,2016,55(1):14-24.

［23］王如明. 儿童心理行为障碍的诊断与治疗. 济南：山东科技出版社,2003.

中英文名词对照索引

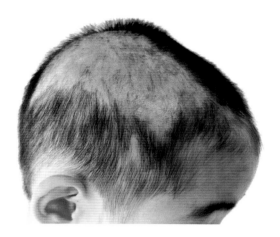

图 11-1　拔毛癖患者

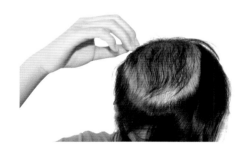

图 11-2　拔毛癖患者